# 腰肌功能解剖与评估：

## 康复、纠正性和功能性训练

# The Psoas Solution

## The Practitioner's Guide to Rehabilitation, Corrective Exercise, and Training for Improved Function

**编　著**　［英］埃文·奥萨尔（Evan Osar）

**主　译**　张志杰　刘春龙　朱　毅

**副主译**　李长江　廖麟荣　冯亚男　潘巍一

**译　者**（按姓氏笔画排序）

马　明　王　盛　王　颖　王陶黎　冯亚男　朱　毅
刘春龙　孙嘉慧　李长江　李亚鹏　张志杰　林　奕
夏厚纲　郝　曼　廖麟荣　潘巍一


北京科学技术出版社

**注 意**

相关从业及研究人员必须凭借其自身经验和知识对文中描述的信息数据、方法策略、搭配组合、实验操作进行评估和使用。由于医学科学发展迅速，临床诊断和给药剂量尤其需要经过独立验证。在法律允许的最大范围内，出版社、译文的原文作者、原文编辑及原文内容提供者均不对译文或因产品责任、疏忽或其他操作造成的人身及/或财产伤害及/或损失承担责任，亦不对由于使用文中提到的方法、产品、说明或思想而导致的人身及/或财产伤害及/或损失承担责任。

Published by agreement with Lotus Publishing and North Atlantic Books through the Chinese Connection Agency, a division of The Yao Enterprises, LLC（莲花出版社和北大西洋图书通过姚氏顾问社中国分社联系出版）

**著作权合同登记号　图字：01-2018-0909号**

**图书在版编目（CIP）数据**

腰肌功能解剖与评估：康复、纠正性和功能性训练 /（英）埃文・奥萨尔（Evan Osar）编著；张志杰，刘春龙，朱毅主译 . —北京：北京科学技术出版社，2020.1（2023.1 重印）

书名原文：The Psoas Solution: The Practitioner's Guide to Rehabilitation, Corrective Exercise, and Training for Improved Function

ISBN 978-7-5714-0496-3

Ⅰ. ①腰… Ⅱ. ①埃… ②张… ③刘… ④朱… Ⅲ.①腰肌劳损－运动疗法－指南 Ⅳ. ①R685.405-62

中国版本图书馆CIP数据核字（2019）第212839号

**责任编辑**：于庆兰
**责任印制**：吕　越
**图文制作**：北京永诚天地艺术设计有限公司
**出 版 人**：曾庆宇
**出版发行**：北京科学技术出版社
**社　　址**：北京西直门南大街16号
**邮政编码**：100035
**电话传真**：0086-10-66135495（总编室）
0086-10-66113227（发行部）
**电子信箱**：bjkj@bjkjpress.com

**网　　址**：www.bkydw.cn
**经　　销**：新华书店
**印　　刷**：北京利丰雅高长城印刷有限公司
**开　　本**：889mm × 1194mm　1/16
**字　　数**：290千字
**印　　张**：11.5
**版　　次**：2020年1月第1版
**印　　次**：2023年1月第4次印刷
ISBN 978-7-5714-0496-3

**定　　价：118.00元**

此书献给所有为我提供了检验、发现和重要学习机会的人。
谢谢你们将健康托付于我。

# 致谢

感谢：

我的出版商 Jon——很高兴能与你合作，我也很荣幸能与你保持专业的关系。感谢你为我提供了一个让我撰写和表达自己想法的机会，以及创作的自由。

Gretchen——我不认为你在对我的第一本书进行建设性批评后而有意成为我的教练，但确实如此，你以一种希望有助于教育和赋予他人力量的方式帮助我组织许多分散的想法和主意。谢谢你 Gretchen，感谢你的指导和温和（有时并非那么温柔）的鼓励，以及过去几年不懈的支持。在我们共同工作的过程中，由于你的影响，我的写作和教学方式已经发生了很多改变。

感谢非常爱我和支持我的妻子 Jenice——你给予我帮助，为我提供了生活的基础，让我成为最好的自己。有你相伴，我每天都过得很幸福。

我相信谦卑对于继续学习和成长至关重要。如果一个人认为自己比其他人更聪明或者更博学，那么他就会缺乏向他所在领域中最聪明的人寻求帮助和学习的动力。我要感谢多年来有幸一起学习和奋斗的许多杰出人才。这些人是这个行业的真正天才，在向他们学习的过程中，我常常想起牛顿的一句名言——如果说我比别人看得更远，那是因为我站在巨人的肩膀上。虽然并非详尽无遗，但我要感谢你们：Linda-Joy Lee 博士、Diane Lee、Shirley Sahrmann、Karel Lewit、Vladimir Janda、Pavel Kolar 和布拉格学院讲师 Paul Hodges 博士、Gwendolyn Jull 博士、Carol Richardson 博士、Julie Hides 和 Sean Gibbons。有机会向这些人学习让我变得更加谦虚。他们的贡献体现在整本书中。

埃文·奥萨尔

（Evan Osar）

# 前言

如果你购买或作为礼物被赠予了本书，你可能会是以下两类人之一：

1. 你是一位治疗腰背部、骨盆或髋关节问题及腰肌损伤方面的脊骨神经医师、内科医师、物理治疗师、健身专家或按摩治疗师。

我希望本书的内容能够巩固你当前的知识基础，更重要的是能为你提供一些实用信息，这些信息有助于你和那些正经历与腰肌相关的慢性姿势问题和运动综合征的客户和患者，以及那些想要继续提高功能表现的个人合作。

2. 你是患有慢性腰背疾病或骨盆及髋部有问题的患者，并且你的脊骨神经医师、物理治疗师、健身专家或按摩治疗师告诉你，腰肌是你发病的原因。

我希望你觉得本书很有帮助。尽管我为自己的患者设计了所有的技术手法和治疗策略，但不幸的是，我不能保证本书的方法能完全符合你的病情并解决你的问题。请咨询你的主管医师，确定本书中的信息是否适用于你的情况。如果对你来说是适宜的，那么请选用适合你的方法并在训练过程中保持勤奋、耐心，我希望本书能够帮助你形成更优化的姿势和运动习惯。

## 关于腰肌问题的解决

本书汇集了与腰肌相关的信息，并与临床证据和实际应用相结合。书中不会为姿势或运动功能障碍，慢性腰背部、骨盆和（或）脊柱问题提供快速解决方案，但正如生活本身一样，制订更优化的姿势或行动策略或改善个人的慢性问题，都是过程而非终点。解决方案在于让患者在训练过程中建立习惯，以及确定表达自身最佳姿势和动作的更有效策略。虽然这段旅程最终会有一个成功的结局，但它并不总是能够实现健康和健身目标，或是彻底解决个人的紧张、痛苦或功能障碍。

在改善姿势、运动和整体健康方面的成功和失败往往反映了个人生活，它们是一系列错综复杂原因的结果。换句话说，最佳的健康和功能通常是许多原因的组合，并不总是与表面上看起来相关联的事物有关。

姿势和运动方式及非最佳习惯导致的肌肉骨骼功能障碍总是与多种因素有关，包括（但不限于）病史、职业、活动水平、休息、康复、运动过度（或缺乏）、营养和遗传学。同样，每个人都受到各种社会心理因素的影响，包括情绪、动机、目的、信仰，以及是否存在支持系统相关问题。本书不包括全面识别是什么因素最终导致了个人问题（身体、生理或心理的问题），或妨碍改善个人健康或实现健康目标，然后确定谁是最适合的专业指导人员。

编写本书的目标有 3 个。

1．帮助你发现和理解腰肌的功能解剖及其与姿势和运动的关系。

2．识别和讨论腰肌在姿势和运动中非最佳运用时出现的常见症状。

3．开发一种基于纠正性和渐进式训练方法的系统，将发展和维持最佳姿势和运动相关的三项关键原则结合起来。

如果你是一位从事与健康或健身相关的专业人士，你可能会发现本书中的一些内容能帮助你的客户或患者取得积极的成果。通过理解和应用本书将要讨论的概念和原则，并将它们融入当前已取得成功的方法中，你一定能帮助许多人使用更优化的姿势和运动策略，以使他们能够实现健康和健身目标。

如果你本人被告知或怀疑自己的腰肌有问题，有人将本书作为礼物赠送给你，希望它能够帮助到你，那么重要的是，你必须认识到，想理解其中的信息至少需要解剖学和运动学的基本知识。不要在未经医疗保健专业人员确认的情况下尝试任何运动，他们会帮你确认这些知识是否恰好适合你。我希望本书能够帮助你实现个人健康目标。

前进……

# 关于本书

“我从来没有让学校教育干扰我的教育。”

————马克·吐温

大约 18 年前，我记得很清楚，就好像昨天刚刚发生一样，在我早期练习的前两年，我与很多芝加哥的专业舞者一起工作（哈伯德街舞学校、JFFRY 芭蕾舞团和几家规模较小的专业舞蹈公司）的同时在脊骨神经医学学校得到了第一份兼职工作。一个强劲有力而且美丽的舞姿要求髋关节完全伸展，甚至以过伸的姿势来做阿拉贝斯克芭蕾舞动作和大踢腿。当我问正在跳舞的舞者希望我关注什么部位时，髋屈肌群无疑是最常见的部位，他们抱怨髋屈肌群紧绷，需要更大的柔韧性。

在学校里，我学到了下交叉综合征（lower crossed syndrome），一种以过度骨盆前倾和腰椎前凸增大为特征的体姿。这一概念几乎在我读到的关于腰痛的文章及我参加的继续教育课程中都得到了强化。我会在学校和我的继续教育讲习班里进行我的评估；当我进行姿势评估时，我注意到我看到的几乎每一位舞蹈演员都会出现骨盆过度前倾和脊柱过度前凸。

我自信地认为，我解决了这些舞者的髋关节问题：拉伸髋屈肌群（特别是腰肌，因为该肌肉负责髋关节前方的松紧度）并强化臀肌。毕竟，这是我学到的对于下交叉综合征和大部分腰痛的“终极必杀解决方案”。但是，当我进行改良托马斯试验时（见附录 I　评估腰肌），我经常得到混淆的信息。在进行改良托马斯试验时，如果患者的骨盆前倾和腰椎曲度过大，你应该会看到腰肌缩短。然而，这与我所发现的不同，与我所测试的结果相反，几乎所有我评估过的舞者都像是腰肌过度拉长了。

由于缺乏足够的临床经验，并且过于相信我的姿势评估和舞者对他们髋屈肌群“感觉很紧”的自我评估，我认为我错过了一些东西。我要求他们继续拉伸腰肌和其他髋屈肌。此外，我会让他们进行臀肌训练，强化“弱”的拮抗肌（臀肌）并“抑制”腰肌。就我当时所能确定的而言，我使用这种方法的效果有好有坏。有些舞者后来感觉很棒，希望更多地使用这种方法；但其他人说髋前侧和腰部变得更紧了。我认为这可能是因为没有进行足够拉伸或肌力强化，接下来他们可能需要 1~2 次的随访。

不幸的是，有一天我将这个方法用在一个

患有慢性髋关节紧张和腰部不适的舞者身上，在治疗之后她腰部不适感加重。那天晚上她无法跳舞，并且经过几周的治疗才恢复。不用说，她在那之后对我的服务不是很有信心。在我的私人诊所里，越来越多的患者开始讲述类似的故事。我想起在同一时间有两名患者在我的训练课结束后没有再来，就诊期间我拉伸了他们的腰肌并让他们加强了腹肌和臀肌。这确实不是我对这个试验和方法预期的结果。

现在回头来看，我可以清楚地看到问题是什么：我只看到了我曾受训过的东西。正如拉尔夫·沃尔多·爱默生所说："人们只会看到他们准备好看到的东西。"现在回头看看，我知道是当时我没有真正认识骨盆前倾和腰椎过度前凸——我已经按受训的方法去探究它，那就是我看到的。（注：本书将讨论我在这些舞者和我的许多患者中真正看到的情况，以及这些人的实际情况与我们许多人所被教授的内容截然不同。）此外，我试图将所有人——我强调"每个个体"一词——纳入一个治疗方案，而不是真正理解我在舞者和患者身上所发现的东西（腰肌和髋屈肌群过长）并恰当地解决它。

正如马克·吐温的名言所表明的那样，受训教育阻碍了我个人的学习。如果我更早听到这句话——更重要的是实际理解它的含义——我会对我多年前治疗过的舞者和患者采取截然不同的方法。然而，没有什么能真正取代临床或实践经验……也许这是我们必须从这些经验中获得的教训。说实话，过度骨盆前倾和腰椎前凸会导致腰部和髋关节问题，以及一系列其他功能障碍，这在今天的康复和训练环境中依然像许多年前一样普遍。

自从对早期的实践反思以来，我一直在想自己是否足够优秀，知道的是否足够多，是否能够真正帮助别人，我以一种更加开放的心态和更加谦卑的态度对待我的工作。

我不断地评估、治疗和（或）训练，并再次评估每一位将健康托付于我的患者。尽管我很高兴能够帮助他们中的许多人实现改善健康和健身的目标，但我更感兴趣的是那些我无法帮助的人——我认为这些人应该有所改善，并且应该采取一些必要措施，但他们仍然承受着慢性功能障碍，这阻碍着他们实现改善健康和健身的目标。

成功验证所学，失败促进学习。每一天我都在实践中学习。每一天我都会得到验证……每一天我都有机会继续学习。当我无法帮助患者实现目标时，我会重新开始探索和学习。

本书实际上可以称为"临床快照"，源自我多年以来接触的数以千计的腰部、骨盆和髋部功能障碍患者的实践经验。由于缺乏更好的术语去形容，在我们诊所，它不仅适用于运动员和高体能水平的个体，而且对于背部、骨盆及髋部功能障碍的普通患者来说也是一种治疗指南。

本书旨在讲述一个关于腰肌的故事，并且每一章的设计都以前几章的内容为基础。尽管如此，每一章都包含了足够的实用信息，所以如果想跳到后面读，你仍然可以找到适用于相应章节主题的信息。但是，如果你发现自己在向后翻阅时对练习有疑问，请务必返回阅读前面的章节，特别是第1章关于功能解剖学部分，这样就可以填补你在后面章节中可能出现的知识空白。

如上所述，第1章涵盖功能解剖学，如腰肌在骨骼和筋膜的附着点，基于其构造，腰肌在姿势和运动方面的功能是什么。第1章会涉及一些关于腰肌的常见概念。例如，如果腰肌纯粹是髋屈肌，为什么它会附着在从T11到L5的每块椎骨上，为什么它的筋膜组织会融入膈肌、腹横肌和盆底肌？如果腰肌在骨盆运动中起作用，那么它在骨盆前部的附着点说明它对骨盆运动到底有什么影响？基于解剖学和现有的临床研究，我认为腰肌功能远比单纯的髋屈肌更多，并反对将前倾姿势归责于它。另外，我将简要讨论腰肌的功能是如何与躯干、脊柱、骨盆和髋关节复合体的一些肌肉协同发挥作用的，包括多裂肌、髂肌和臀大肌。

关于核心稳定的概念及其对脊柱稳定和整体表现的贡献一直存在争论。这场争论并不关注核心稳定性是否重要，而是关心哪些肌肉最重要，以及哪种策略在提供理想核心稳定性方面最有效。虽然在讨论中经常被忽视，但三维呼吸是发展和维持最佳核心稳定策略的重要组成部分。在第 2 章中，我将讨论三维呼吸的概念，以及腰肌在呼吸过程中稳定躯干、脊柱和骨盆的作用，没有讨论涉及腰肌对呼吸的作用，但鉴于其与膈肌和盆底肌的筋膜连接，我大胆提出腰肌可能在呼吸和维持核心稳定方面有重要作用。

第 3 章将介绍如何基于该主题的最新研究开发出高效的核心和髋关节稳定策略，并提供了将这些概念纳入我们自己的患者治疗计划中的示例。

最终，成功改善腰肌功能的关键在于按基本运动模式去使用肌肉。对大多数人来说基本运动模式是日常生活中至关重要的模式。事实上，在大多数日常生活中，运动和职业活动可以分解为 7 个基本动作。在第 4~7 章中，我阐述了一些基本的运动模式，并讨论了腰肌在其中的作用。尽管这个动作模式列表并不详尽，但我会讨论腰肌如何参与蹲、弓步、躯干屈曲和髋屈曲 / 伸展模式。目前没有关于腰肌作用的研究，我将在前面的讨论功能解剖的基础上推断它的功能，至少我们可以开启对其功能的讨论。

在结论部分，我将讨论我们目前知识的局限性，以及对腰肌进行的哪些方面训练是有益的。

我也在本书末尾的附录中列出了几个与腰肌有关的话题。这样设计是为了处理一些与腰肌相关的常见话题，而这些话题在本书前面章节中没有涉及。附录包含对姿势、评估、纠正性训练的作用、确保最佳的腰肌功能的坐姿、盆底肌和腰肌之间的关系，以及腰肌在常见髋关节疾病（如盂唇撕裂和股骨髋臼撞击症）中的变化的讨论。

哪种策略最适合增强腰肌功能并最终改善姿势和运动状态？不幸的是，这不是一个容易回答的问题，也不是我写本书的目的。我不打算让本书成为改善腰肌功能和（或）使已成功应用于腰肌的旧有知识和临床方法失效的“黄金标准”。相反，它是试图拓展对话，以及分享我在临床实践中观察到的内容和我所在的芝加哥整合运动专家团队在过去十几年中为改善姿势、提高患者运动效率（更重要）所实施的策略。

我希望本书有助于你思考和拓宽对于腰肌如何帮助实现和保持最佳姿势和运动的认识。

在我们开始之前，对健康和健身专业人士我想说最后一点：继续做你已取得成功的事情。如果你在治疗腰部疾病方面有一套独到的技术并且行之有效，请继续使用自己的技术。让这本书成为你的参考，补充之前未曾考虑到的内容，或者作为你目前已经取得成功的治疗或训练方案的辅助工具。

## 在线视频内容

观看在线视频内容：

1. 访问 www.IIHFE.com/the-psoas-solution。

2. 按引导注册以获得访问权限查看视频内容。

3. 一旦你提供相关信息，就可被授予立即访问的权限。

以下的视频内容可以在线获得：

- 三维呼吸
  - 顶部到骨盆（从顶部到底部）
  - 外侧或肋骨（一侧到另一侧）
  - 前后（前后）
- 胸腔骨盆柱和髋关节稳定
  - 快乐宝贝无支撑姿势
  - 快乐宝贝合并哑铃运动
  - 快乐宝贝合并落踵
- 下蹲
  - 支持式
  - 平行式
  - 分腿
- 弓步
  - 向前
  - 向后
  - 后腿抬高
- 弯曲
  - 脊柱屈曲
    - 向前弯曲
    - 骨盆倾斜
  - 髋铰链运动
    - 支持
    - 无支持
- 脊柱和髋关节伸展
  - 脊柱伸展
    - 俯卧位延长
    - 向后弯曲
  - 鸟犬式
  - 髋铰链桥式
  - 行军桥式
  - 单腿桥式
- 腰肌的评估
  - 改良托马斯试验
  - 冲击测试
  - 徒手肌力评定
- 中立位对齐
  - 坐位评估
  - 骨盆对齐和运动
- 悬吊
- 坐姿

（注意：在线内容为全英文，由原书出版方提供。由于网络环境等因素，不确保流畅浏览。读者请自行尝试。）

# 缩略语

**APT** anterior pelvic tilt (rotation)，骨盆前倾（旋转）

**ASIS** anterior superior iliac spine，髂前上棘

**CES** corrective exercise strategy，纠正性训练策略

**DDD** degenerative disc disease 椎间盘退行性病变

**DJD** degenerative joint disease，退行性关节炎

**DMS** deep myofascial system，深层肌筋膜系统

**EMG** electromyography，肌电图

**FAI** femoroacetabular impingement，股骨髋臼撞击症

**FPR** frontal plane rotation，冠状面旋转

**GERD** gastroesophageal reflux disease，胃食管反流病

**GMax** gluteus maximus，臀大肌

**GMin** gluteus minimus，臀小肌

**GMed** gluteus medius，臀中肌

**ITB** iliotibial band 髂胫束

**IMS™** Integrative Movement System™，整合运动系统

**LBP** low back pain，腰痛

**PMj** psoas major，腰大肌

**PMn** psoas minor，腰小肌

**PPT** posterior pelvic tilt (rotation)，骨盆后倾（旋转）

**PSIS** posterior superior iliac spine，髂后上棘

**SMS** superficial myofascial system，浅层肌筋膜系统

**SPR** sagittal plane rotation，矢状面旋转

**TFL** tensor fasciae latae，阔筋膜张肌

**TLJ** thoracolumbar junction，胸腰连结

**TPC** thoracopelvic cylinder，胸腔－骨盆柱

**TPR** transverse plane rotation，水平面旋转

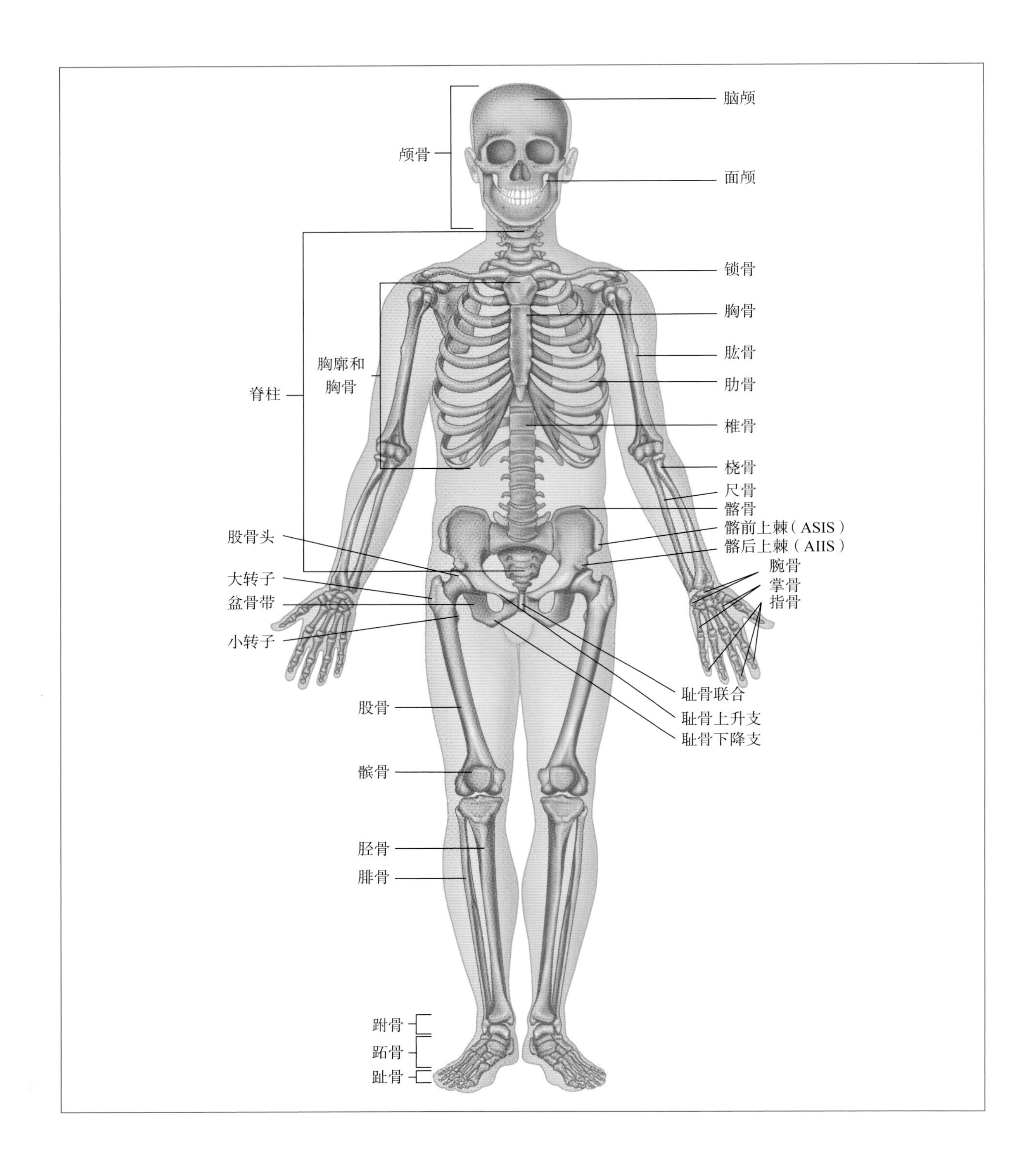

脑颅
颅骨
面颅
锁骨
胸骨
肱骨
胸廓和
胸骨
肋骨
脊柱
椎骨
桡骨
尺骨
髂骨
髂前上棘（ASIS）
股骨头
髂后上棘（AIIS）
腕骨
大转子
掌骨
盆骨带
指骨
小转子
耻骨联合
耻骨上升支
耻骨下降支
股骨
髌骨
胫骨
腓骨
跗骨
跖骨
趾骨

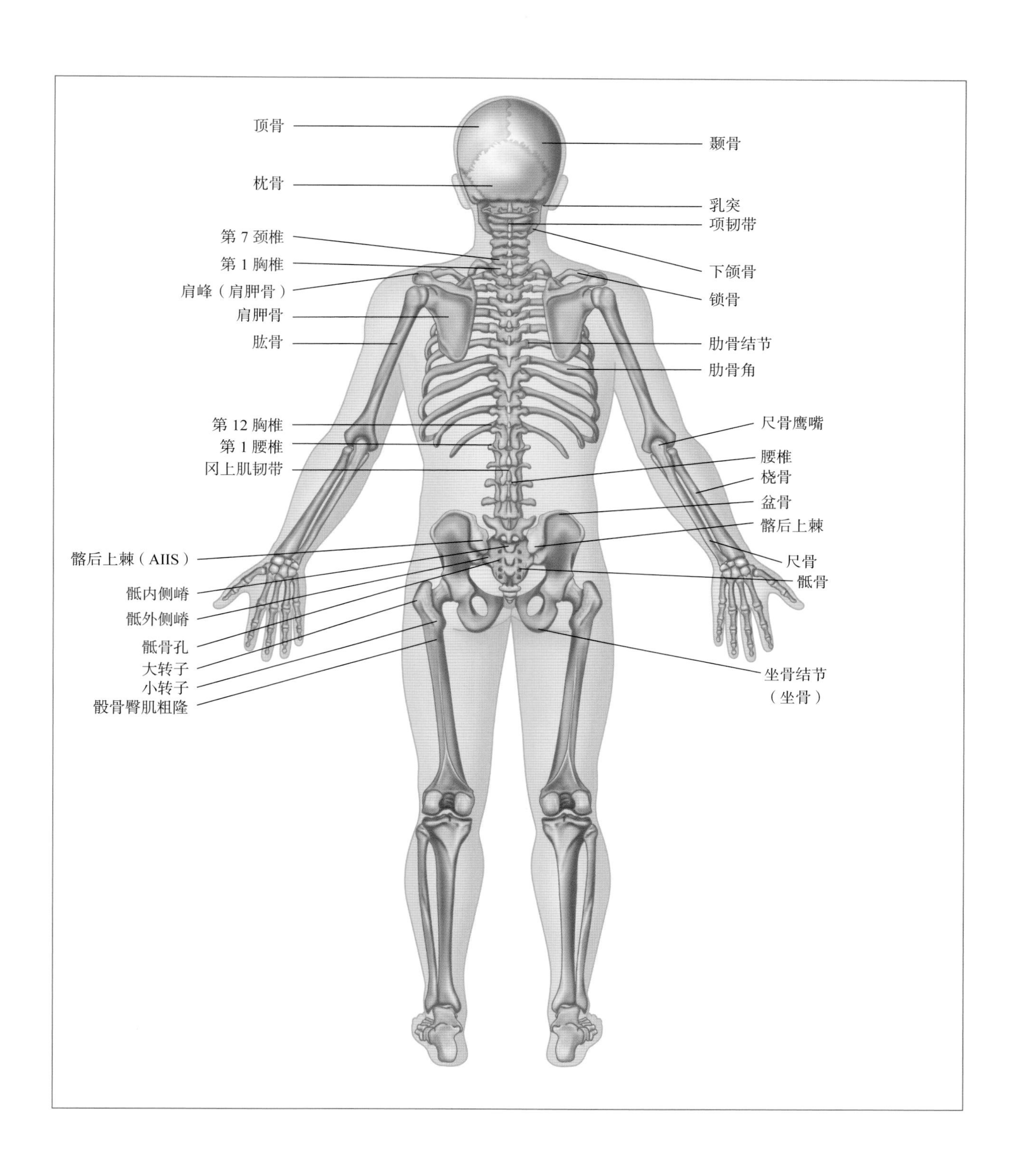
顶骨
颞骨
枕骨
乳突
项韧带
第 7 颈椎
第 1 胸椎
下颌骨
肩峰（肩胛骨）
锁骨
肩胛骨
肱骨
肋骨结节
肋骨角
第 12 胸椎
尺骨鹰嘴
第 1 腰椎
腰椎
冈上肌韧带
桡骨
盆骨
髂后上棘
髂后上棘（AIIS）
尺骨
骶骨
骶内侧嵴
骶外侧嵴
骶骨孔
大转子
小转子
股骨臀肌粗隆
坐骨结节
（坐骨）

# 目录

## 第 7 章 脊柱和髋的伸展

# 第1章

# 腰肌功能解剖

## 要点

- 腰肌的骨骼及其肌筋膜的附着点。
- 与髋关节、脊柱和骨盆运动相关的术语。
- 腰肌在脊柱稳定、脊柱运动、步态和呼吸中的作用。
- 腰肌、髂肌、臀大肌和多裂肌之间的解剖学关系。

腰肌也许是身体中能够引起医学生、美式整脊医师、物理治疗师、临床医师和专业健身人员最多误解和非议的肌肉。他们一致认为腰肌能引起许多肌肉骨骼问题，包括腰痛、髋部紧张和臀肌抑制。由于腰肌是造成常见姿势功能障碍的主要肌肉，包括骨盆前倾和腰椎过度前凸，因此它常被诟病。当腰肌被认为是造成髋关节撞击和盂唇撕裂等问题的主要原因时，常需要手术松解治疗解决问题（Hwang et al. 2015, Dobbs et al. 2002, Taylor and Clark 1995）。

为了理解和评估腰肌在姿势和运动中如何发挥作用，本章将从腰肌的附着位置及其对关节的影响来探讨腰肌的功能解剖。虽然对腰肌的关注度和相关的研究正在增加，但与其他肌肉相比，对腰肌实际功能的总体认知仍有所欠缺。不管怎样，关于腰肌功能的循证医学将提供可能有用的信息。对于有些被怀疑不可靠的信息，本书会结合研究和临床经验对已普遍接受的关于腰肌的知识进行推理和详细叙述。

## 腰肌附着点

从理论上讲，腰肌协助稳定了包含胸腔–骨盆圆柱（thoracopelvic cylinder, TPC）在内的中心柱（脊柱）（Osar 2015）。腰肌筋膜起自膈肌，进入骨盆后连接到盆底肌，除了会影响髋关节之外，腰肌在胸腔–骨盆圆柱的下部还起着全面稳定的作用。

腰大肌（psoas major, PMj）起自 T12~L5 每个椎体和横突的前外侧，并连接于除 L5~S1 以外所有的腰椎。腰大肌的筋膜先融入膈肌脚，然后连接腹横肌（Stecco 2015, Gibbons 2005ab, Gibbons 2007, Myers 2014）（图 1.1、图 1.2、图 1.3）。筋膜覆盖着膈肌后部，并在此处连接膈肌、腰方肌和腰肌（Bordoni and Zanier 2013）。

在远端，PMj 变厚，融合到盆底肌，并与腹横肌和腹内斜肌的下部纤维筋膜相结合（Gibbons 2005ab，Gibbons 2007）。它连接到

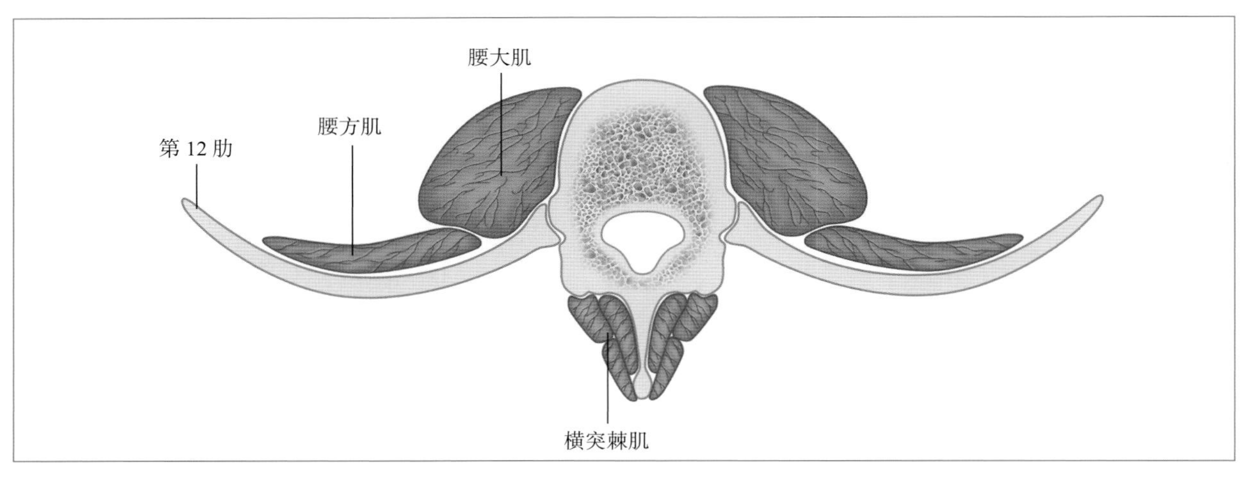


图 1.1　腰大肌

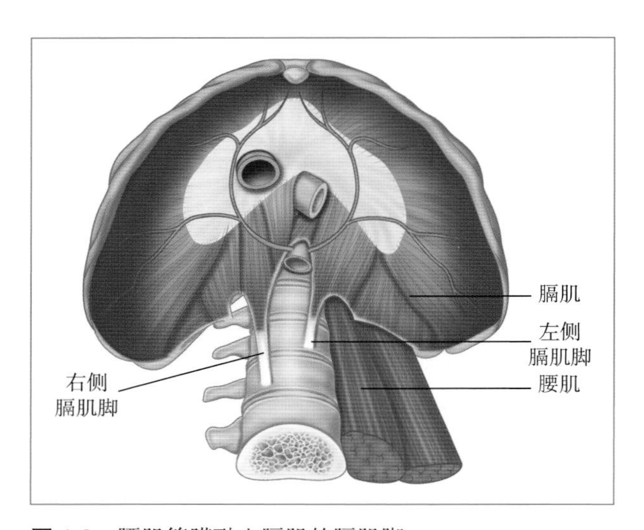


图 1.2　腰肌筋膜融入膈肌的膈肌脚

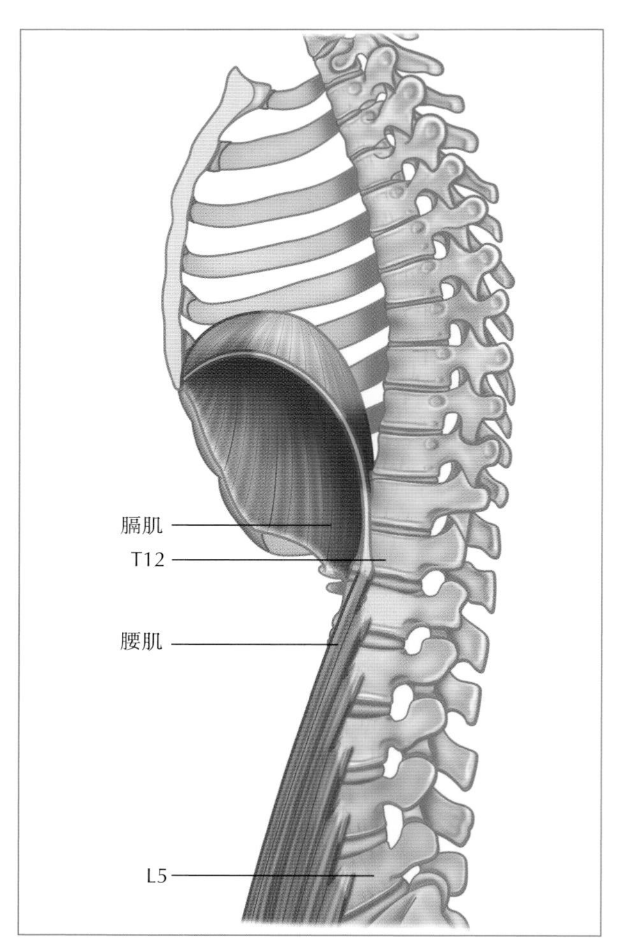


图 1.3　膈肌

骨盆边缘，其筋膜融合到盆底肌，然后向下穿行止于股骨小转子（Gibbons 2005ab，Gibbons 2007）。因此，腰肌在膈肌和盆底肌之间起着肌筋膜连接的作用（图 1.4）。

据报道，40%~50% 的人没有腰小肌（psoas minor, PMn）（Stecco 2015, Myers 2014, Franklin 2011, FitzGordon 2013），而 Neumann 和 Garceau（2014）解剖了 32 个髋关节，发现其中有 65.6% 的髋关节存在 PMn。这些 PMn 起于 T11~T12，以及相邻的肋骨和椎间盘，后融入骨盆上支。没有 PMn 的人，PMj 融入髂筋膜并附着于髂耻隆起（Stecco 2015, Myers 2014）（图 1.5）。

为了更好地了解腰肌的功能，下一节将重点讨论其与脊柱 – 骨盆 – 髋关节复合体相关的运动。

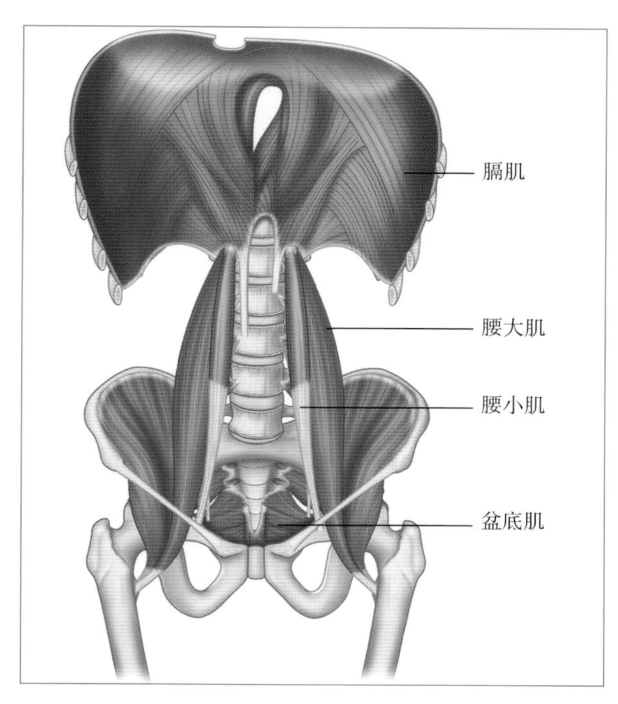


图 1.4　腰肌的连接作用

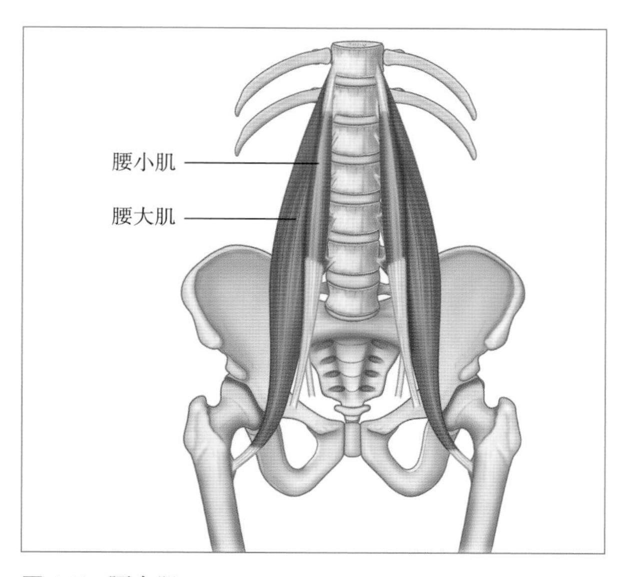


图 1.5　腰大肌

## 关节运动和共轴

腰肌对身体的多个关节有特定的影响，包括髋关节、脊柱和骨盆。本书将讨论腰肌对这些区域在姿势和运动控制中的作用。

两块骨衔接或连接在一起可以活动就形成了关节。关节面的大小和形状，以及周围肌肉、筋膜和韧带的性质决定了关节活动的范围。

滑膜关节包括关节液和覆盖于每个关节面的软骨及周围的韧带、关节囊。通过适当的排列和控制，建立最佳的关节活动度，可以刺激关节液的产生，而最佳的休息位（非负重姿势）可以给关节减压。滑膜关节有适当的负荷是促进和维持关节健康和长久的关键因素。长期压迫导致继发性肌筋膜紧张是关节退行性病变常见的原因。

髋关节是滑膜关节，由股骨头与骨盆髋臼连接形成（图 1.6）。通过最佳的排列对位和控制，关节可以承受正常的负荷，使关节自然老化。当髋关节的排列改变和（或）控制受影响，肌筋膜紧张而导致关节负荷增加时，将造成关节慢性磨损和撕裂，从而使关节退化，最终形成关节退行性病变。

和滑膜关节一样，脊柱关节是由两块相邻的椎骨与一个软骨盘形成的软骨关节。在脊柱中，两个相邻的椎体（骨）通过椎间盘（软骨盘）相连。由两个相邻椎体构成的关节突关节能引导脊柱的运动，也被归类为滑膜关节（图 1.7）。

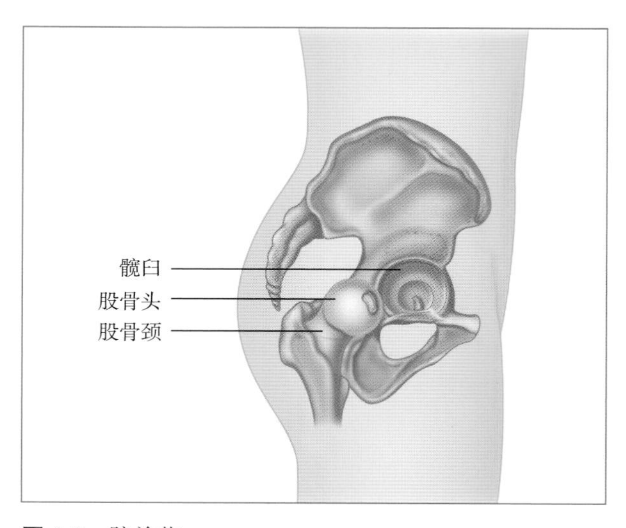


图 1.6　髋关节

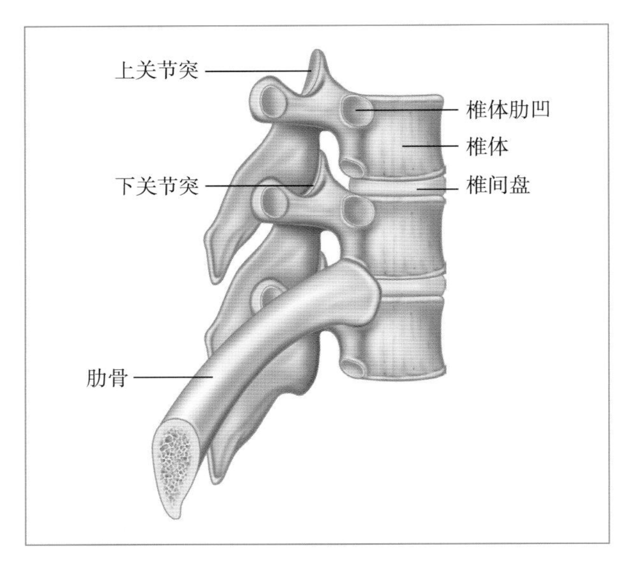


图 1.7 脊柱关节

### 髋、脊柱和骨盆的关节运动

不论哪类关节，它的运动通常根据关节的近端骨（离身体中心最近的骨）相对于远端骨（离身体中心最远的骨）的改变来命名。

### 髋关节运动

有两种方法观察髋关节的运动：①股骨相对于骨盆的运动改变；②骨盆相对于股骨的运动改变。例如，髋关节屈曲是在骨盆静止时，通过移动或屈曲股骨头而发生的。同样，骨盆可以在股骨头上旋转（图 1.8）。因此，两种不同的动作有相同的相对运动。

一般情况下，股骨向头部移动时，髋臼保持相对静止，这被认为是髋关节屈曲。骨盆在股骨头上向前转动时，虽然这通常被称为骨盆前倾，但也属于髋关节屈曲。严格讲，髋关节屈曲产生的运动模式为股骨头在髋臼中旋转，大腿向躯干移动。

髋关节运动包括（图 1.9）如下方式：

- 髋关节屈曲：股骨相对于骨盆屈曲，或骨盆相对于股骨向前旋转（矢状面）。
- 髋关节伸展：股骨相对于骨盆后伸，或骨盆相对于股骨向后旋转（矢状面）。

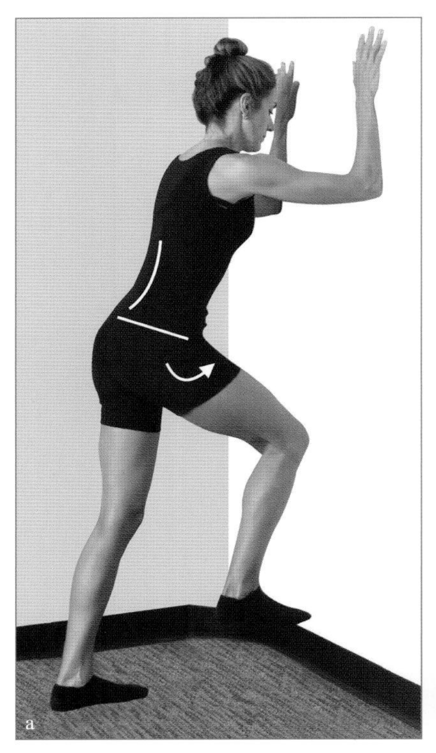

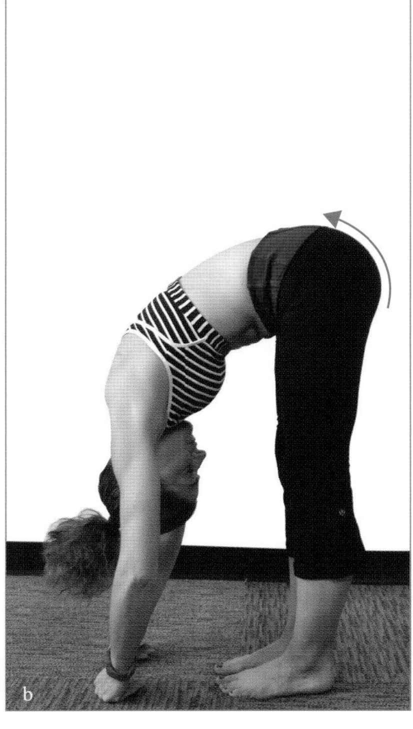

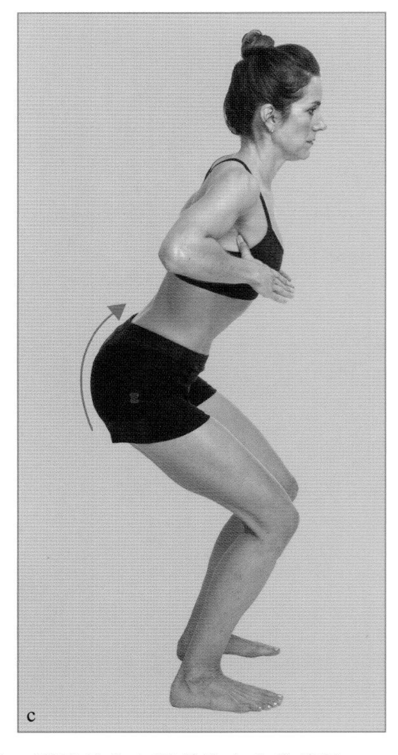


图 1.8 髋关节屈曲：股骨相对于髋臼移动（a）；在身体前屈（b）和下蹲时（c），则是骨盆在股骨头上向前旋转

- 髋关节旋转：股骨相对于骨盆旋转，或骨盆围绕股骨旋转（水平面）。
- 髋关节外展：股骨相对于骨盆外展，或骨盆在股骨上侧屈（冠状面）。
- 髋关节内收：股骨相对于骨盆内收，或骨盆在股骨上侧屈（冠状面）。

### 脊柱运动

关于脊柱运动最常提到的概念，包括脊柱节段性或节间性的屈曲运动（间，指相邻椎体之间；段，指涉及脊柱的多个节段或椎体）。节段性或节间性运动指的是一段运动、一段接着一段等，每个椎体间的运动形成整个脊柱的运动。

脊柱在任何方向分段运动的能力能使动作流畅、协调和漂亮，即有效的运动。脊柱节段运动能够使人体的脊柱关节活动，或一节接着一节地移动［如卷腹（roll up），详见第 6 章］，如出色的高尔夫挥杆动作、拉丁舞和夏威夷舞等动作方式（图 1.10）。

脊柱的节段性运动包括（图 1.11）如下方式：

- 屈曲：脊柱在矢状面上向前弯曲。
- 伸展：脊柱在矢状面上向后弯曲。
- 侧屈：脊柱在冠状面上向侧弯曲。
- 旋转：脊柱在水平面上旋转。

无法节段性地移动或通过一个区域（或许多区域）的关节，在做上述关节活动时，受限区域周围的关节通常会负荷过大。而在活动性减小的关节节段不能活动如常的区域，通常会导致周围关节的运动增加或过度活动，以及不能高效地运动。

椎间盘退行性病变（degenerative disc disease, DDD）和退行性关节炎（degenerative joint disease, DJD）的发生，要么是因为长期受到过度的压迫而继发可动性减少，要么是因为受限制节段的运动过大导致。恢复所有关节节段的最佳对齐和活动是改善和（或）防止软组织和关节进一步退行性改变的重要策略。

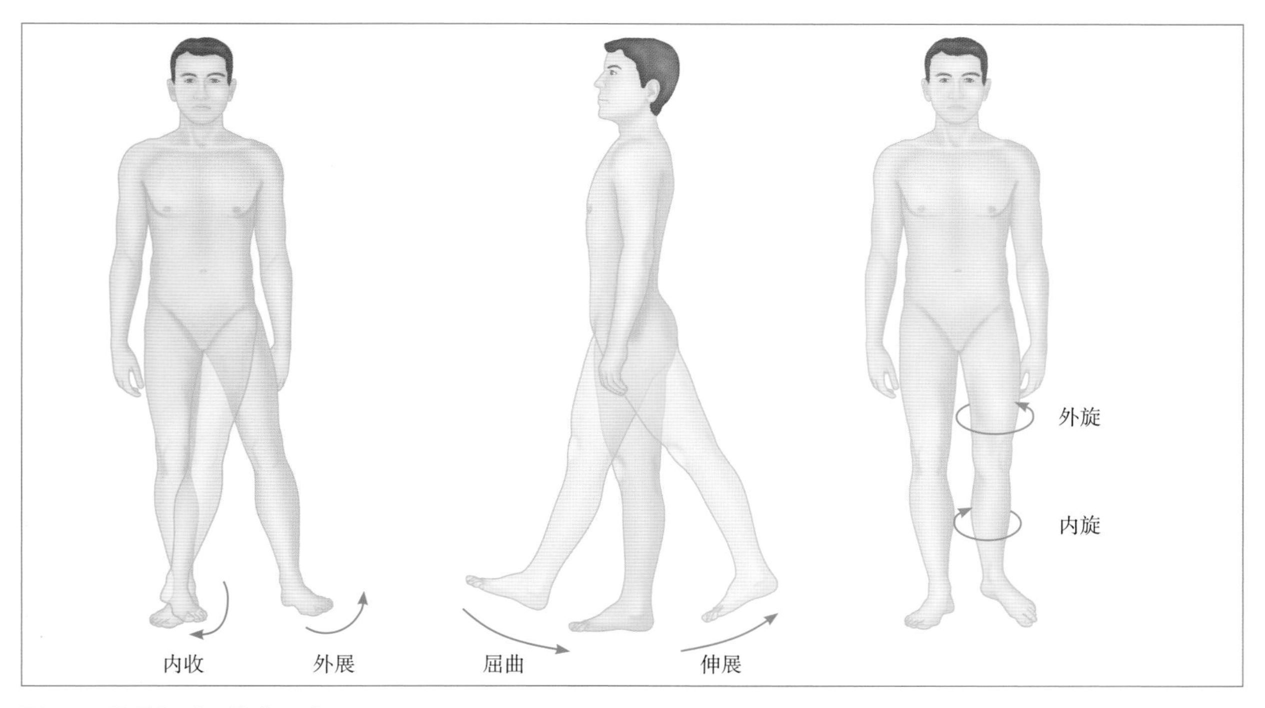


**图 1.9** 股骨相对于骨盆运动

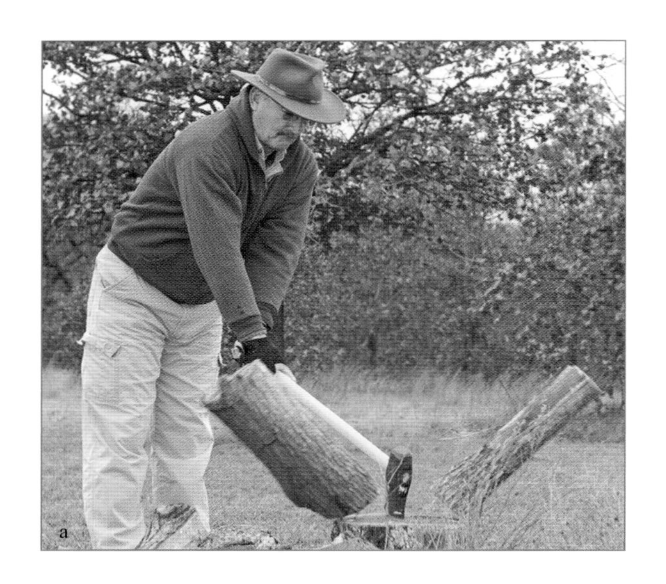

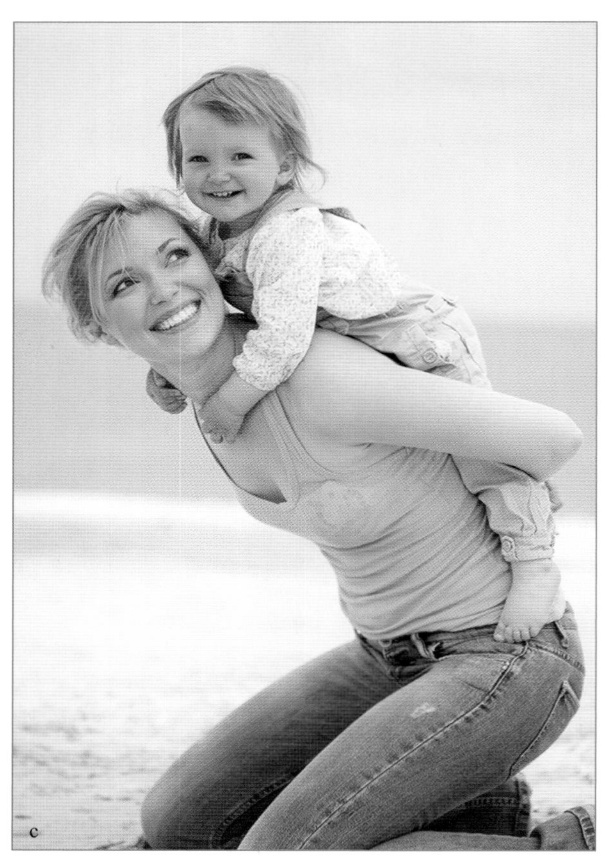

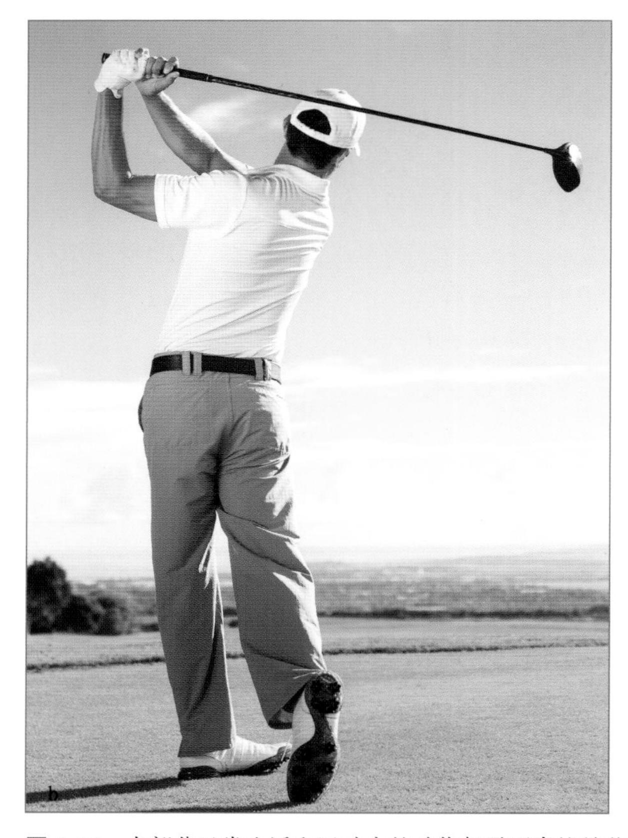

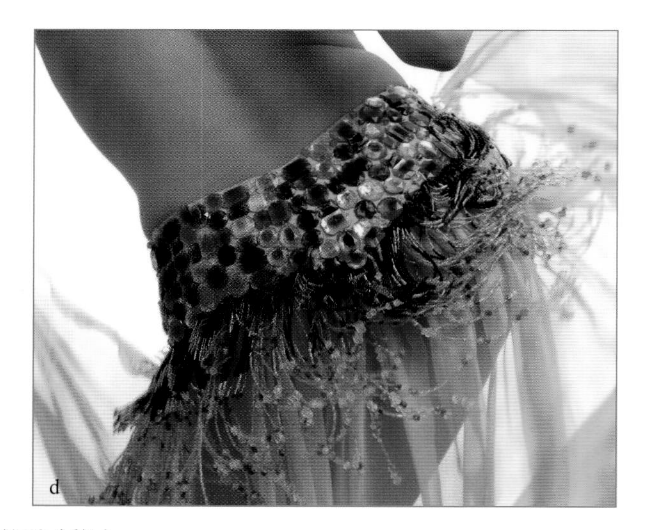

图 1.10　大部分日常生活和运动中的动作都需要脊柱关节的活动能力

### 骨盆运动

骨盆相对于股骨头移动时出现骨盆运动，其定义如下。

- 骨盆前倾：骨盆向前旋转或在股骨头上前倾。这个动作也可以认为是髋关节屈曲。
- 骨盆后倾：骨盆向后旋转或在股骨头上后倾。这个动作也可以认为是髋关节伸展。
- 骨盆侧倾：骨盆围绕股骨头在冠状面旋

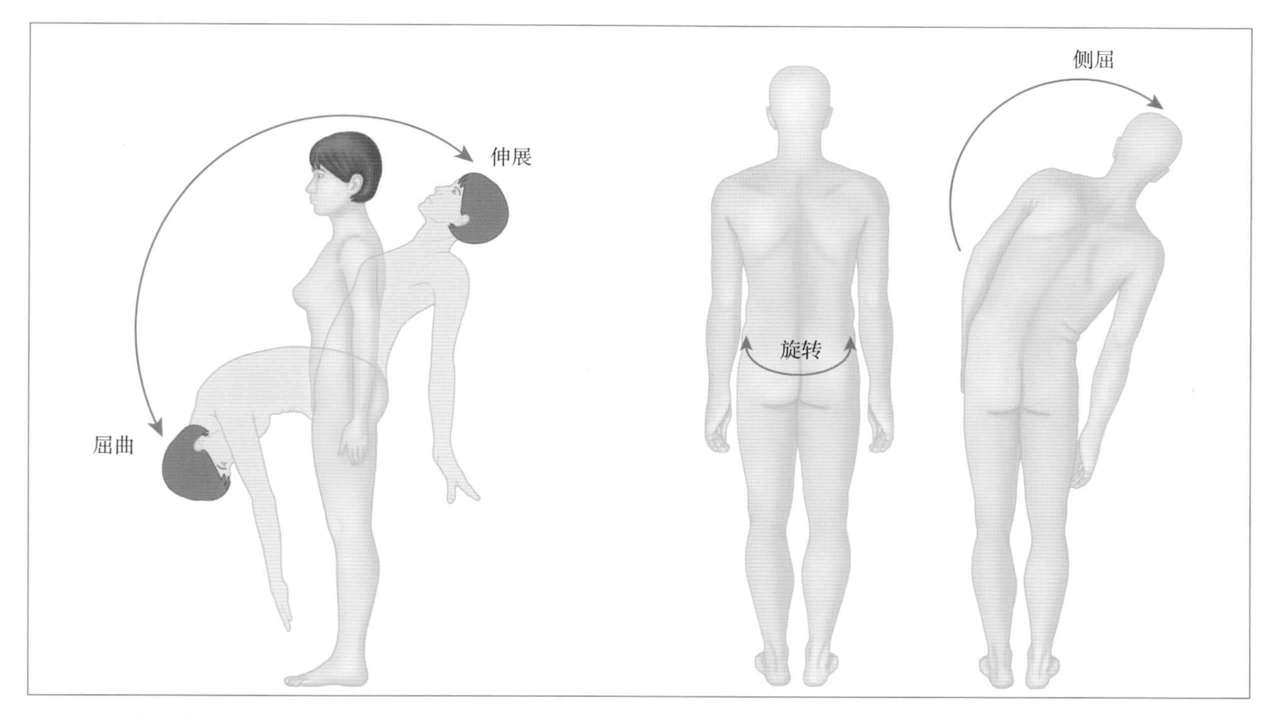


**图 1.11** 脊柱的节段性运动

转。这个动作也可以认为骨盆倾斜较低的一侧是髋关节外展，而在骨盆倾斜较高的一侧是髋关节内收。

- 水平面旋转：骨盆在水平面上围绕股骨头旋转。当骨盆向一侧转动时，这个动作也可以认为是旋转方向侧髋关节内旋和骨盆旋转方向另一侧髋关节外旋。

关于骨盆运动有以下需重要考虑的方面。

骨盆的位置（骨盆相对于股骨头的对齐）将用髂前上棘（anterior superior iliac spine，ASIS）相对于耻骨联合的位置来决定彼此之间的关系。骨盆中立位即矢状面上 ASIS 和耻骨联合在同一垂直线对齐排列（图 1.12a）；骨盆向前旋转（骨盆前倾）时 ASIS 在矢状面上略前于耻骨联合（图 1.12b）；如果耻骨联合在 ASIS 前方，骨盆则在后倾位置（图 1.12c）。

比骨盆的实际休息位更重要的是在进行躯干前屈、下蹲和髋铰链（hip hinging）运动时，骨盆有能力在股骨头上向前旋转至适合于髋关节屈曲的位置。弯腰和蹲下时更多的骨盆运动将在下面进行介绍。

伴或不伴有脊柱屈曲的体前屈：从站立位开始（图 1.13a），骨盆围绕股骨头向前旋转（即前倾，图 1.13b），在这种向前屈体方式中，也被称为髋铰链运动，最佳承受负荷在髋复合体后侧（臀肌、腘绳肌、小腿肌群），减少了对腰椎的压力；这是从地面搬起或放下重物的首选方法，可减少对腰部的压力。伴脊柱屈曲的前屈，对于大多数没有脊柱问题且可以适当屈髋的人来说不是问题。注意，骨盆活动缺乏，会导致不得不屈曲脊柱来弥补骨盆在股骨头上的旋转不足。主要以脊柱弯曲进行屈体而很少使用髋关节，可能是慢性腰痛和骨盆问题的共同原因。在本章节中会探讨更多关于这个专题的内容。

负重下蹲模式时的骨盆旋转（即前倾）：以向前旋转骨盆（屈曲髋关节）开始下蹲（图 1.14b）的能力比骨盆起始（图 1.14a）位置更重要。注意当开始下蹲时并不意味着脊柱和骨盆发

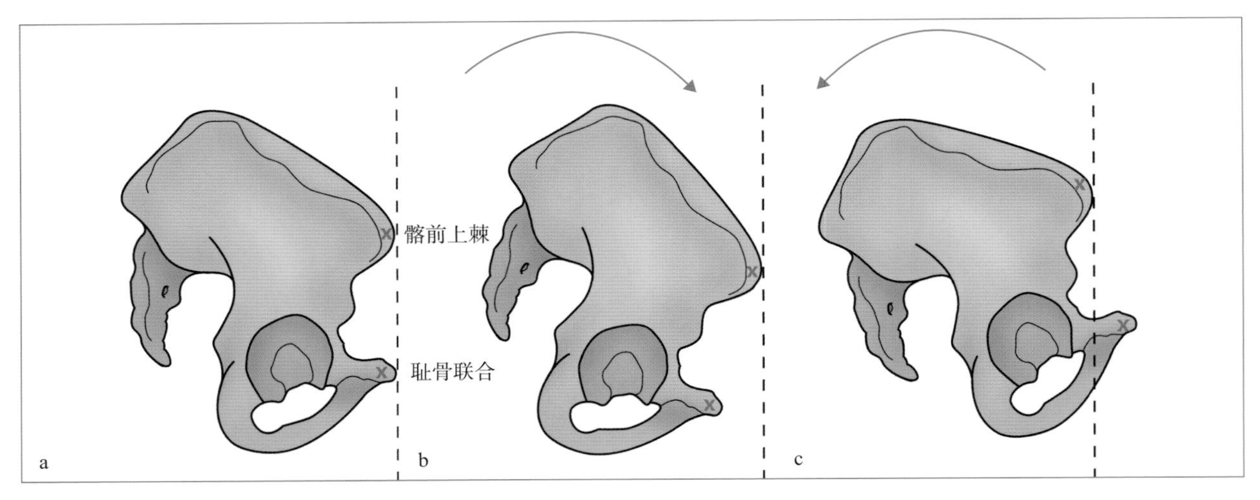


图 1.12　骨盆旋转：骨盆中立（a）；骨盆前旋（b）；骨盆后旋（c）

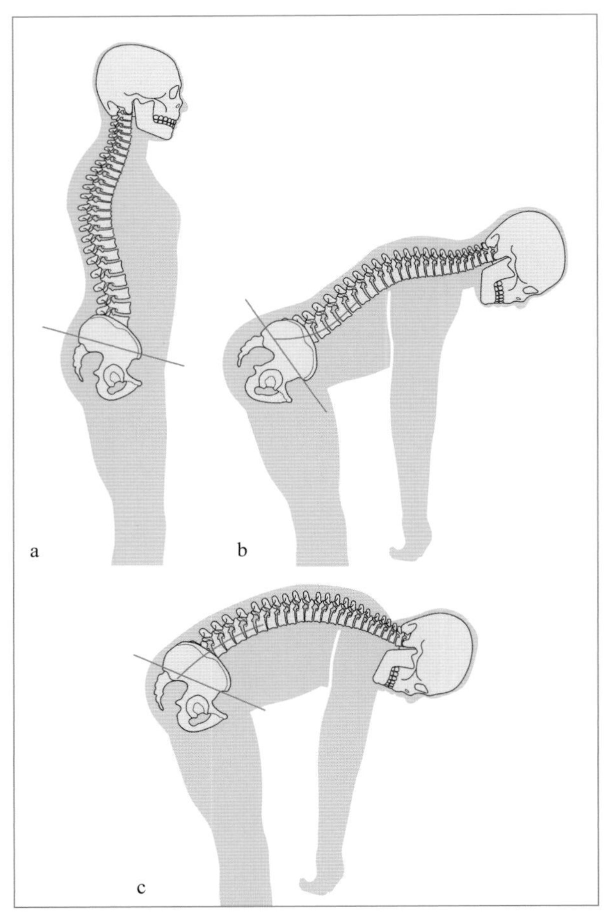


图 1.13　躯干前屈：中立位排列对位（a）；脊柱中立位的髋关节铰链运动（b）；骨盆前旋减少和脊柱屈曲过多（c）

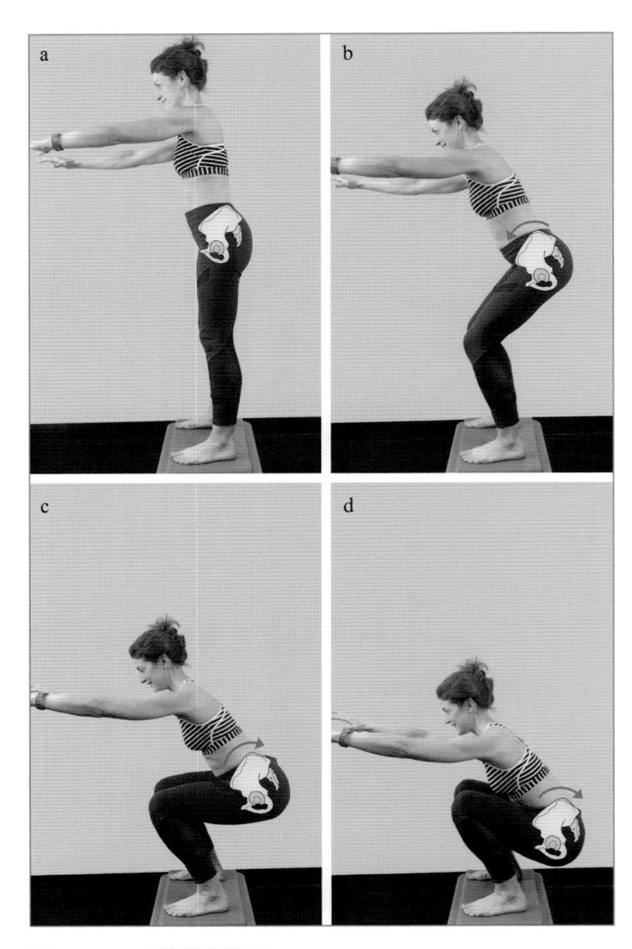


图 1.14　下蹲骨盆旋转

生分离运动，整个胸腔 – 骨盆圆柱（thoraeopelvic cylinder，TPC）仍然连接。当姿势下降到深蹲模式后会逐渐扭转这一位置，在向后转动骨盆的同时，模特仍然保持 TPC 的整体调整。在这种模式的最后阶段，骨盆继续向后旋转（图 1.14c，d），使髋复合体后侧承受最佳负荷并减少对腰椎的压力。

最初向前旋转骨盆对个体来说是非常重要的，通过这个模式促进骨盆的离心控制，这种控制允许髋关节持续承受负荷而不会过早地或过多后倾骨盆。更多的内容将在第 4 章“下蹲”章节中探讨。

小结：在任何需要髋关节屈曲模式中——坐、体前屈、下蹲、弓步、上楼梯、硬拉——骨盆作为 TPC 的一部分应该在股骨头上向前旋转，使骨盆、脊柱处在最佳位置，髋复合体后侧承受负荷。在身体负重下蹲或前屈时，只移动髋部，脊柱作为运动模式的一部分可以相对屈曲。这些力学机制支持了腰肌的最佳长度和控制，腰肌也能够更好地支持最佳姿势和动作。腰部和骨盆的问题，往往出现在过度屈曲脊柱来代偿髋复合体后侧紧张，骨盆无法很好地在股骨头上运动，从而腰肌功能减弱。相关概念将在本书中详细阐述。

以上所述参见网址：www.IIHFE.com/the-psoas-solution。

为了更好地理解腰肌在稳定和（或）移动髋、脊柱和骨盆中的作用（这也会通过各种运动模式进行检查），回顾关节共轴，以及开链和闭链运动是很必要的。

### 关节共轴

关节共轴，这一术语将贯穿本书，是指无论在静态姿势（无运动）或在动态姿势中排列和控制关节的能力（图 1.15）。共轴是通过神经系统从本体感觉系统接收反馈并执行最佳运动策略控制执行任务的关节来实现的。

关节共轴意味着关节位置处于软骨表面接触最大，作用于关节上的力会在关节表面适当分布（Kolar et al. 2013）。关节共轴可以使关节获得最佳位置和控制，使其发挥出更大的能力。

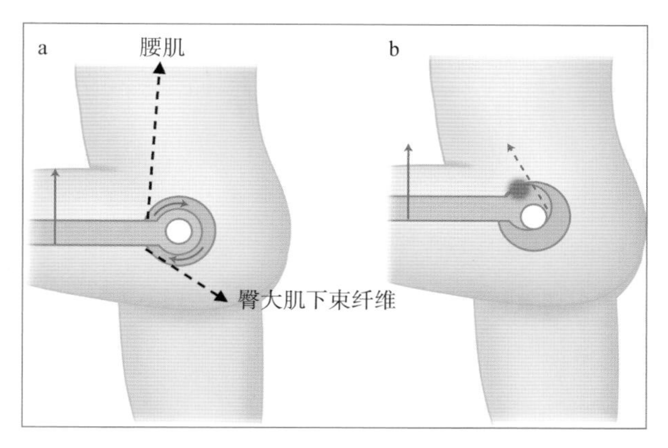


**图 1.15** （a）髋关节屈曲过程中最佳的髋关节共轴——腰肌和臀大肌下束纤维与其他髋关节深肌在腿的运动过程中保持股骨头在髋臼内运动；（b）髋关节屈曲时非最佳髋关节共轴——腰肌和其他深层稳定肌不能以最佳方式控制关节位置，股骨头在髋臼内向前和向上位移

- 当需要姿势控制和运动时，关节周围的所有肌肉会被激活；
- 关节和软组织感受器有适当的本体感觉反馈；
- 防止关节过度受压（过多的肌筋膜激活所造成的）、运动失控（过度活动性）和（或）过度拉伸关节软组织结构（关节囊、韧带、肌肉和筋膜）的紧张。

最佳共轴的一个要求是作用于关节的每块肌肉都协调激活。共轴使得关节可以在一个理想的、理论上的关节运动点上运动，同时控制好旋转轴。关节周围肌肉激活过度会导致关节受压过大。失衡是指有一个或多个相关功能性协同肌（共同稳定或移动关节的肌肉）的过度激活破坏了关节共轴，进而影响到获得最佳共轴和运动。

当深、浅肌群之间肌肉的激活平衡，不管关节活动度如何，股骨头在髋臼上仍是相对共轴的。当平衡被破坏时——例如过度激活浅表的臀大肌、腘绳肌和（或）髋旋转肌群相对深层的纤维和腰肌——股骨头失去理想的共轴位置并向前移动。这会过度牵伸关节囊前侧和破坏软组织结构，如盂唇。这是最终导致股骨髋臼撞击症（femoroacetabular impingement, FAI）、盂唇撕裂和髋关节退行性改变的常见原因。

同样，当腰肌及沿深层肌筋膜系统（deep myofascial system, DMS）的其他肌肉，平衡了浅层竖立肌和腹肌的激活，脊柱则会保持共轴。然而，随着腰肌、腹横肌或多裂肌的抑制，以及浅层肌肉代偿性过度激活，脊柱共轴被破坏。正如前面关于髋关节的讨论那样，这种持久的非最佳策略最终会导致椎间盘和关节退行性病变。这些内容将在书中逐渐展开讨论。

关节共轴是一个动态的过程，受到多种因素的影响。导致偏离共轴或非最佳关节排列对齐及控制的因素包括：

- 继发于脊神经根激惹的神经抑制。
  - 椎间盘病理改变（突出或脱出）影响到胸部或腰部神经进而影响躯干、脊柱和（或）髋周围相应的肌肉功能，反过来导致代偿和肌肉失衡。
- 继发于外伤、手术或炎症的肌肉失衡。
  - 创伤、手术或关节炎可能导致肌肉抑制，主要是深层或内在的关节肌群，最终导致运动控制丧失。
  - 部分肌肉抑制导致其他肌肉代偿性过度使用——一般为浅表肌肉，进一步导致最佳共轴的破坏。
- 不当训练。
  - 不当训练模式（如相对于个人的关节活动范围，蹲得过深和骨盆过度后倾及腰椎屈曲）和不当的启动（如在深蹲模式的起始过度激活或缩紧臀肌）导致特定肌肉相对于其他肌肉过度激活，从而影响关节对齐和控制。

具有关节共轴的能力时，个体可成功地进行最佳水平的运动，缓解慢性紧张或不适并减少受伤的风险。任何康复和（或）训练计划中的目标是选择最合适的训练方式、启动和策略，提高或保持理想的关节共轴。本部分内容将成为此后章节中讨论建立练习模式的核心。

## 临床应用

关节共轴通常被认为是一个深奥的概念，因此它作为一种有效的评估工具在使用时经常受到质疑。大多数误解源于从业者不能准确地确定关节是否共轴适当。由于很少有人真正接受过评估方面的培训，关节共轴要么作为一种无效的评估工具被抛弃，要么被给予敷衍的一瞥性检查。

虽然你能观察到身体某一特定区域正在发生什么，但仅凭视觉检查是不可能准确地确定在关节水平上实际发生了什么。触诊相对容易——没有主观猜测，是评估关节位置和运动最准确可靠的方法。

像任何临床能力一样，触诊关节共轴是一种技巧，即把手放在关节上触诊评估——哪些对齐并控制良好，以及哪些对齐和控制不良。深入了解关节结构的解剖学、生物力学（关节的理想位置和如何最佳运动），以及运动控制（神经筋膜系统是如何在特殊的姿势或运动中影响关节位置）是确定关节是否处于理想共轴的前提。

虽然不是每个人都需要这种特殊水平的评估，但对临床医师或健身专业人士来说，可能会有客户或患者出现慢性腰部或髋关节问题，这些问题可能与非最佳关节共轴有关。因为治疗过程中大多数个体表现出进行性紧张、疼痛和（或）运动表现不佳，这些人都需要对关节共轴进行评估，更重要的是对他们的控制策略进行评估。如果因职业限制不允许治疗师亲自触诊，那么与接受过关节共轴评估培训的人员建立合作关系是比较好的。做诊断时，治疗师不能仅仅依靠个人的眼睛、评估和经验所提供的信息，而是必须亲自动手。

### 开链运动和闭链运动

在讨论下肢运动链（lower kinetic chain）时，经常提到“开链”和“闭链”两个术语。运动链指的是身体相邻部分之间的结构和神经联系。一个运动被认为是开链运动——例如下肢远端的足或其他远端部分与支撑面不接触，一般认为不会影响近端关节运动（见“临床应用”，下文讨论）；当运动链的远端与支持面接触时，它会影响近端关节运动，这种运动被认为是闭链运动。

以髋关节开链运动为例，在屈髋站立位，髋关节屈曲，一侧下肢的运动并不影响髋的位置。相反，下蹲时，足与地面接触，因此，通过影响胫骨和股骨，髋关节运动受到影响。

开链运动右侧髋关节屈曲（图 1.16a）；在下蹲时，闭链运动髋关节屈曲（图 1.16b）。

## 腰肌功能解剖

这一部分将讨论 PMj 和 PMn 作为腰肌复合体的两个组成部分。当 PMn 缺如时，PMj 会融入髂筋膜附着于髂耻隆起（Stecco 2015, Myers 2014），本部分将讨论这些肌肉的联合作用。从这一点上，PMj 和 PMn 被统称为腰肌。

#### 临床应用

开链运动被认为是孤立的关节运动，并不一定能影响身体的远端区域。例如，当脚离开地面时，踝关节和脚通常不被认为具有影响髋关节运动的能力，如坐位或卧位时。然而，足踝复合体的神经连接着整个运动链。在临床上，即使是在不接触任何表面的坐位或仰卧位，在踝足共轴后也可以观察到髋关节的运动和力量的变化。这在很大程度上就是为什么如此强调在康复或训练中尽可能地关节共轴，而不管身体处于何种姿势。

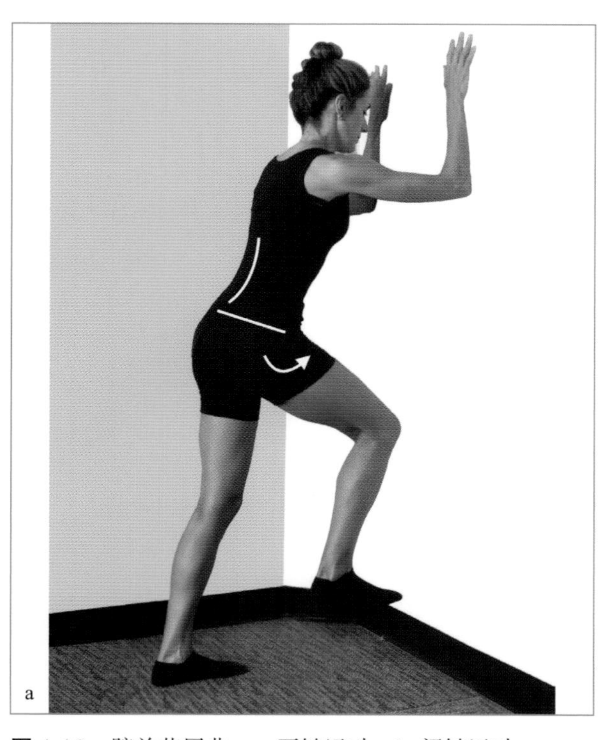

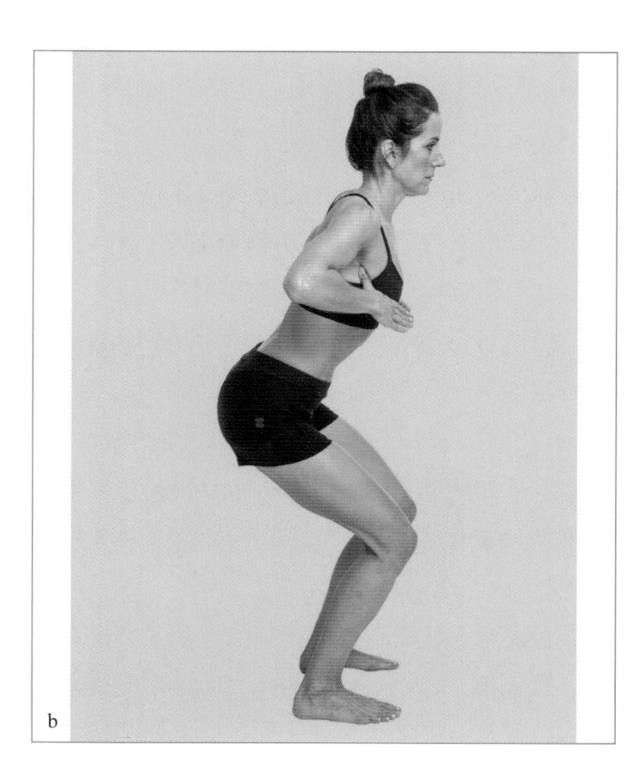

图 1.16 髋关节屈曲。a. 开链运动；b. 闭链运动

因为腰肌的位置在腹腔深处，实际对其在活体中的研究是有限的。最常被接受的腰肌功能多源于尸体研究，因此将腰肌功能限定在了当肌肉的远端（止点）向肌肉的近端（起点）靠近时发生的情况，或反过来观察。

因此，大多数专著和文献提出并被普遍接受的腰肌功能如下。

- 在开链运动中髋关节屈曲和外旋，或使股骨绕固定的骨盆运动；
- 在闭链运动中使脊柱屈曲，或当腿部固定时使骨盆绕股骨头运动。

也有人认为，腰肌作为“髂腰肌复合体的一部分”是唯一有可能将髋关节屈曲到活动范围末端的肌肉（Sahrmann 2002）。

通常认为腰肌是原动肌，能使骨盆倾斜和腰椎前凸增加。腰肌影响骨盆和腰椎位置的作用将在下面进一步探讨。

### 腰肌在脊柱稳定中的作用

腰肌附着处宽阔而复杂，表明它在功能上会参与更多活动。在每个椎体水平，从下胸椎和腰椎的错综复杂的筋膜附着到不同脊柱周围不同的肌肉和骨盆，这些证据都表明腰肌不仅仅是髋关节和脊柱的屈肌。除了之前提到的在髋关节中的作用，其精细的结构也说明腰肌可能在维持脊柱和骨盆的稳定性中起着更为重要的作用。

腰肌被认为是一个强大的轴向收缩器，因此是稳定腰椎的肌肉（Bogduk 2005）。因为非常靠近脊柱，腰肌并未显示出有明显的脊柱运动作用，如侧弯和旋转（Bogduk 2005）。因此，在这些运动中腰肌的功能更可能是作为脊柱的稳定肌。

腰肌对脊柱稳定性的作用已在相关研究中论证。肌电图（electromyography, EMG）检查时，将细金属丝电极针插入处于仰卧位单侧直腿抬高时的双侧腰肌，在对侧腿抬高时，两侧腰肌均显示肌电活动（Hu et al. 2011）。这些研究结果一致提示，腰肌在腰椎稳定性中抵抗髋关节屈曲时产生的前方剪切力（Gibbons 2007, McGill 2007）。双侧腰肌的激活保证了脊柱冠状面的稳定（Hu et al. 2011, Penning 2002, Andersson et al. 1995）和在下肢抬高时限制过度侧屈和旋转（Sullivan 1989）。腰肌还可以起到在骨盆上支撑躯干，以及防止脊柱屈曲的作用（Penning 2000）。

离心运动时，腰肌帮助屈髋时对对侧肌肉的控制（Gibbons 2007）。此外，腰肌作为腰椎稳定和脊柱控制肌，在桥式运动或向后弯曲时产生离心性延伸控制作用（Osar 2015）。当脊柱伸展时，可防止腰椎小关节负荷过大和对脊柱前纵韧带的过度拉伸。

虽然认识到腰肌在脊柱屈曲中的作用，但当骨盆固定时，腰肌拉力会使腰椎更多前凸（Penning 2002）。在站立姿势时，腰肌促进前屈；然而，在这个位置更可能由于腹肌和重力作用而同时屈曲腰椎引起肌肉短缩。腰肌可以阻抗躯体前屈和直坐位弯曲脊柱。在卷腹（见第6章）或仰卧起坐（图1.17）中，腰肌在脊柱前屈中发挥更加积极的作用，与站立位相比可减少腰椎前凸。

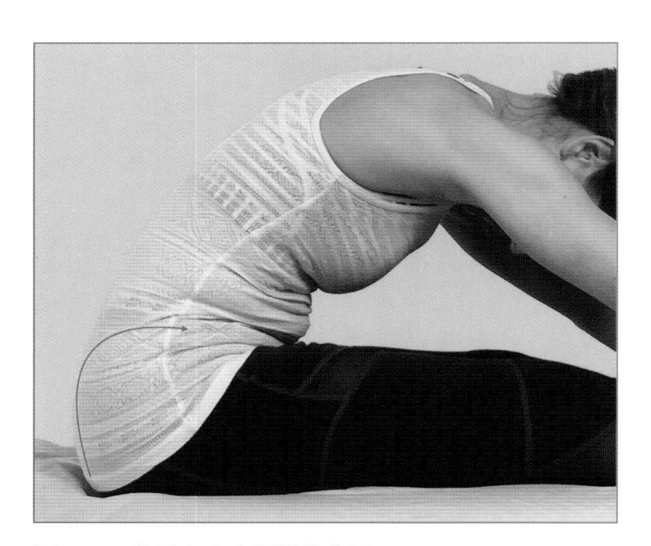

**图 1.17** 仰卧起坐中腰肌的作用

当躯干固定在关节桥模式（Articulating Bridge pattern；也称为骨盆倾斜模式，参见第2章）或反向屈体练习时，可能是某部分的腰肌辅助骨盆向后旋转和腰椎屈曲，以减少或减轻腰椎前凸。

### 腰肌对骨盆的影响

传统观念认为，腰肌有助于增加骨盆向前旋转（倾斜）。然而，回忆一下，腰肌直接附着于耻骨上支前方和盆底肌（图1.18），这些附着表明腰肌会使骨盆向后旋转而不是向前旋转（Gibbons 2007, Osar 2015）。

尽管腰肌直接附着在骶髂关节的前表面，到目前为止，还没有直接针对连接腰肌的这些关节进行过研究。有人认为，腰肌是骶髂关节的一个稳定力量（Gibbons 2007）。研究表明，存在肌肉或筋膜直接连接骶髂关节——以多裂肌、臀大肌和股二头肌为例，有助于该关节的稳定（Lee 2012, Richardson et al. 2004, Vleeming 2012）。最有可能的是，腰肌在骶髂关节的稳定中起到了重要的作用；然而，有必要进行更多的相关研究。

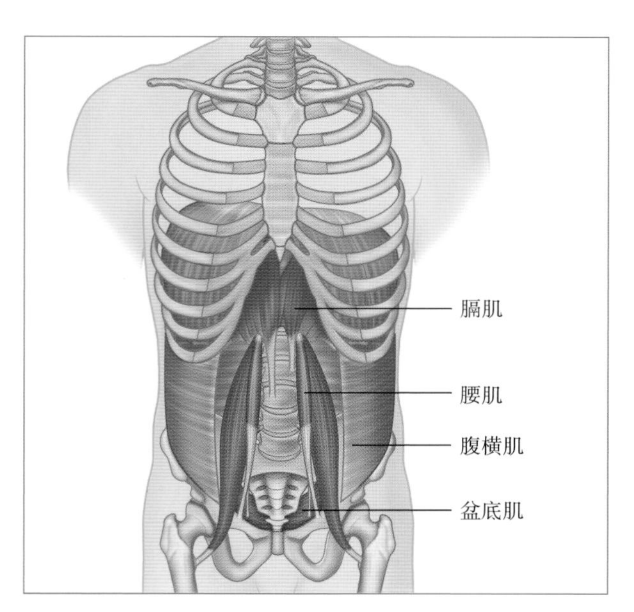


**图1.18**　注意腰肌附着于骨盆和盆底。这些附着表明腰肌有助于骨盆旋后，控制骨盆旋前

### 腰肌与腰部多裂肌的关系

在脊柱稳定方面，多裂肌与腰肌最相似。它位于腰椎的后侧，腰部肌肉最内侧和最深侧的部位。多裂肌的深层纤维起于椎弓根部的椎板，然后向尾侧延伸止于下方2个椎体。多裂肌的表浅纤维起源于棘突，并延伸到下方3个椎体。下腰部的多裂肌纤维止于骨盆、骶骨和骶髂关节（图1.19）。

即使在休息状态，多裂肌的深层纤维表现有低水平的活动（兴奋活动），从而更多地参与节段椎体控制和姿势稳定（Richardson et al. 2004）。深层纤维肌电图的结果表现出的预期反应，意味着它们在实际运动之前就已收缩，表明它们和其他深层肌肉有相似特征，如腹横

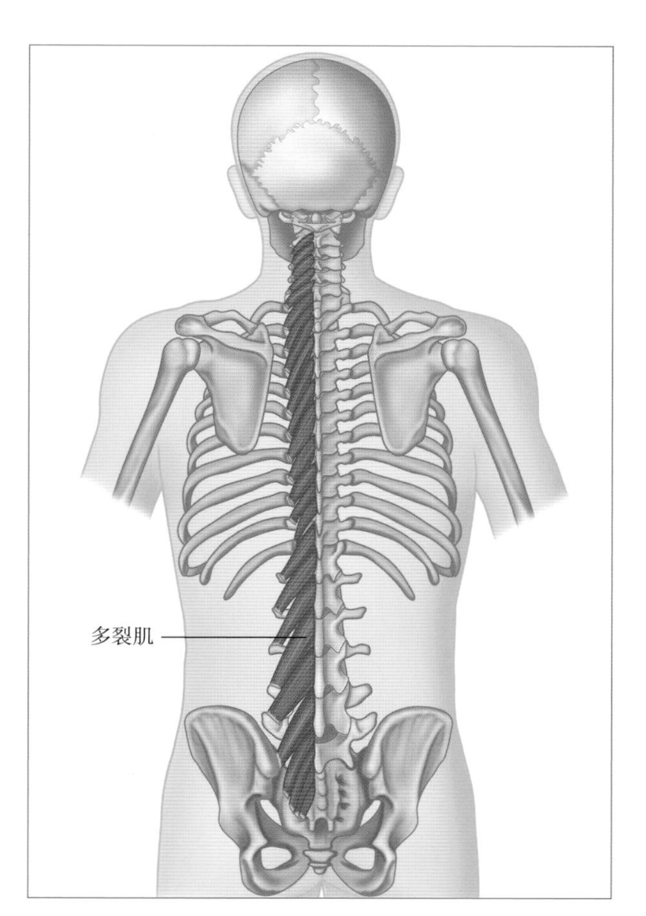


**图1.19**　多裂肌的位置

肌和盆底肌（Richardson et al. 2004）。浅表纤维往往具有较大的伸肌力矩，或有拉伸腰椎的能力。总的来说，协同工作的多裂肌与腰肌可稳定腰椎和骶髂关节，防止过度的剪切力和移动力（图 1.20）。

同样，多裂肌和腰肌在腰痛和（或）单侧坐骨神经痛患者中的横截面会变小（萎缩）（Barker et al.2004，Dangaria and Naesh 1998）。针对多裂肌和腰肌的具体训练已被证明可有效地使这些肌肉变大，并减少椎间盘退行性病变患者的疼痛（Seongho et al.2014）。已经证明，增强 DMS 的激活的运动和教育策略，在临床上可改善腰肌和多裂肌功能，从而增强脊柱稳定性（Osar 2015）。第 3 章将介绍提升共同激活腰肌和多裂肌的策略。

### 腰肌在髋关节功能中的作用

研究者历来认为，腰肌是人体髋关节屈曲的主要肌肉。最近的证据表明，腰肌的缩短可造成脊柱和股骨头的轴向压缩（Gibbons 2005ab, 2007）；因此，腰肌（对齐和控制）可促使股骨头在髋臼内共轴。

髋关节通过屈髋主要肌群——股直肌、阔筋膜张肌和缝匠肌进行屈髋，腰肌通过收缩和维持股骨头在髋臼的位置协助运动。因此，它们通过保持旋转轴来协助髋关节屈曲，而不是作为屈髋的主要肌肉。而且，腰肌可以协助髋关节外旋，它的功能更像是在运动中将股骨头稳定在髋臼中，而不是对运动本身起作用。

### 腰肌与髂肌的关系

髂肌同样重要，由于髂肌与腰肌同样附着于股骨小转子，许多专著将髂肌和腰肌合称为髂腰肌。髂肌源于骨盆内（髂窝）和骨盆的髂耻隆起，止于股骨小转子前（图 1.21），腰肌和髂肌在股骨上有类似的附着点，但每一块肌肉

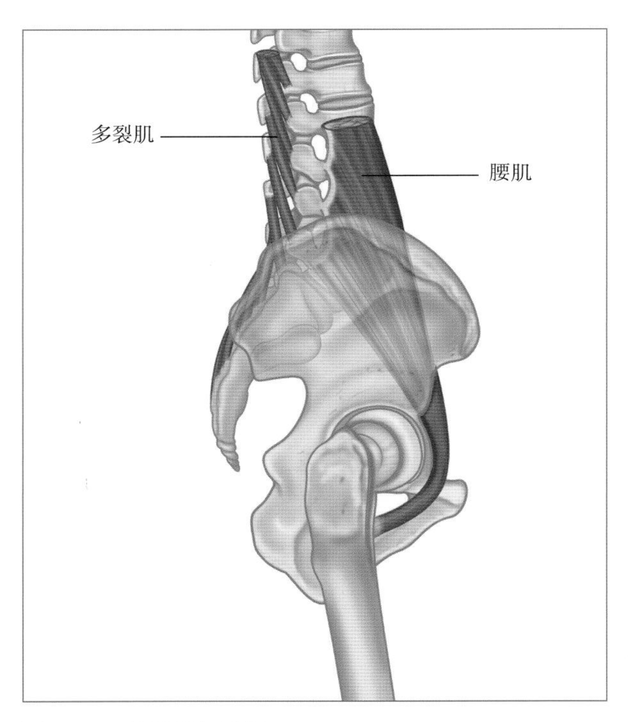


图 1.20　多裂肌与腰肌

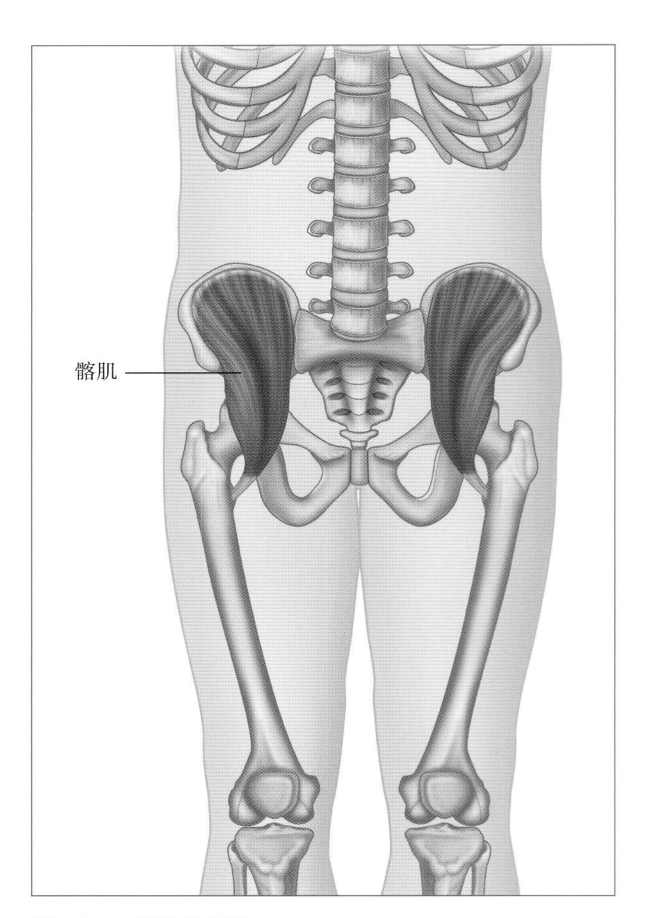


图 1.21　髂肌的位置

都有其自身的肌腱附着（McGill 2007）和单独的神经支配（Retchford et al. 2013），这提示它们能够彼此独立。

由于髂肌杠杆臂短且邻近髋关节，相对于腰肌，髂肌可能具有较强的屈髋能力。事实已经表明，腰肌在髋关节屈曲中的作用微乎其微；而且，股直肌、缝匠肌和阔筋膜张肌，比起腰肌和髂肌是更高效的髋屈肌（Gibbons 2007）。总之，已经证明腰肌和髂肌在髋关节中的稳定作用，类似于肩袖肌群在肩关节中的稳定作用（Lewis et al. 2007）。

髂肌已被证明在步行周期的晚期发挥着稳定髋关节的作用（Retchfort et al. 2013）。当股骨固定时，髂肌是骨盆向前旋转（倾斜）的主要作用肌。通过增加骨盆向前旋转，髂肌能间接地增加腰椎前凸的角度。

腰肌和髂肌可作为功能性拮抗肌（两块肌肉理论上功能作用互相对立）（图 1.22）。

- 这两种肌肉共同促进髋关节屈曲：当髂肌屈髋时，腰肌收缩使股骨头共轴。
- 髂肌使骨盆前倾，从而增加腰椎的前凸；而腰肌使骨盆后倾和压紧腰椎，从而拮抗髂肌的作用。

这种协同关系提供了脊柱稳定性和髋关节运动所需的功能性活动，同时降低了关节或软组织结构过用性损伤的风险。

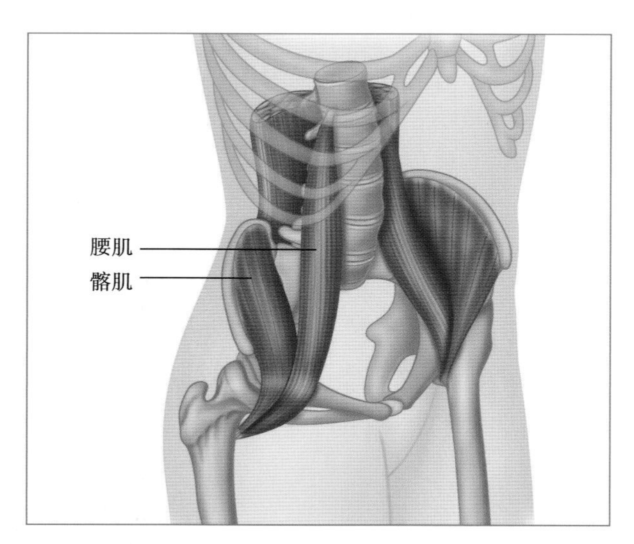


**图 1.22**　腰肌与髂肌

### 腰肌与臀大肌的关系

传统上认为，腰肌与臀大肌是拮抗肌：臀大肌伸髋，腰肌屈髋。同样，人们一直认为腰肌牵拉骨盆旋前（通常称为骨盆前倾），臀大肌牵拉骨盆旋后（骨盆后倾）。然而，最近的证据表明，这些肌肉有协同作用，而不是对立关系。

臀大肌附着于髂骨和骶骨外侧，与后方筋膜一起覆盖骶骨和骶棘肌。臀肌筋膜还毗邻胸腰筋膜，连接臀大肌与对侧的背阔肌。该肌筋膜有特定的名字，包含后斜链（Osar 2012）、后螺旋线（Lee 2012）或后功能线（Myers 2014）（图 1.23）。

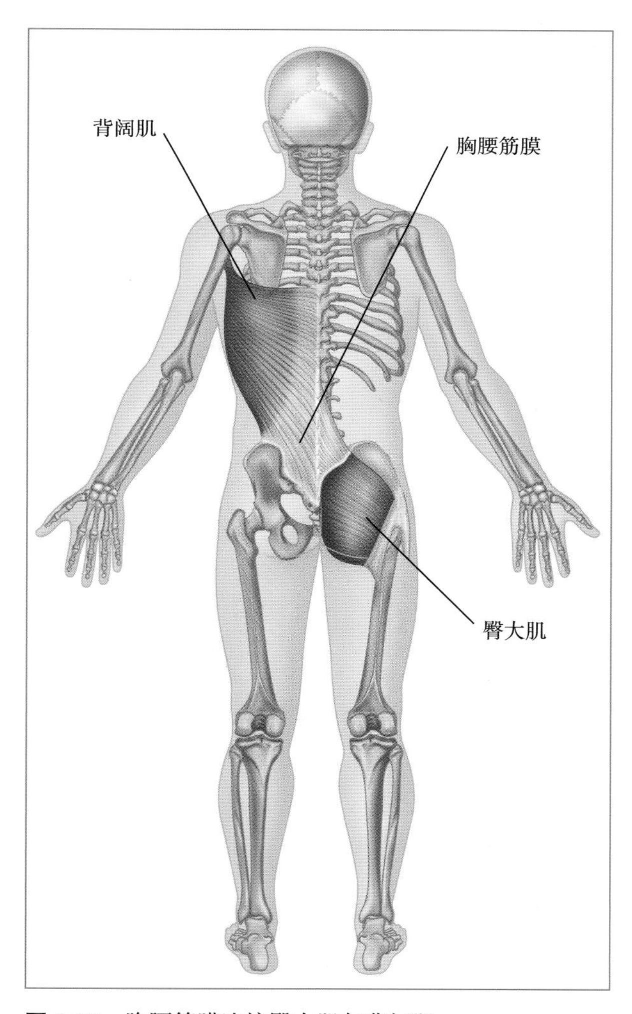


**图 1.23**　胸腰筋膜连接臀大肌与背阔肌

臀大肌的浅层纤维附着于髂胫束和臀肌粗隆（股骨的后方），而深层纤维只附着于臀肌粗隆（图 1.24）。深层的臀大肌下束起自骶骨和尾骨；这些纤维交叉止于骶髂关节和髂后上棘外侧，与骶结节韧带及深层的内在臀部肌肉筋膜交融。

而臀大肌浅层纤维在伸髋和骨盆稳定中起主要作用，更深层的下束纤维将股骨头拉向髋臼后方（Gibbons 2005ab, Gibbons 2007）。臀大肌的深层纤维和腰肌是髋关节运动时维持股骨头在髋臼窝共轴位置的协同肌。理想状态下共同激活这两块肌肉以提供最佳的收缩，稳定股骨头在髋关节的运动及下肢运动。

通过训练加强腰肌和臀大肌对改善髋关节功能和预防髋关节撞击综合征至关重要。这种协同作用的训练策略将在后面的章节中阐述。

### 腰肌在步态中的作用

因为是唯一直接连接脊柱和下肢的肌肉，腰肌在步行周期中是非常重要的。在步行周期中的两个不同阶段，包括支撑相和摆动相早期，腰肌与髂肌的峰值肌电活动基本上保持一致（Michaud 2011）。在髋关节屈曲时，腰肌协助髂肌屈曲前进腿。

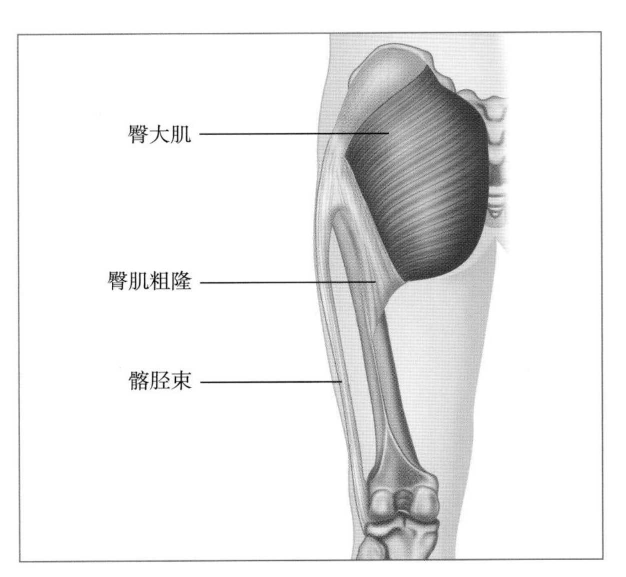


**图 1.24** 臀大肌深层纤维附着于臀肌粗隆

在支撑相中期后（图 1.25），腰肌离心缩短把股骨头控制在髋臼中，降低步行速度及髋关节和脊柱伸展的角度。

对侧腰肌可能在伸髋时稳定脊柱；然而，需要更多的信息来证实这一理论。重要的是要认识到，虽然腰肌在步行周期其余部分的活动不能被 EMG 证实，这并不表明它在脊柱和髋关节稳定中没起积极作用。未来的研究将揭示腰肌在整个步行周期中的作用。

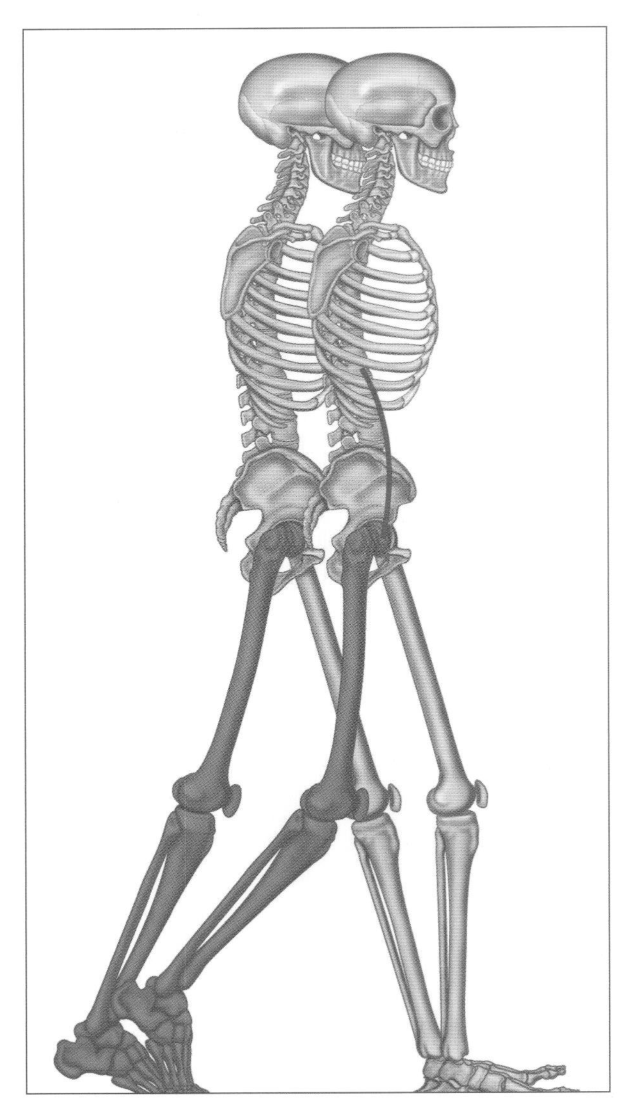

**图 1.25** 支撑相中期

提高腰肌使髋关节共轴的能力（股骨头在髋臼内）在改善患者的步态中起着重要的作用。通过运动强化肌肉，有助于髋关节屈曲和控制髋关节伸展，相关内容将在后面的章节中阐述。

**腰肌在呼吸中的作用**

鉴于腰肌的筋膜直接连接到膈肌、腹横肌、胸腰连结（thoracolumbar junction, TLJ）的腰方肌和盆底肌，腰肌在呼吸中可能是脊柱重要的稳定肌（Gibbons 2007, Osar 2015）。腰肌在最佳呼吸中的确切作用将在第 2 章阐述。

图 1.26 是腰肌及其筋膜连接到膈肌、腹横肌以及盆底肌的图片。这些结构之间的密切关系表明腰肌有支持呼吸和稳定脊柱的双重作用。

**腰肌在上半身运动中的作用**

虽然腰肌直接连接下肢，与上肢没有与之相似的关系；然而，它在上半身运动模式中的作用同样重要。如前所述，腰肌会稳定脊柱、骨盆和髋关节，从而建立更稳固的支撑点来强化上半身的力量。此外，当抬起、推、拉和（或）投掷时，腰肌稳定脊柱，从而防止过度压缩或不可控剪切力引起潜在损伤。

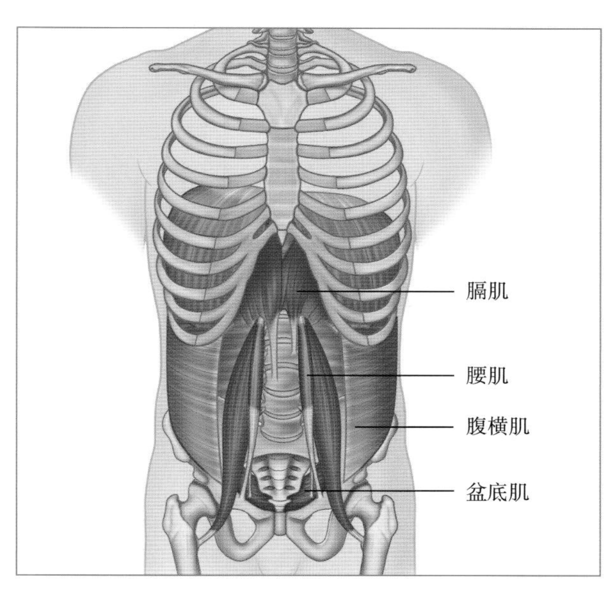


**图 1.26**　腰肌及其筋膜连接到膈肌、腹横肌及盆底肌

## 腰肌功能总结

**腰肌在躯干、脊柱和骨盆中的功能**

- 稳定 TLJ、腰椎和骨盆。
- 当腿或躯干固定时，屈曲脊柱。
- 辅助骨盆旋后。
- 在深蹲或体前屈的模式中（以腰椎为开始弯曲的点），当脊柱后伸或屈曲时，离心控制脊柱的伸展。

**腰肌在髋关节中的功能**

- 保持股骨头在髋臼共轴。
- 通过把股骨头稳定在髋臼内来帮助髋关节屈曲。
- 离心控制髋关节伸展。

## 总结：功能解剖学

为了更全面地解析腰肌，本章强调了肌肉的功能解剖，包括它的附着点和对躯干、脊柱、骨盆和髋关节的多种作用。确定了腰肌与胸椎和腰椎的各种肌筋膜结构，以及与骨盆和髋关节复合体有着直接的连接。同时定义了与髋关节、脊柱和骨盆有关的运动术语，以便在后面的章节中讨论。如何建立更有效的姿势和运动策略，通过腰肌将躯干、脊柱、骨盆和髋关节多种功能的合并进行训练将是后面章节的重点。

1. 腰肌筋膜与躯干、脊柱、骨盆和髋关节有着广泛的筋膜连接。此外，这些区域的肌肉、筋膜连接包括膈肌、腰方肌、腹横肌、盆底肌和髂肌。

2. 新的证据表明，腰肌的主要作用是稳定脊柱，保证骨盆和髋关节产生平滑和协调的运动，使这些区域在关节或软组织结构上不产生过大的张力。

3. 腰肌在脊柱和骨盆各种运动中起稳定作用。肌肉轴向压缩（变硬）脊柱来稳定对抗屈髋抬腿时的剪切阻力。当等长收缩时，腰肌维持腰椎前凸。当 TPC 排列对齐异常和不稳定时，它会造成腰椎前凸增加。

4. 躯干和脊柱屈曲：腰肌在某些运动和训练中协助躯干前屈和骨盆旋后。一般当骨盆和髋关节固定时腰肌协助躯干屈曲，如仰卧起坐运动。当躯干在屈曲位置或腿在抬起时，腰肌会协助骨盆后旋和脊柱分段弯曲（减少腰椎前凸）。这将拮抗由髋屈肌造成的骨盆旋前。

5. 脊柱旋转：腰肌稳定肌通过保持对齐（堆叠）位置来稳定脊柱和骨盆，使躯干和脊柱的旋转发生在垂直轴或纵向轴。在脊柱旋转时可以防止过大的横向剪切力。

6. 脊柱伸展和侧屈：腰肌能离心延长控制脊柱伸展和侧屈。这有助于保护这些区域免受脊椎关节的过度压迫或软组织的过度伸展运动。

7. 髋关节的屈伸运动：腰肌通过稳定股骨头于髋臼中来协助屈髋。它维持股骨头在髋臼的位置并和其他主要的髋屈肌——髂肌和股直肌来屈髋。在髋关节运动中，腰肌与臀大肌协同将股骨头稳定于髋臼里。除了在运动中稳定关节外，肌肉对髋关节旋转的作用微不足道。在散步、跑步和弓步活动中，腰肌控制髋关节的伸展运动，通过离心延长保护髋关节避免过度伸展动作，从而防止股骨头在髋臼中过度前移。

8. 呼吸：腰肌通过稳定脊柱和躯干来辅助呼吸。它是脊柱 TLJ 的稳定肌，是为膈肌提供发挥最佳功能的固定锚。

9. 推和拉：当做抬起、推的动作或上肢抬起时，腰肌是脊柱、骨盆和髋关节的稳定肌。

10. 步态：作为唯一直接将脊柱连接到髋关节的肌肉，腰肌在步态中扮演了多个角色。它稳定躯干、脊柱、骨盆，协助促进屈髋，并在步行周期中从支撑相中期到支撑相末期离心控制髋伸展。

# 第2章

# 三维呼吸

## 要点

- 三维呼吸的解剖学和生物力学。
- 腰肌在建立最佳呼吸策略和识别非最佳呼吸及稳定表现方面的作用。
- 建立改善三维呼吸以确保腰肌最佳功能的模式。

如前一章所述，腰肌在呼吸中起着重要作用。虽然它不直接影响呼吸过程，但它在呼吸周期中稳定躯干和脊柱方面起重要作用。本章将简要描述呼吸过程，介绍腰肌在三维呼吸中的作用，以及把腰肌功能整合到三维呼吸中的范例。

## 三维呼吸的解剖学

我们经常提出有关呼吸重要性的问题，人们看似都呼吸正常——毕竟他们都具有活力，显然摄入了足够的氧气，不会因为缺氧而晕倒。从表面看来，每个人都看似活得很好，但是在许多情况下，非最佳呼吸策略的状态都会微妙地表现出来，包括（但不局限于）疲劳、触觉敏感、长期肌紧张、慢性腰痛和（或）肩部不适、肌肉痉挛、肌力减弱、焦虑和高血压。

一项重要的回顾性报道显示，对于那些腰部手术失败的患者，膈肌的功能障碍可能是他们持续性出现问题的原因（Bordoni and Marelli 2016）。呼吸常常被忽视，而这是影响整体健康和引起肌肉骨骼系统功能障碍的一个重要因素，因此它值得被更仔细地观察。

*三维呼吸*是指能够从三个方向扩张和放松胸腔、腹腔和盆腔，包括上下方向（从上到下）、左右侧向（从一侧到另一侧）、前后方向（从前到后）。三维呼吸包括在吸气时增加 3 个腔的容积，以及在呼气时减少其容积（图 2.1）。

呼吸再训练的目的是提高在呼吸周期中使用胸腔 - 骨盆圆柱所有区域的能力。有时候，一个区域会比另一个有优势，因此患者必须有控制胸腔、腹腔和盆腔的能力，确保在需要时这三者都能发挥作用。

### 三维呼吸的作用

虽然身体需要进行氧合作用是最常见并已经确认的呼吸目的，但实际上最佳的三维呼吸有 5 个主要的作用。

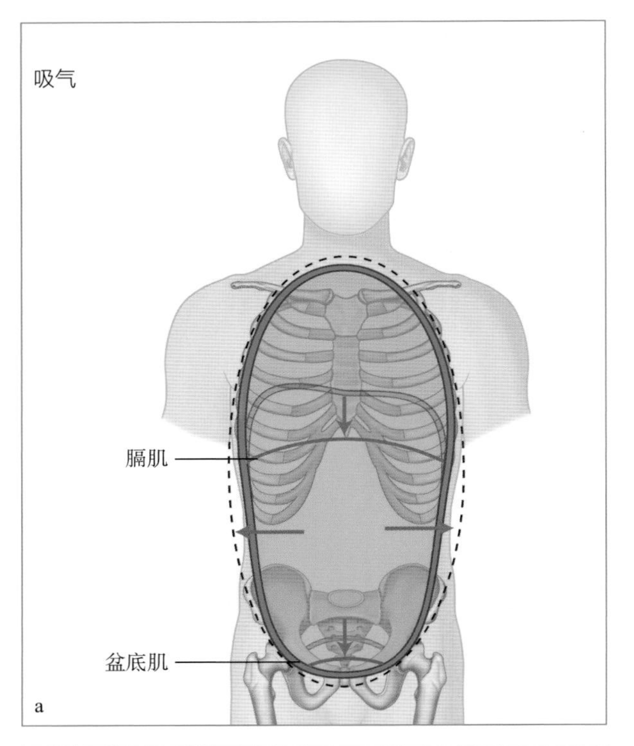


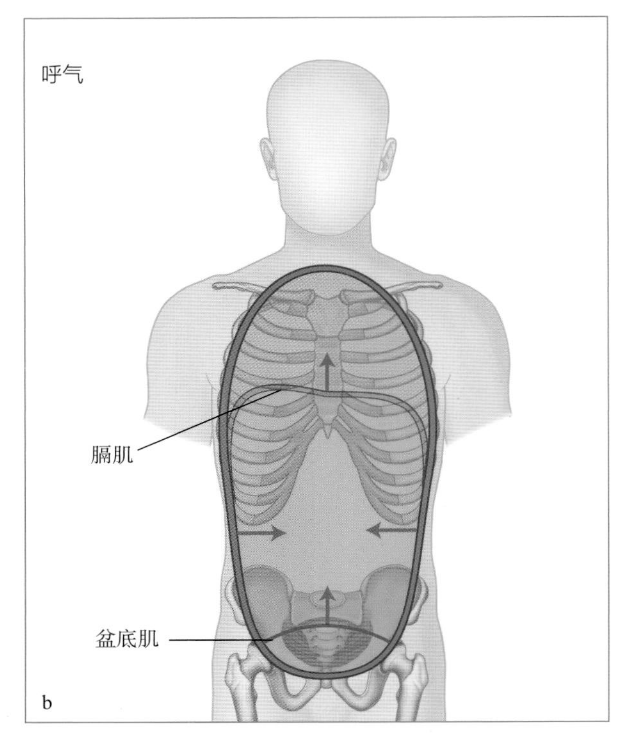


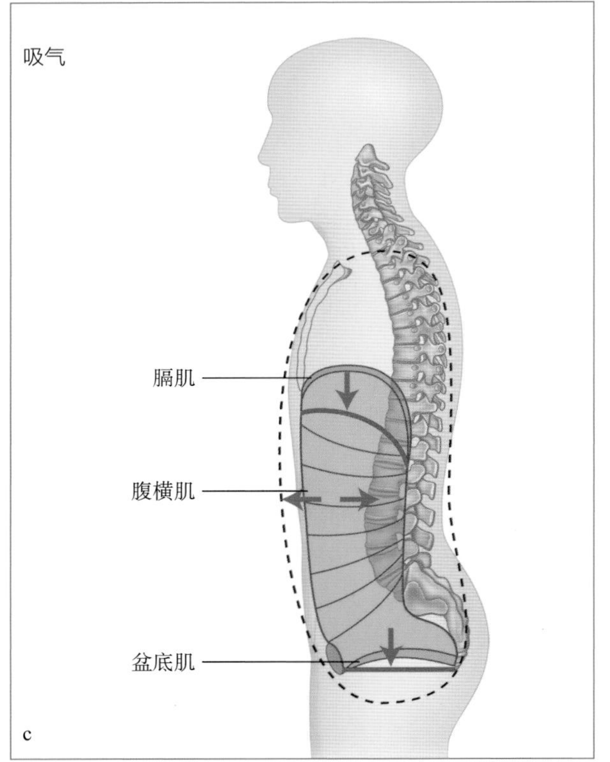


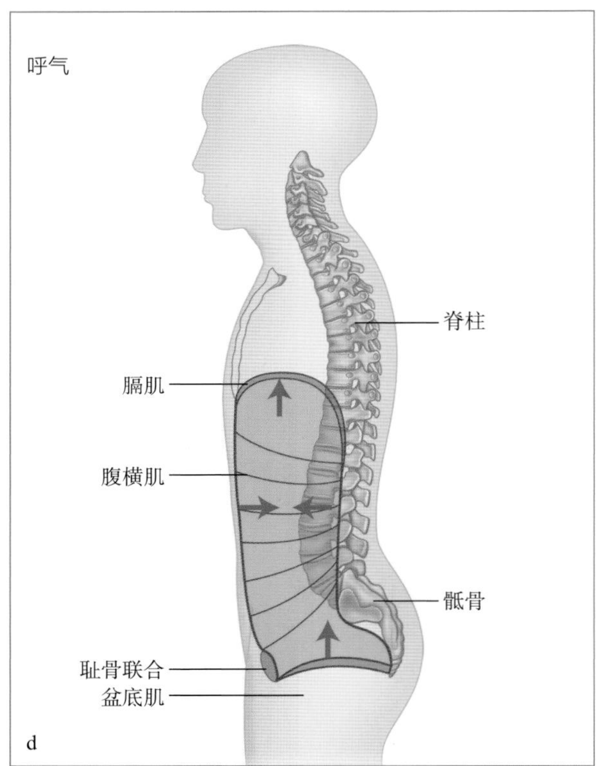


**图 2.1** 三维呼吸在吸气时前面观与左右观（a、c）和呼气（b、d）在呼吸周期的每个阶段，膈肌和盆底肌是如何在TPC 内协同运动的

1. *氧合作用*。最佳呼吸总体上的目的是为身体提供氧气，并排出二氧化碳来维持生命。三维呼吸是实现这一目的的最佳方式，并且不需要通过代偿来满足这些需求。因为每次三维呼吸都有更好的氧灌注，所以每分钟需要更少的呼吸次数，这从理论上又能降低一个人的静息心率和血压。

2. *稳定性和活动性*。三维呼吸是调节3个腔之间压力最有效的方式，可以利用膈肌、躯干和脊柱及骨盆的其他肌肉来完成。通过对内部压力的最优控制，当呼吸需求得到满足时，躯干、脊柱和骨盆能同时稳定下来。此外，这种呼吸方式促进了腰肌和其他肌肉的激活，这些肌肉在筋膜和神经系统上与膈肌有关。这为TPC和髋关节提供了必要的稳定性，而不需要过度使用肌筋膜系统来代偿。在本书中，我们将三维呼吸作为一种形成和维持TPC稳定性，增强腰肌和其他深层肌筋膜系统（deep myofascial system, DMS）活性的方法来讨论。

此外，膈肌的任何运动都对附着在其上的结构有牵拉作用，表现为节律性的移动脊柱和肋骨。当腰肌不能充分地稳定胸腰连结（thoracolumbar junction, TLJ）时，胸腔的活动性和稳定性就会被破坏，当膈肌保持在一个高的、扁平的位置时，就会导致其向下和（或）向后运动不足（Bordoni and Marelli 2016）。渐渐地，非最佳呼吸会引起胸廓硬化，这反过来会破坏最佳的胸廓三维式扩张（Osar 2015）。对于躯干、脊柱、骨盆和（或）髋稳定性，过度使用肌筋膜系统是一种常见的对空腔内非最佳压力调节方式的代偿。因稳定核心而过度依赖肌肉力量作为代偿的方式也会降低胸廓活动性。这一概念将在本章末尾的“常见呼吸功能障碍”中展开讨论。

3. 脏*器健康与消化*。虽然呼吸很少与脏器健康有关，但脏器的*运动性*（自然、固有的起伏）和*活动性*（在特定空间内自由运动的能力）与膈肌的运动有关。当进行最佳三维呼吸时，膈肌的收缩使之在吸气时向下运动，并将内部脏器推向骨盆。当呼气时，盆底肌的反射性收缩及躯干、肺和腹壁的弹性回缩，挤压了腹部脏器，并将它们推回到休息的位置。三维呼吸在改善胃肠道系统的运动性方面起着非常重要的作用（Massery, 2006, Chapter39: 695-717），在维持脏器和内部筋膜网的活动性方面也同样非常重要。

此外，膈肌有助于支撑食管括约肌，从而防止胃酸反流回食管（图2.2）。胃食管反流病（gastroesophageal reflux disease, GERD）通常以胃灼热、消化不良或胃酸过多为特征，是哮喘患者和许多胸廓硬化患者的常见症状，相对于较浅的腹肌和竖脊肌，这些患者在腰肌、膈肌和深层肌肉之间更易失去平衡。临床上，GERD在患者中普遍存在，他们的膈肌处于吸气（升高）位，并且TLJ过度伸展。通过专项再训练重建更优化的腹式呼吸已经被证明可以改善GERD的症状（Casale et al. 2016）。

4. *循环*。同样地，膈肌的任何运动都可以

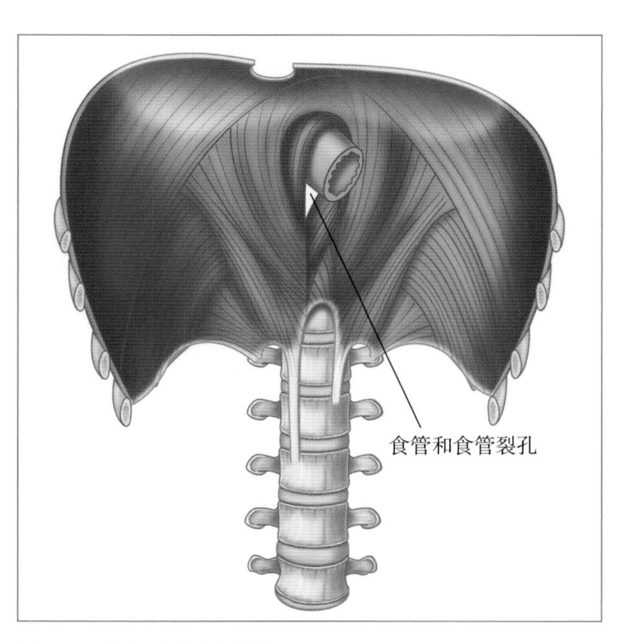


图2.2 食管和食管裂孔

通过腹腔、胸腔和骨盆区域来辅助血液和淋巴循环，从而保证脏器健康。正如第 1 点所言，三维呼吸也能使气体的交换更加理想，从而降低整体心血管系统对呼吸系统的要求。心率增加和血压升高是气体交换不充分的常见表现，这可能与非最佳呼吸策略有关。

5. *放松*。三维呼吸最大的好处是它能改善副交感神经系统的兴奋性，同时降低交感神经系统的兴奋性（Umphred 2007）。当身体处于副交感神经兴奋状态时，神经系统可以专注于支持身体修复、再生和恢复活力的工作，从而减少肌肉损伤和预防炎症。受交感神经系统支配或交感神经系统过度兴奋的常见表现包括：静息心率增快、血压升高、呼吸急促、呼吸短促、肌肉疲劳和疼痛、关节不适和焦虑。

需要注意的是，这 5 个作用的完成依赖腰肌、肋间肌、腹肌、竖脊肌和盆底肌的功能提供稳定的基础，这样膈肌可以在 TPC 内发挥理想的作用。

膈肌在 TPC 内部似一个活塞——在吸气时，膈肌收缩和降低（图 2.3）。这一动作会将腹部的内容物向下推，从而拉伸腹壁和盆底肌，增加腹腔和盆腔的容积。

我们将在后面的章节讨论三维呼吸相关的生物力学内容。

| 平静呼吸状态下最主要的肌肉 | | |
|---|---|---|
| | 主要肌肉 | 辅助肌肉 |
| 吸气肌 | 膈肌<br>肋间肌<br>提肋肌<br>斜角肌 | 胸锁乳突肌<br>上后锯肌<br>胸髂肋肌<br>锁骨下肌<br>胸小肌 |
| 呼气肌 | 肺、膈肌、盆底肌、胸廓的关节、胸廓周围的肌肉和筋膜的弹性回缩 | 胸横肌<br>肋下肌<br>腰髂肋肌<br>腰方肌<br>下后锯肌 |

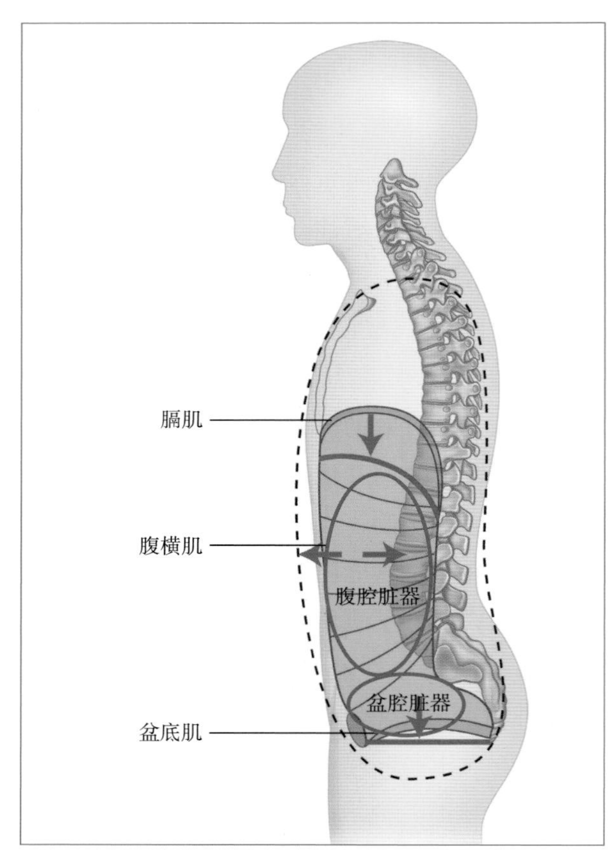


**图 2.3** 当膈肌收缩时，它将腹部和骨盆的内容物向下推向盆腔内，从而激活了盆底肌

### 呼吸肌

虽然人们普遍认为膈肌是呼吸的主要肌肉，但仍需要许多其他的肌肉来辅助*平静呼吸*（安静时的呼吸方式）。例如，在扩大胸腔的纵向和横向维度方面，肋间肌、提肋肌和斜角肌都发挥了重要作用。平静呼气主要是肺、膈肌、盆底肌、胸肋关节本身及胸廓周围大量的肌肉和筋膜的弹性回缩的结果。在快速或用力吸气的过程中，如在运动时，辅助呼吸肌在支持呼吸过程中起着更重要的作用。

### 腰肌在呼吸中的作用

如第 1 章所述，腰肌近端附着在 TLJ，筋膜与膈肌的脊柱附属物相连；远端则融于盆底肌筋膜。盆底肌位于 TPC 底层，在吸气时离心收缩，抵抗增加的腹部压力和下移的腹腔和盆腔的脏器。本质上讲，在呼吸时位于 TPC 内的膈肌和盆底肌是同步运动的：在吸气时下降；在呼气时上升，在 TPC 内产生一种类似活塞式的效果（Bordoni and Zanier, 2013）。

腰肌在膈肌和盆底肌之间起连接作用，在低位胸椎和腰椎及盆腔之间类似一个稳定装置（图 2.4）。

如此，腰肌便能在呼吸和运动时维持 TPC 的稳定性，甚至改变其呼吸的策略。这种构造可以满足身体呼吸和稳定的需求，应付各种呼吸或身体姿势的改变。

反过来，三维呼吸有助于激活那些筋膜和与膈肌功能相关的肌肉，包括（但不局限于）腰肌、腹横机、腰方肌及盆底肌。有研究表明，运动前腹横肌和盆底肌会同时激活（Richardson et al. 2004, Hodges et al. 2013）。而关于脊柱稳定性的研究发现，包括多裂肌在内的其他深层脊柱稳定性肌肉也有类似的反应（Richardson et al. 2004, Hodges et al. 2013）。已经在一些直接与脊柱和骨盆相连的肌肉中发现这种*正反馈*激活，这可能是恰好在运动前受腰肌影响做出的一个相似的反应和激活（Osar 2015）。腰肌在运动前的预激活，在理论上为 TPC 对抗膈肌拉力提供了部分的稳定性。三维呼吸与特殊的心理暗示或视觉暗示相结合，有助于改善 DMS 的调节和控制（Osar 2015）。而对 DMS 调节和控制的特殊训练，将在第 3 章中讨论。

## 三维呼吸的生物力学

*呼吸周期*的定义为，即一次吸气和随后的一次呼气。在理想情况下，这个过程是协调且相对不费力的。在大部分的生命活动中，呼吸是自主控制的，这意味着不需要有意识地去思考呼吸；但是，当患者在讲话、唱歌或进行运动等活动时，可以有意识地改变他们的呼吸方式。

*平静呼吸*时，即在休息或无压力条件下，Cleveland 诊所认为正常的呼吸为每分钟 12~20

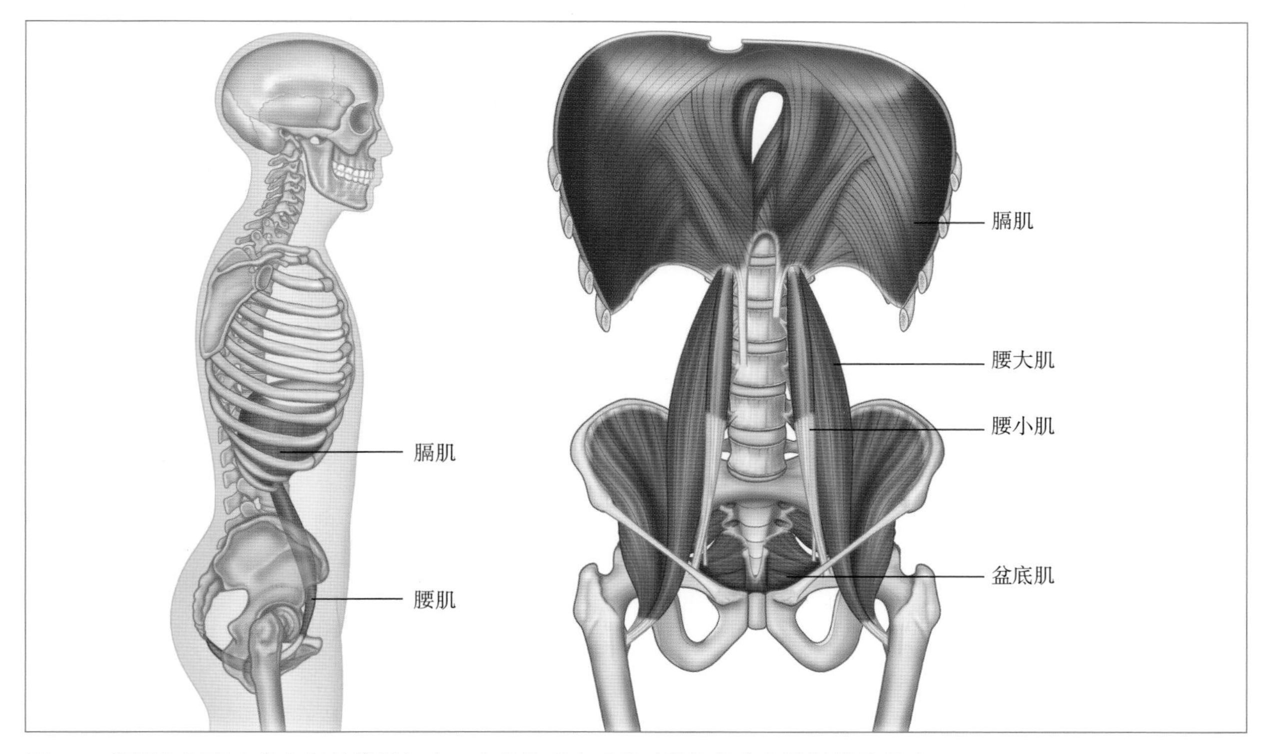


**图 2.4**　腰肌与膈肌和盆底肌的筋膜相连，这种关系为呼吸时脊柱的稳定性提供了基础

次，少于 12 次或多于 25 次都是异常（Cleveland Clinvc Foundation 2014）。

Chaitow 等（2014）认为每分钟 10~14 次，且吸气、呼气比在 1∶（1.5~2）范围内为正常。然而，每分钟循环的次数是存在争议的，呼吸训练的最终目的是有效地改善患者的呼吸策略，并降低每分钟的呼吸次数至接近正常值的下限（Osar 2015）。

最佳的三维呼吸策略有以下这些特点。

吸气的理想状态：

- 膈肌收缩（膈穹隆下降），将内部脏器推向盆腔，随后整个腹腔和盆腔扩张；
- 腹壁和盆底肌延长；
- 斜角肌收缩提升上部肋骨；
- 胸锁乳突肌收缩，向上、向前提升胸骨和锁骨；
- 上后锯肌提升上胸廓的后部；
- 肋间肌和提肋肌收缩，后旋中上部肋骨，增加肋间隙；
- 低位肋骨向外侧扩张，但仍位于相对较低的位置；
- 前锯肌向后下延伸，稳定低位肋骨；
- 脊柱延长（相对伸展），腰肌稳定躯干、脊柱和骨盆。

这些动作可以增大胸腔和腹腔的容积，以便肺部扩张和充满气体。

呼气的理想状态：

- 胸骨和锁骨下降；
- 肋骨返回休息位，肋间隙变小；
- 肺、膈肌、盆底肌和腹肌弹性回缩，膈肌和盆底肌同时向上，膈肌回至穹隆状；
- 脊柱轻微屈曲，但仍稳定，腰肌可能有助于控制屈曲程度。

这些改变减小了胸腔、腹腔、盆腔的容积，促进肺部气体释放（图 2.5）。

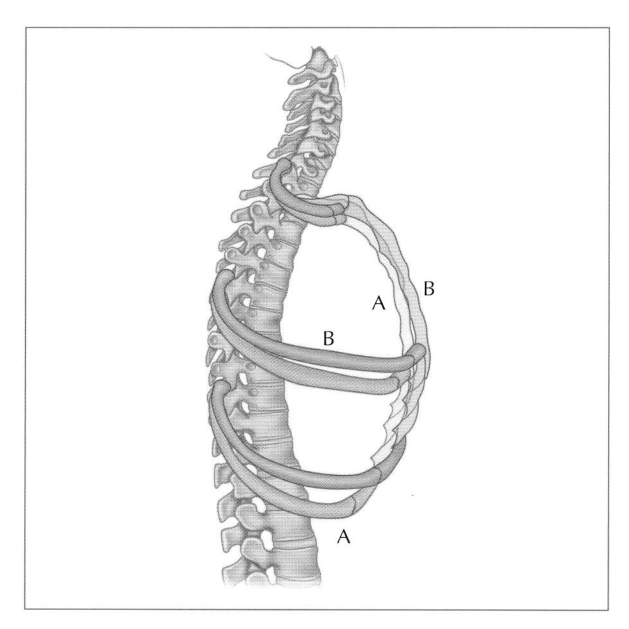


**图 2.5** 胸骨和肋骨在呼气末时的位置（A）；吸气时，胸骨和肋骨上抬，增加胸廓前后径（B）

在平静状态或休息时，呼吸是一种温和波浪式运动。吸气时，先是胸部鼓起，接着腹部鼓起，而呼气时，腹部缩小，随后才是胸部和胸腔。吸气时，盆腔轻微变宽，脏器下降，盆底肌离心延伸；呼气时，盆腔变窄，脏器上升，这是由于腹肌和盆底肌及其筋膜的弹性回缩。

### 三维呼吸的再训练和 TPC 的稳定性

三维呼吸的训练应当在各种姿势下进行，仰卧位是最简单的，并且是大部分人的首选姿势。仰卧位时，双腿放置在椅子或桌子上和（或）脚踩在墙上，这种训练的优点如下。

- 仰卧位使身体整体处于放松状态。
- 仰卧位背部会提供一个运动知觉反馈（头、躯干、脊柱、骨盆和髋关节）。
- 由于重力的作用最小，对训练来说，最容易保持头部和颈、躯干、脊柱、骨盆及髋在中立位对齐。
- 这是最方便的姿势，可以将上下肢运动

和呼吸与核心训练相结合。

- 接触面提供身体位置的即时反馈。

> 对大部分人来说，他们现有的呼吸策略是已习得的结果，换句话说，这已经成为他们的习惯模式了。我发现改善呼吸最有效的方法如下。
>
> 1. 让个体意识到现有的呼吸策略。
> 2. 对个人进行讲解，告知其什么是最佳的呼吸策略的外观和感觉。
> 3. 鼓励患者保持有规律、有意识的训练。

如果患者想获得最佳的呼吸策略，仰卧位又感觉不适，这时可以尝试俯卧位、四点跪位、侧卧位和（或）坐位。采用最好的体位，最大地发挥个人的能力，成功地完成三维呼吸。在理想情况下，所有体位都可以完成三维呼吸。

对于大部分个体而言，呼吸再训练应该是用鼻子吸气、呼气；鼻子呼气和（或）轻轻撅起嘴唇呼气。相较于用嘴吸气，用鼻子吸气的好处如下。

- 过滤 / 湿润及加热吸进的空气。
- 相比用嘴吸气，用鼻吸气为肺提供更大的阻力及更长的气道，这降低了呼吸频率，即每分钟呼吸的次数。

有证据显示，口腔底部和舌在神经上与盆底肌存在联系，最终与呼吸有关（Bordoni and Zanier 2013）。当进行呼吸训练时，舌应放于口腔底部，处于放松位（Osar 2015）。我们发现当高强度或激烈活动时，舌尖置于上牙后方更有利，因为相较于休息位或顶着硬腭，舌尖处于这一位置肌肉活动可以增加30%（di Vico et al. 2013）。

### 形成中立位 TPC 对齐

实现和控制 TPC 中立位对齐的能力，对关节完整性及整体软组织的健康有重要意义。在中立位最容易完成并支持关节轴位（最佳休息位和最佳负荷位），可以为中枢神经系统提供理想的本体感觉反馈，将对关节及软组织的磨损和撕裂最小化。

骨盆的中立位对齐包含骨盆前倾，即髂前上棘略微在耻骨联合前方一点儿。控制骨盆的侧向倾斜和旋转同样很重要，这样能够使骨盆对称地处于两侧股骨头上方。中立位对齐可以将骨盆、髋和脊柱承载的压力精确地分散至所有关节，这可以维持关节健康。但是总是处于这一姿势也是不现实的，但如果不处于中立位对齐的时间越长，骨盆、髋及脊柱的关节和软组织磨损、撕裂的可能性就会越大，进而开始退化。这是关节退化过程中的机械因素之一（Osar 2015）。

实现骨盆中立位对齐及最佳地发挥腰肌的作用，可以帮助维持腰椎的中立位对齐——这里的中立位对齐是指轻微前凸。由于腰肌是唯一附着在脊柱前方的肌肉，所以它是维持脊柱曲度的关键性肌肉。将骨盆和腰椎维持在最佳位置，有助于维持姿势和活动，而不会使脊柱、骨盆、髋关节超负荷，否则将导致这些部位的磨损和撕裂。

最后，控制骨盆中立位对齐可以避免其他肌肉的代偿和过度使用。当处于非中立位对齐时，我们需要过度使用某些肌肉来代偿，这反而会导致慢性进行性肌紧张。事实上，身体处于非中立位对齐的这些代偿方式，是引起长期肌紧张的常见原因之一。例如，如果腰肌及 DMS 没有发挥应有的作用，那么常见的表现为需要竖脊肌、髋屈肌群和（或）腘绳肌稳定脊柱和骨盆。

“快乐宝贝姿势”（详见第 3 章）伴有双腿支撑，是训练 TPC 中立位对齐及三维呼吸最有效的方法之一。这是个非常棒的姿势，因为它在一定程度上帮助个体调整姿势，促进了呼吸肌的使用——主要是膈肌、肋间肌、腹横肌及盆底肌。事实上，之所以被称之为“快乐宝贝姿势”，是因为它是人体最初的姿势，当我们还是婴儿时，就已经形成了最佳的呼吸策略和核心稳定（图2.6）。但是，如果不能舒适地躺着——那么可以尝试俯卧位，或者跳过这一步骤，直接让坐在椅子上或背靠墙站立。呼吸训练的指令是一样的，不需要考虑姿势。

快乐宝贝姿势，尤其与三维呼吸联合使用时，是训练更加理想姿势对齐最有效的方法之一。从本质上说，当处于直立位时，容易调整到相对对齐的姿势（图2.7）。

第一个目的是调整身体正确对齐，最终目的是调整TPC对齐（即骨盆与其上方胸腔对齐，脊柱保持中立位曲线），使整个胸腔、脊柱和骨盆在呼吸过程中达到一个整体应用状态。这个种对齐同样会放松许多浅表肌肉，使得个体调动膈肌及其他主要呼吸肌时更加简单。

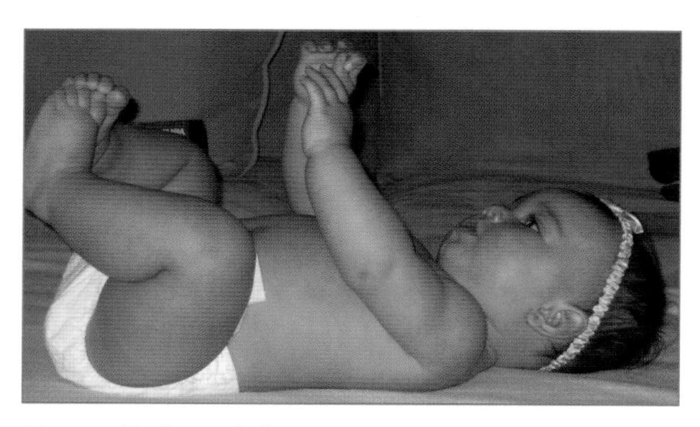

图2.6　快乐宝贝姿势

请注意：不要试图强制调整具体身体对齐至“理想”姿势。很多人会采取调整姿势和脊柱对齐来减轻对脊柱和神经结构的压力（脊髓、神经等）。例如，有椎管狭窄的个体，会采取增加腰椎弯曲和骨盆后倾的姿势，因此不能强制他们改变姿势，以免损伤神经结构。之所以帮助个体形成一种更佳的姿势，最重要的目的是使他们更容易地获得整体对齐（即省力和减少潜在的磨损和撕裂）和提高三维呼吸的能力。因此，我们将帮助每位客户达到最好的中立位对齐或最放松的姿势。欲了解更多的信息，详见附录中“姿势”部分的内容。

## 骨盆倾斜模式

骨盆倾斜模式，又称为关节桥模式（Articulating Bridge pattern），是一种建立运动意识和训练TPC中立位对齐控制的练习。虽然

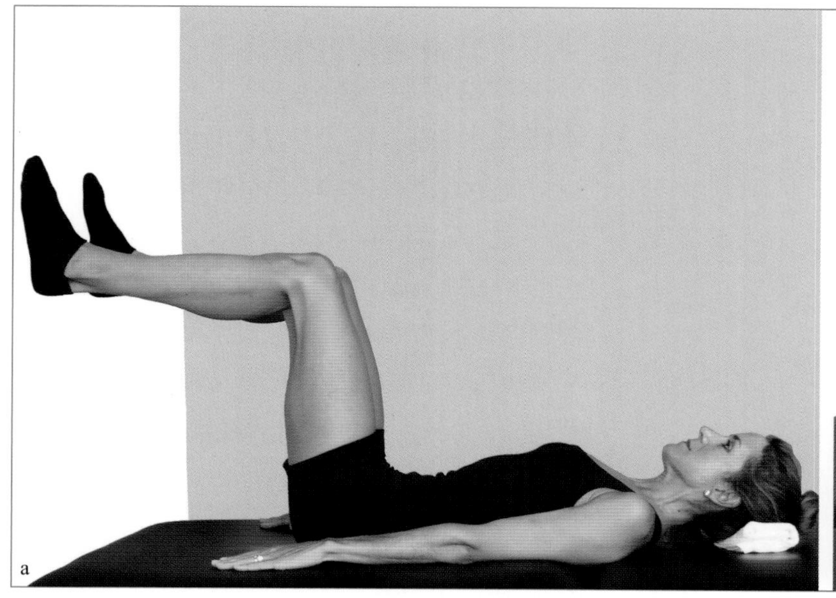

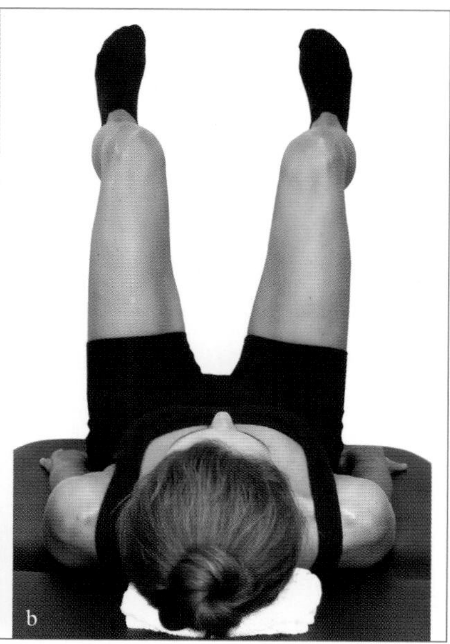

图2.7　快乐宝贝姿势：使练习者更容易实现中立位

重点是骨盆的前后运动，这种模式也能提高骨盆侧倾和旋转的控制。

骨盆倾斜模式有助于训练控制骨盆运动的肌肉。如果客户有长期的肌紧张，当他们处于仰卧位时，会大大降低重力的影响，这样骨盆更容易放松。并且，患者还会从支撑平面获得肌肉运动知觉的反馈，更容易对动作进行调整。

通过这个方式，人体可以放松 TPC 周围的很多浅表肌群，从而更好地使用腰肌帮助身体达到骨盆和腰椎的中立位。骨盆倾斜有助于缓解骨盆、脊柱及髋关节周围的长期肌紧张，从而进一步增加个体对自己姿势和活动的运动感知觉。

腰肌可能与骨盆倾斜有关，因此它在稳定骨盆、脊柱及髋关节的训练中十分重要，而控制骨盆运动的肌肉有竖脊肌、腹肌、髋屈肌群和髋伸肌群。相应地，骨盆倾斜模式有助于松动脊柱，缓解因腰肌过度紧张（绷紧）而造成的长期受限。

#### 建立骨盆倾斜模式

首先让客户仰卧——屈髋屈膝，双足平放于地面，与髋同宽。双上肢自然放置在身体两侧，屈曲肘关节（图 2.8）。在颈部和头部下放置一条小毛巾，以免颈椎和（或）枕下过伸。

- 从进行小幅度的骨盆倾斜开始——通过向后摆动骨盆，使骨盆后倾，随后骨盆向前使骨盆前倾（图 2.9）。这个动作应该很容易完成，且注意不要过分用力。
- 当肌筋膜紧张开始松解时，将会获得更大的关节活动范围。可以开始加大骨盆后倾并且节段性屈曲腰椎（*节段性*，即一次一个椎体接着一个椎体地运动）；这常被称为将脊柱印记于表面（图 2.8b）。继续尽可能地屈曲或者印记脊柱。应集中注意力放松和延伸脊柱前侧——尤其是此时腰肌应该延长。
- 做相反动作模式时，应缓慢节段性伸展或抬高，椎体一节节离开平面，然后旋转骨盆至中立位或者前倾姿势，此时腰肌应更多参与运动。在此过程中，可以想象腰肌轻轻地将脊柱悬挂或提起，然后将骨盆轻轻地向下拉向脚。

骨盆倾斜模式应当有目的地执行，需要客户集中注意力有意识地做出平滑、协调的动作。

### 临床应用

本书中，认为骨盆前倾是中立位和大多数训练的起始姿势。骨盆前倾可以最大地支撑腰椎前凸和髋关节共轴，也是维持骨盆前倾和脊柱生理曲线最有效的方法之一，它可以使髋关节复合体后部有效地负载，并降低腰椎受伤的风险。

比起骨盆和腰椎的实际位置，更重要的是个体采取姿势和动作的策略。如果个体能够在大多数的负荷训练中保持骨盆前倾和适当的脊柱生理曲线，那么应关注他们的运动模式，而不是创造一个“理想的”姿势。然而，个体往往在非最佳的运动时，例如在深蹲、硬拉或其他站立位时，处于骨盆后倾和腰椎屈曲，并且维持这些姿势，而此时我们的目标是帮助个体形成一个骨盆更加前倾的姿势，这样个体才能使髋关节复合体后部适当地负载，将脊柱损伤风险降到最低。

由于坐姿和集中注意力于“收腹”或“收臀”的提示，那些存在慢性髋关节和下腰部功能障碍的人，他们的骨盆后倾和腰椎屈曲（腰椎后凸）更加常见。一些人认为，骨盆后倾和腰椎屈曲的姿势可以减少对神经的压力［对脊髓、神经根和（或）硬脑（脊）膜的刺激］。而我们处理的目标是帮助他们延伸脊柱和减压，而不是试着强迫他们处于一个骨盆前倾的体位。

更深入的讨论，详见附录中姿势部分的内容。

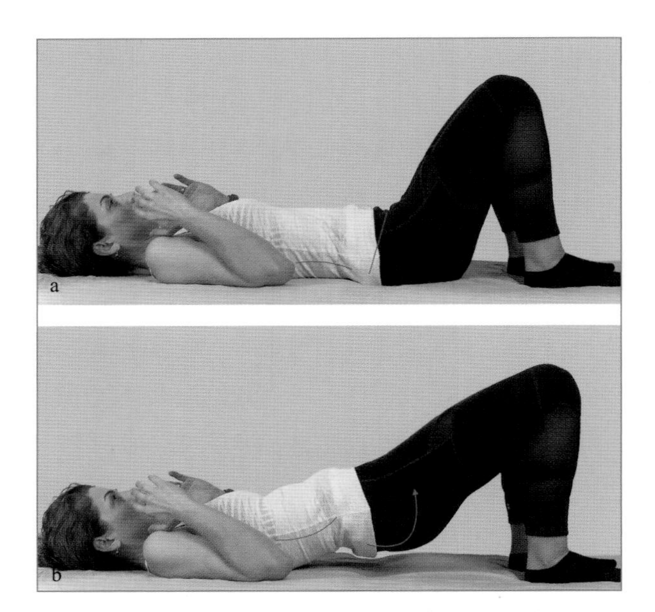


图 2.8　中立位对齐——轻微骨盆前倾，腰椎前凸；起始姿势（a）和结束姿势（b）。（b）是骨盆旋后和腰椎屈曲（反张）

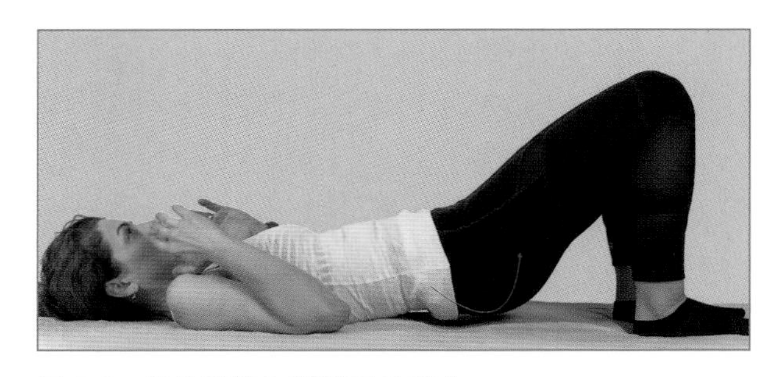

图 2.9　骨盆后旋和腰椎开始屈曲

这个训练有助于建立一种对骨盆和脊柱而言更舒适的中立位对齐；一旦形成，便可以与三维呼吸整合。

骨盆倾斜模式的示范视频可访问 www.IIHFE.com/the-psoas-solution。

### 骨盆倾斜功能障碍的常见体征

骨盆倾斜练习中的 3 个常见问题如下。

1. *骨盆无法前倾*。因为许多人处于久坐体位，长时间保持骨盆后倾和腰椎屈曲的姿势，所以他们往往通过过度上提胸廓或伸展 TLJ 来代偿；最终使得其更难完成骨盆前倾这个姿势。

这位客户（图 2.10）有腰痛，不管站立位还

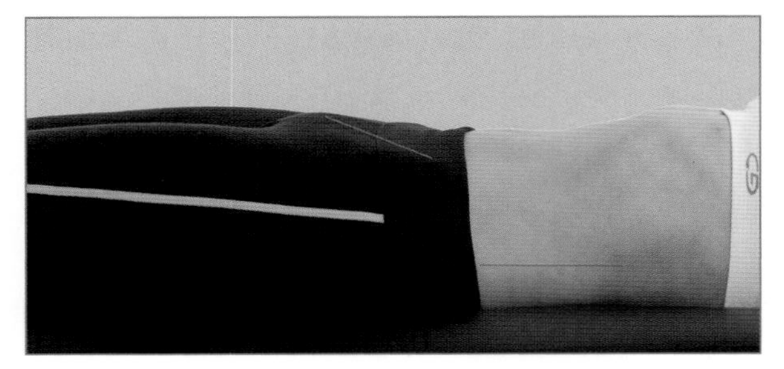

图 2.10

是仰卧位，她都处于髋后侧紧张、骨盆后倾（耻骨联合在髂前上棘前方）及腰椎屈曲的姿势。最初，她发现如果不挤压和刺激腰椎，就很难前倾骨盆。这类客户往往需要放松肌筋膜，并提示他们放弃固有的习惯。

a. 让客户使用松解肌筋膜和（或）触发点的治疗工具以放松紧张的部位——髋关节旋转肌群、股后肌群和腹肌这些肌肉会使骨盆后倾，抑制骨盆前倾。

b. 在重复骨盆前倾动作前，提示客户有意识地放松慢性紧张肌群和（或）采用手法、泡沫轴或使用触发点工具放松解竖脊肌。

2. *胸腰铰链*。在 TLJ（胸腰结合部）处，胸腰铰链或胸腰部的竖脊肌过度激活、紧张，这在许多客户中很常见。竖脊肌穿过 TLJ，当客户过度使用这些肌肉而不是维持脊柱稳定的腰肌和多裂肌时，会使下胸段和上腰段过度前凸（图 2.11）。放松竖脊肌有助于激活腰肌。腰肌激活的一个标志是客户可以更流畅地活动胸腰段脊柱，有一个更平滑的腰椎曲线，而不仅仅是在 TLJ 处隆起或拱起。

a. 做 3 次深呼吸，将注意力集中在腹部和下腰部。

b. 缓慢地、节段性地运动这一区域，以减少肌筋膜的张力。

c. 通过泡沫轴或触发点工具来松解肌筋膜以放松此区域内长期紧张的竖脊肌，然后重复。

3. *不适*。客户在无痛范围内进行骨盆前倾

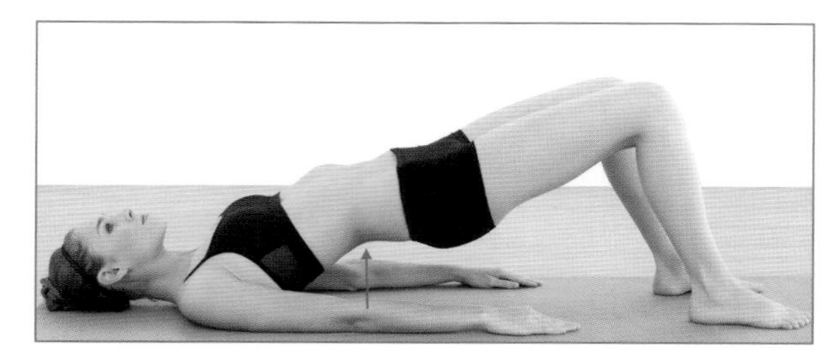

图 2.11 胸腰铰链——当停止激活腰肌时，将开始过度使用竖脊肌并伸展 TLJ——注意脊柱伸展及胸廓向外张开

模式练习。如果伸或屈都有疼痛，那么在重复动作之前，减小运动的范围和（或）通过放松肌筋膜或触发点来放松高张力的组织。如果做这个动作时屈曲和伸展都出现疼痛，请立即停止，并将客户推荐给整脊医师或物理治疗师进行咨询，因为这表明存在与关节或椎间盘相关的问题，练习可能会加重病情。

在直立位下进行的骨盆倾斜有助于建立运动感知觉和获得骨盆中立位对齐。这是大多数直立位练习的起始姿势，这一重要内容将在本书后面讨论；深蹲、硬拉和髋关节链等。

将双手放在髂骨上方（骨盆顶部），拇指朝后，其余手指朝向前方。利用腹肌和大腿后侧肌群后旋骨盆（图 2.12a），然后反向操作，前旋骨盆（图 2.12b）。在理想的情况下，最终会接近骨盆前倾的位置，但更重要的是，在不对软组织和（或）关节施加压力的情况下，会获得最放松的状态。

## 形成三维呼吸

一旦找到了最佳中立位对齐，便可以开始三维呼吸练习，这有助激活 DMS 和调节内部（胸腔和腹腔）压力。

### 建立三维呼吸

- 首先，最好仰卧在一个坚实的平面上，双腿放置在椅子或桌子上，或双脚靠墙，分开与肩同宽。双侧髋、膝、踝和足互相平行，与平面垂直，与肩同宽。采用这一姿势，同时应尽可能地放松。
- 应尽可能地保持中立位对齐。中立位对齐如下。
  - 从头顶部到下颌骨处于一条直线。必要时，可以在执业操作范围内沿练习者身体轴线向头上方轻柔地牵引头部，并在枕骨和（或）颈椎处放置一条毛巾，使头部和颈部对齐（图 2.13）。
  - 维持脊柱的自然曲线——颈椎和腰椎前凸，胸椎后凸。肋骨应稍稍向下倾斜，这样胸廓便是朝向足而不是朝向天花

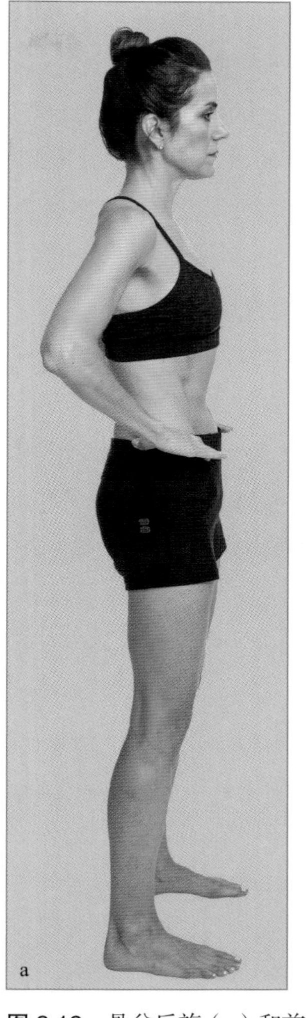


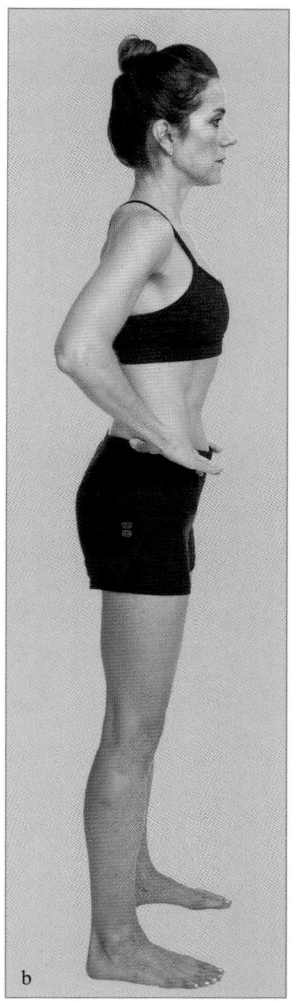


图 2.12 骨盆后旋（a）和前旋（b）

板，且颈部的后面较长（图 2.14 中箭头）。这个姿势有助于促进本书中一直讨论的“长脊柱”姿势的实现。

- 骨盆前倾。身体进行上述的骨盆倾斜模式运动，使骨盆尽可能地靠近中立位对齐（髂前上棘在耻骨联合稍前的位置）。注意不能过度用力。

- 呼吸练习开始时，将呼吸集中在 3 个不同的区域：腹部、胸腔外侧（胸廓前方，即从第 1 肋到第 12 肋）和前后向（应用于整个胸腔，从肩胛骨之间到腰椎）。对三维呼吸进行再训练，通常一次只专注于一个区域。患者觉得最难完成的区域投入最多的时间训练，而不是一次性关注所有三个区域。
- 在平静呼吸时，用鼻吸气，然后噘嘴呼气。呼吸应尽可能地不费力，不应该夸张地或用力呼吸。重点是呼气的时间是吸气的 2 倍。例如，如果吸气持续 3 秒，那么应该用 6 秒呼气。为了减慢呼吸频率而且有更多的反射性呼吸模式，在吸气阶段之后应紧跟着停顿，呼气阶段也是如此。
  - 腹式呼吸：在吸气过程中，练习者将手指放在其髂前上棘，以监测腹部扩张（图 2.15）。用鼻子温和地吸气，此时膈肌充分地向下运动，练习者应该能感受到腹壁轻轻地向外推其手指。当呼气时，他们应该感受到手指又下沉入腹壁。在整个呼吸周期中，也应该有一种下胸部和骨盆与床面保持接触的感觉，这表明腰肌最佳地发挥了作用，维持了腰椎稳定。
  - 横向呼吸：个体将双手放在胸腔两侧，或者手指就放在最下边的肋骨上，用来监测吸气时胸廓的横向扩张（图 2.16）。当通过鼻子温和地呼吸时，应能感受到整个胸腔的侧面向其双手轻轻地扩张。当呼气时，胸廓又回到休

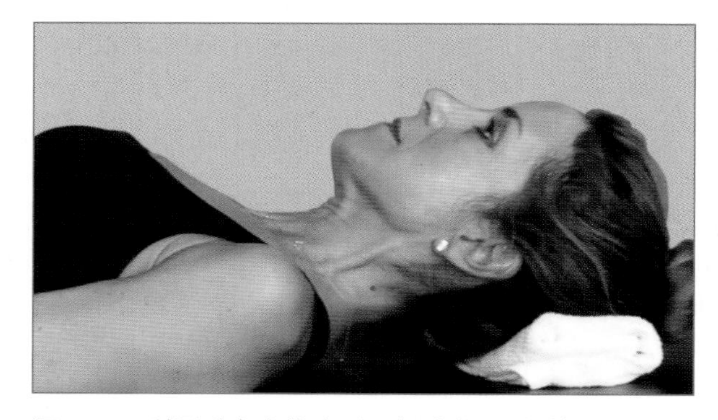

图 2.13　利用手巾或枕头可以帮助头和颈更好地处于中立位对齐

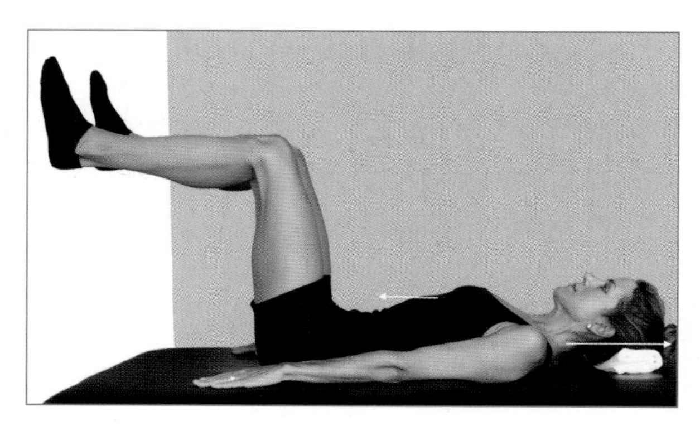

图 2.14　维持脊柱自然曲线

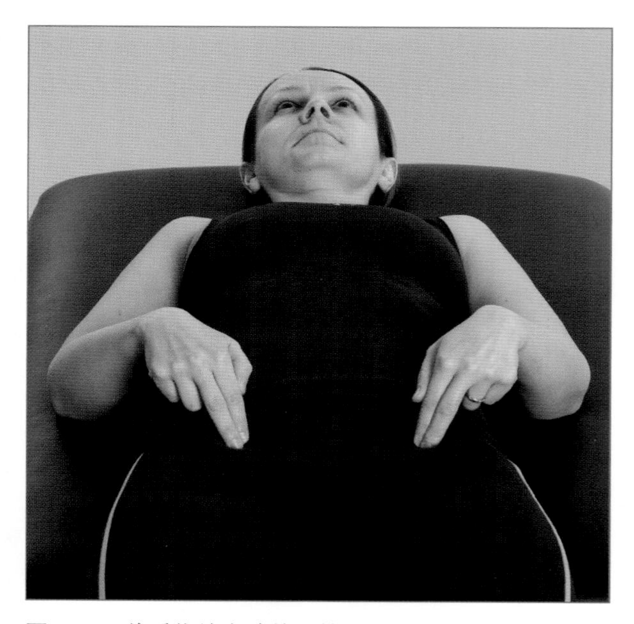

图 2.15　将手指放在髂前上棘，监测腹部扩张

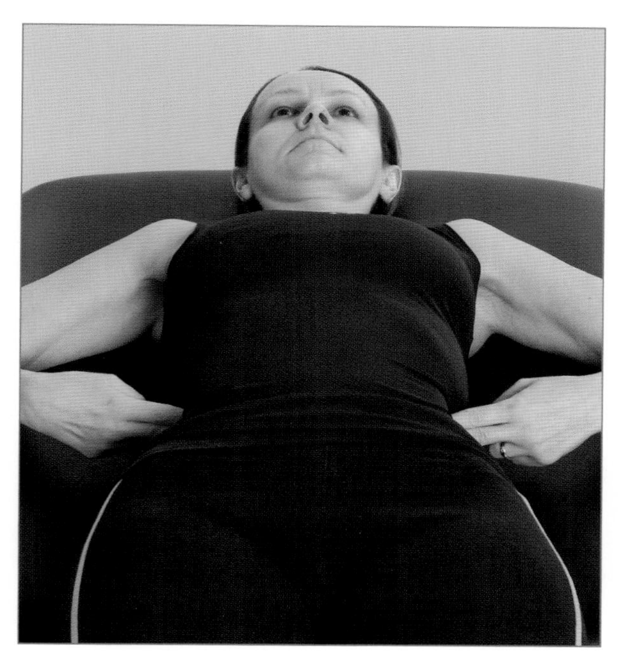

**图 2.16**　将手指放在最下边的肋骨上，监测胸廓的侧向扩张

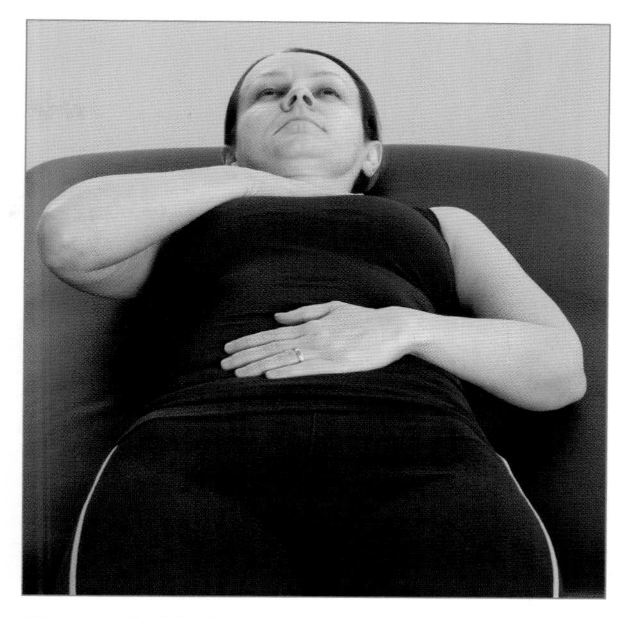

**图 2.17**　将手分别放在胸部和腹部，监测胸廓前后扩张

息位。

如果胸廓扩张困难，可以用手轻轻挤压胸廓，通过运动感知觉引导呼吸进入胸腔。一旦感受到胸腔在手下面扩张，就应该释放压力。呼气时，许多人发现很难让胸腔向下移动。为了辅助胸腔下移，当呼气时，可以轻轻地将胸廓沿骨盆的方向向下牵引，然后在这个位置上稍稍维持，接着再进行下一次呼吸。

- 纵向呼吸：为了促进前后纵向呼吸或者将胸腔从前到后进行扩张，练习者将双手放在胸腔两侧，或者将一只手放在胸部，另一只手放在腹部（图 2.17）。注意力集中于胸腔的后（背）侧，想象并感受肋骨抵住床面。在呼吸周期中，应想象每一次吸气时都打开后肋骨，呼气时胸廓缓慢地下落。因为不可见，而且可能极少意识到，许多练习者都很难扩张胸廓的后侧。如果后侧胸廓扩张有困难，可以用一条浴巾或弹力带包裹胸廓并拉紧。吸气时拉紧浴巾或弹力带，然后呼气时稍微放松，重复进行所要求的次数。俯卧位（俯卧伸长位）是另一种后侧胸廓扩张再训练的有效姿势。

- 整合三维呼吸：对这 3 个区域的每个区域的呼吸都熟练之后，应当能够将它们整合到三维呼吸中去。不要直接进行三维呼吸练习，除非你已经确定能够控制 3 个区域中的每个区域的呼吸。
  - 开始时通过鼻子轻轻地吸气，然后通过鼻子和（或）噘嘴轻轻地呼气。目的是每一次吸气都将 3 个腔填充满，从上到下，从左到右，从前到后（图 2.18）。吸气之后，轻轻地呼气，时间大约是吸气的 2 倍。
  - 如上述，由于关节和肌筋膜的限制，不恰当地使用 DMS 维持稳定或由于个人习惯，呼吸过快和频率过高都很常见。为了完成更放松、更充分、更缓慢的呼吸——换言之，更加有效率——其中一个最有效的呼吸策略如下：

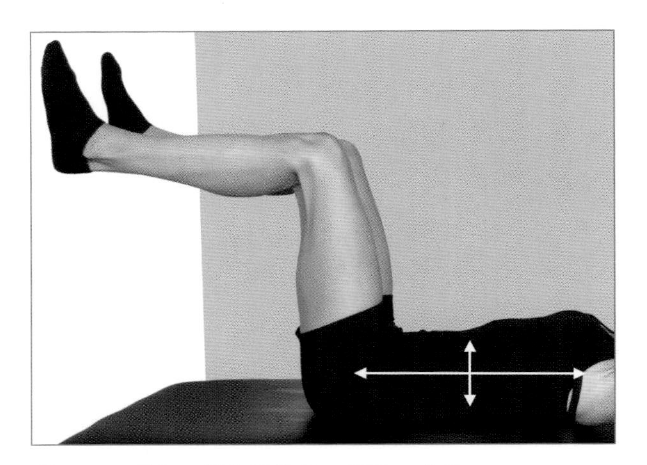

图 2.18　吸气，填气满胸腔、腹腔、盆腔

- 吸气 2 秒，停顿 1 秒；
- 呼气 4 秒，再停顿 1 秒；
- 继续重复。

这种呼吸策略，每次呼吸大约为 8 秒——或者每分钟呼吸 7~8 次——属于合适的范围。每次吸气前后的停顿可以有效地放慢呼吸的速度和频率，也可以使整个呼吸更省力。

虽然刚开始很具有挑战性，但这和练习跑第一个 5 千米或者在健身房设定个人记录没什么不同。练习者应该理解呼吸练习对整体健康很重要，他们必须不遗余力地完成这种呼吸策略。为了使这一过程更有效、更轻松，可以设定目标，坚持不懈地进行练习，从而成功地将这一呼吸方式融入日常生活中。

在形成了一个更有效的呼吸策略后，练习者应该能够在各种姿势下以这种方式进行呼吸。通过呼吸练习，应该可以自觉地以这种方式呼吸，在运动时也是如此，这样才真正掌握了这种新的呼吸策略；否则，他们很可能会重回以前的呼吸习惯。

在各种姿势下都应该训练三维呼吸，包括俯卧位和侧卧位（图 2.19）。最好在刚开始时，在低负荷和静态的姿势下练习，然后再运用到更高难度和动态活动中去。

为了将三维呼吸运用到站立姿势和活动中，练习者应该学会如何自我监测。他们可以将双手放于侧腹壁（图 2.20）或胸廓附近（图 2.21），以确保 TPC 的每个区域都参与到整体的呼吸中。参见“附录Ⅲ：悬吊”，以获得更多有关将三维呼吸融入日常习惯的信息。

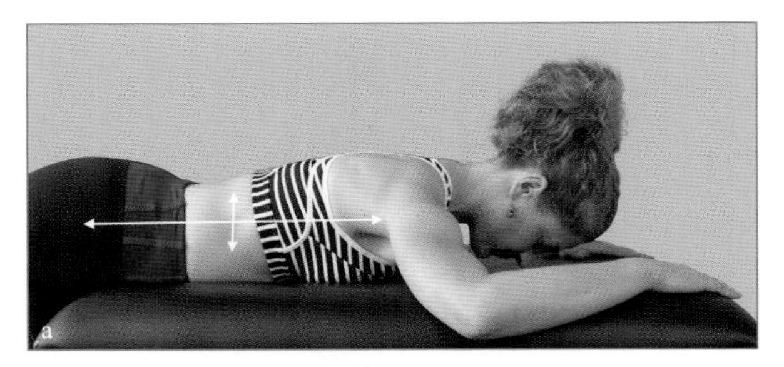


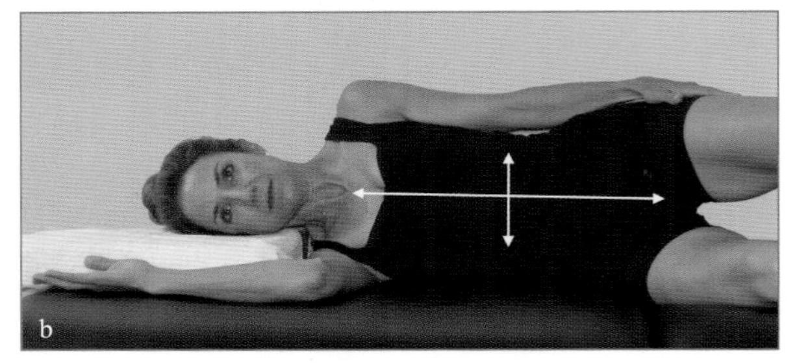


图 2.19　不同姿势下三维呼吸训练

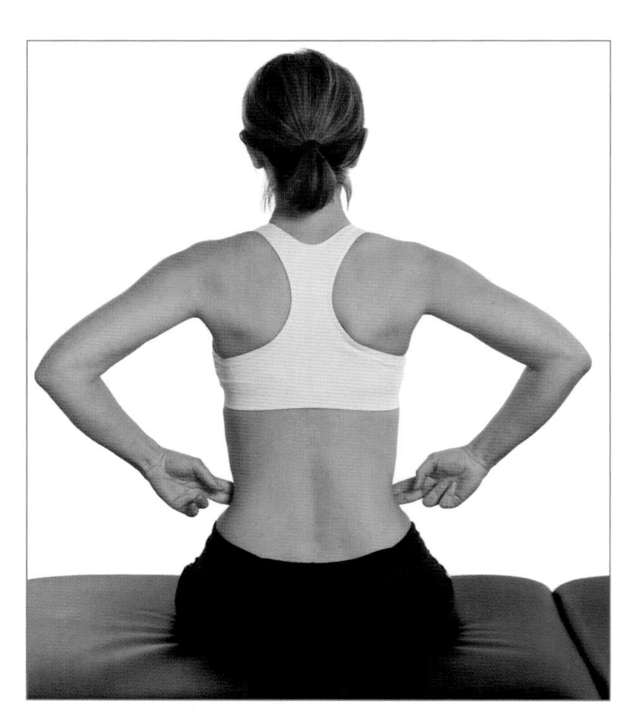

图 2.20　双手放于腹侧，自我监测

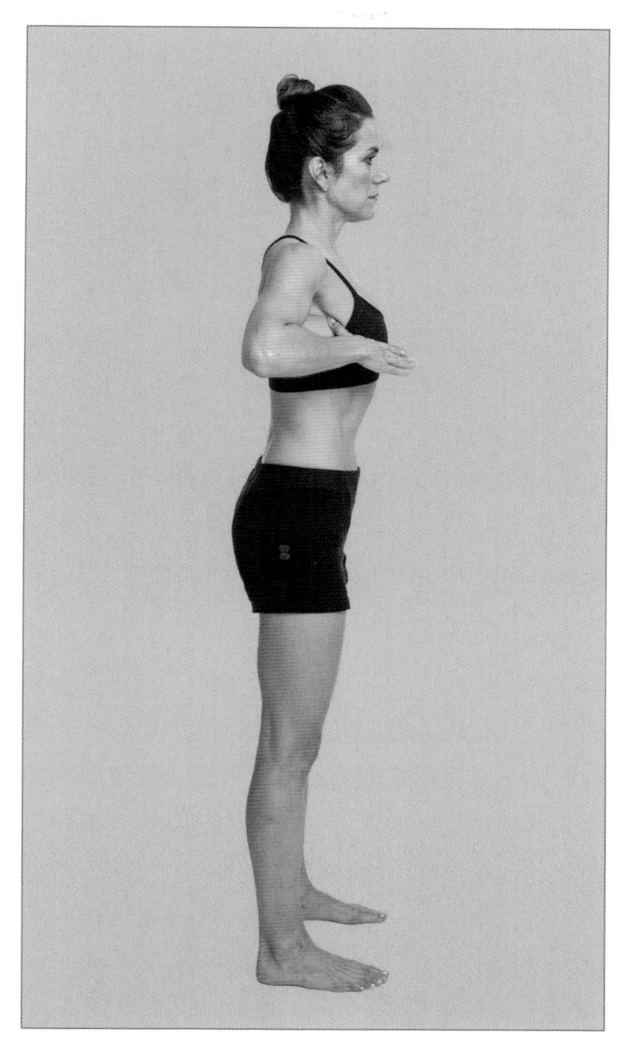

图 2.21 双手放于胸廓，自我监测

**重要说明**

当练习者刚开始进行三维呼吸时可能会感觉头晕，这种现象并不罕见，因为相较之前，他们会吸入更多的氧气，呼出更多的二氧化碳。此外，如果练习者用力或急促的呼吸——过浅和过快，而每次呼吸后停顿的时间太短，也可能会发生这种情况。

为了纠正这一点，采用新的呼吸策略后让练习者间断休息，也允许他们回到普通的呼吸方式。确保在下一次呼吸时，他们用鼻子吸气并通过噘嘴呼气。接下来，三维呼吸 1~2 次，而不是强迫练习者做 3~5 次。此外，每次吸气和呼气后停顿 1 秒，可以有效地放慢呼吸速率。这些纠正的方法通常可以解决问题；但是，如果练习者不断地表现出同样的轻度头晕症状，一定要让专业的医疗人员跟进处理，排除潜在的问题。

***盆底肌与呼吸的整合和协调***

将盆底肌整合和协调地运用到呼吸中，是改善深层肌筋膜系统活动的一个重要方式（膈肌、腰肌和盆底肌）。以下内容是由研究盆底肌的专家 Judy Florendo 博士友情提供的。

这是我用于客户身上最持续有效的方法，可以改善盆底肌的功能，并且我已经通过超声诊断证实了这一点。

呼吸是获得最佳控制盆底肌（pelvic floor, PF）的关键。我会先教会客户膈式呼吸，然后再教盆底肌式呼吸。有盆底过度紧张和（或）疼痛问题时，提示他们吸气“一直到骨盆”。我常用一个比喻：“把你的盆底肌想象成一座高楼大厦的电梯。‘电梯’——盆底肌卡在大楼的中间。当身体收缩时，它会上升一点，但当放松时，它又不会完全落回底部。”用这样的比喻真的可以影响客户（短而紧的）盆底肌的运动。

如果客户在膈式呼吸吸气时难以放松盆底肌（在很多情况下，已经处理了内部组织并进行了牵伸），我会指导他们“用膈式呼吸吸气，同时轻柔地下压（或者推——用他们能明白的方式解释）”，感受盆底肌是如何推动双手或是在手下膨胀的。

改善盆底肌的激活和收缩（注意，这一策略针对的是那些与盆底治疗师合作或盆底肌有问题的人）：当客户能够演示膈式呼吸后，要保持耐心而不急躁，极其重要的是让他们呼气和“向上向内拉动盆底肌”。如果正在处理内部组织，我会指导他们“靠近我的手指，感受是如何向上向内拉动 PF 的”。接着我会暗示：“在膈式呼吸吸气后，同时轻松地呼气（强调‘同时’），收缩（或抬升，或拉起）盆底肌。”

## 常见的呼吸功能障碍

在此讨论的呼吸功能障碍（或紊乱）指的是除了哮喘等真正的呼吸系统疾病之外，个体在习惯性或习得的呼吸模式的基础上发展起来的继发的呼吸策略。因此，解决每一种呼吸障碍的策略都涉及对个体进行呼吸模式的再教育。许多人需要软组织操作或通过自我松解肌筋膜来解除肌筋膜受限，和（或）关节松动来恢复最佳的关节活动。一旦软组织或关节受限被解除，就要指导患者如何使用前面所描述的方法恢复一个更优的呼吸模式。

这里介绍几种常见的呼吸功能障碍。

### 腹式呼吸

同术语三维呼吸、膈式呼吸描述的一样，腹式呼吸在健康行业和健身行业中经常会使用，但以腹式呼吸为主要呼吸策略并不是最佳的呼吸方式。许多瑜伽教练、普拉提教练和私人教练鼓励客户使用腹式呼吸或腹部呼吸，即以扩张腹部区域的呼吸为主。这意味着腹式呼吸可以自然地提高正确使用膈肌的能力，减少辅助肌的活动，如斜角肌和胸小肌。但只关注腹式呼吸，这种可能相较胸式呼吸更好的策略，实际上反而会产生非最佳策略。

胸部肌筋膜或关节受限会导致整个胸部僵硬。这在花费大量时间做核心加量训练的人身上非常常见，在接受过腹部、骨盆、背部或心脏手术的客户中也很常见，并且由于已习得的习惯，过度戒备或肌肉过度绷紧的客户也会出现这种情况。这些情况限制了客户完成胸廓的三维扩张（Osar 2015）。肌肉、肌筋膜和（或）脊柱、胸廓僵硬或限制会抑制最佳的胸廓扩张和弹性回缩，因而扰乱了呼吸的过程（Osar 2015, Chaitow et al. 2014）。

对这些客户来说，腹式呼吸不是一种最佳的呼吸策略，因为整个胸廓不能作为呼吸运动的一部分。事实上，更加专注于腹式呼吸而不结合胸廓的三维扩张，会导致无法有效控制腹压和胸腔压力（Osar 2015）。然后胸廓维持着一种僵硬的状态，最终会累及脊柱和骨盆的稳定（Osar 2015）。

此外，客户过度关注腹式呼吸，往往会对腹壁产生再抑制，这可能是由于长期过度拉长了这些肌肉和覆盖的筋膜（Osar 2015）。这还会引起胸腔无法适当地参与呼吸过程，导致器官下移，通常这时胸腔、腹腔、盆腔内的脏器都不在原来的位置。

这使得胃肠道沉于下腹部，此外还会过度拉长腹部的肌肉和筋膜，两者共同导致了下腹部膨胀。这种腹部膨胀常常是由腹肌“虚弱”导致的。因此，在触诊的时候，这些客户的下腹部是紧张或僵硬的，即使处于休息位而且没有刻意收缩肌肉也是这样。这种下腹部膨胀或“压力性腹部”（Linda-Joy Lee 博士），经常与非最佳控制胸腔环（术语源于 Lee 博士，用于描述左右胸肋和对应的脊椎）有关，结果便失去了对 TPC 最佳压力调节（Lee and Lee 2014）。

下腹部膨胀和腹壁静息位高张常见于非最佳压力调节的个体（图 2.22）。

### 胸部的肌筋膜限制

如上文，胸部的肌筋膜限制会对呼吸肌有过度的要求，甚至改变肌肉的募集。胸部肌肉的过度激活可影响三维呼吸，并且会抑制腰肌保持脊柱稳定性的最佳功能。

一些常见的限制如下。

- *腹肌*。腹外斜肌和腹内斜肌大部分附着于胸廓的前面和侧面。腹肌过度激活时，吸气时抑制胸腔的扩张，并且加快呼气。腹直肌附着于剑突，当缩短时将会限制胸骨上提的幅度，因而在吸气时

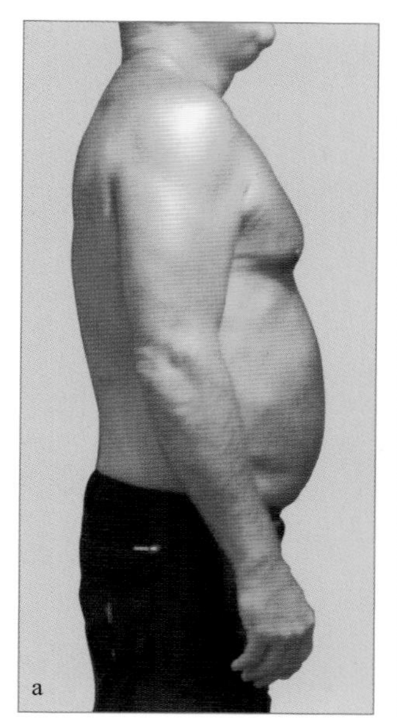

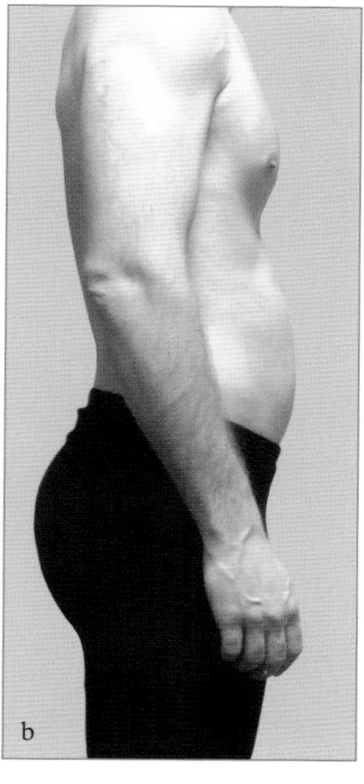


**图 2.22**　下腹部膨胀（a）和腹壁静息位高张（b）

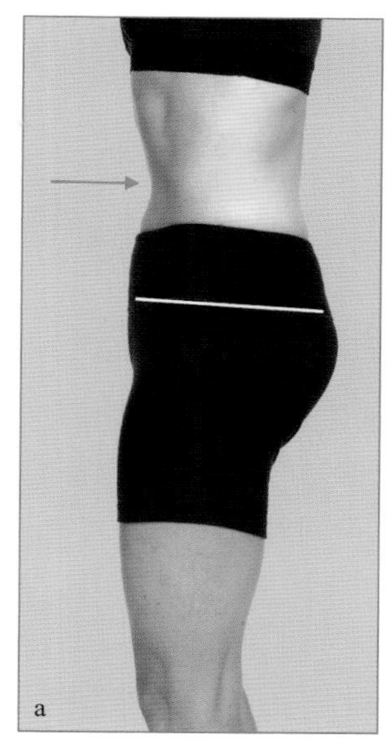

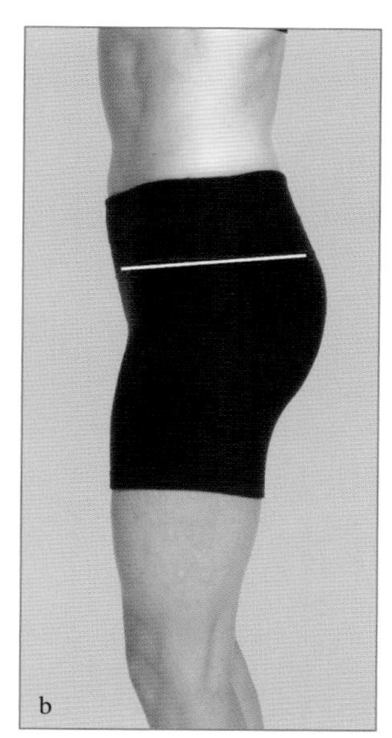


**图 2.23**　放松腹壁肌肉和髋关节复合体后侧，调整骨盆和腰椎的位置

限制了胸廓前方的扩张。腹肌的过度激活和（或）者缩短将会引起腰椎屈曲，导致腰椎前凸减小，相应地也会抑制腰肌（Osar 2015）。

图 2.23 中这位女士患有慢性腰痛和髋关节功能障碍，她的腹肌紧张，而高度紧张的腹壁将身体拉成骨盆后倾和腰椎屈曲的姿势。这位女士由于在青少年时期练了多年的体操而形成了这样的体态。为了降低她的腰椎压力及更适当地使用髋关节，最重要的方法之一是训练时教她学会放松紧张的部位。放松腹壁肌肉和髋关节复合体后侧有助于改善对齐和骨盆及腰椎的位置。

- *竖脊肌*。竖脊肌沿整个脊柱分布，从骨盆到枕骨，当它们过度激活时，会限制脊柱和胸廓向后扩张（有关竖脊肌过度激活影响胸椎部分的内容将在下文继续讨论）。
- *背阔肌*。起于下胸椎和腰椎、胸腰筋膜和骨盆，止于肱骨小结节。它受限制时，背阔肌将会下拉肩胛带和（或）引起 TLJ 的伸展；这将影响吸气时上、下或整个胸腔的扩张，导致姿势错误，包括肩前位和胸腰段过度伸展（图 2.24）。

#### 胸腰段伸展

尽管在吸气时，脊柱应当延长（是指相对性的延长），但是在呼吸时不应该明显观察到这一现象。没有最稳定的状态并且不会三维呼吸的客户，吸气时会表现为胸腰段的伸展。这在不能适当地使用腰肌稳定 TLJ 的客户中是很常见的（图 2.25）。

此外，当穿过 TLJ 的竖脊肌过度激活和（或）腹壁被抑制时，在呼吸期间，腹肌不能稳定地带着胸廓向下运动；这导致下胸廓向外扩张，或使它在呼气时仍处于吸气位。

#### 快速呼吸、浅呼吸

如前所述，从快速呼吸和浅呼吸可以看出这不是最佳的呼吸方式。同样地，从 DMS 中的其他肌肉中也能看出来，与没有腰痛的患者相比，有慢性腰痛患者的膈肌功能会受影响（Bordoni and Marelli 2016，Vostatek et al. 2013）。

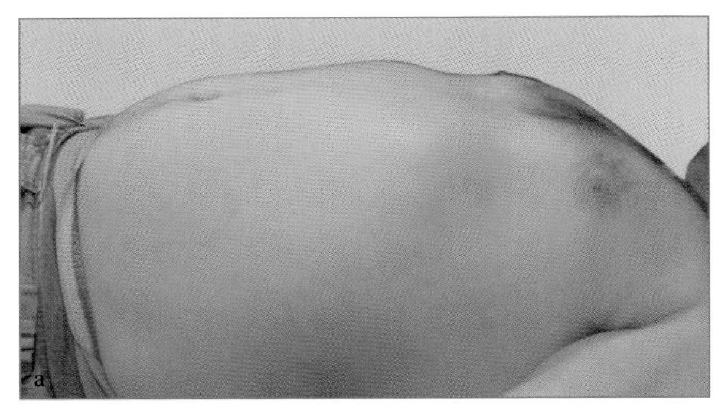


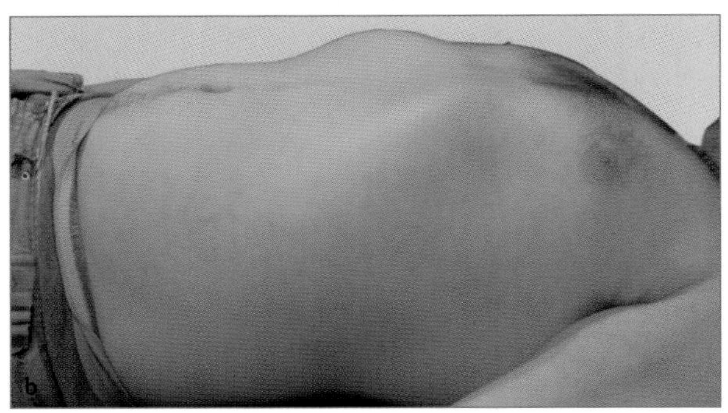


**图 2.24** 吸气（a）和呼气（b）：在胸部整体僵硬的情况下（胸廓和脊柱），呼吸时不能充分的利用整个 TPC。此客户是以腹式呼吸为主，但注意看他呼气时，会发现他的胸廓没有向下运动（b）。这是在慢性腰痛患者中常见的呼吸方式

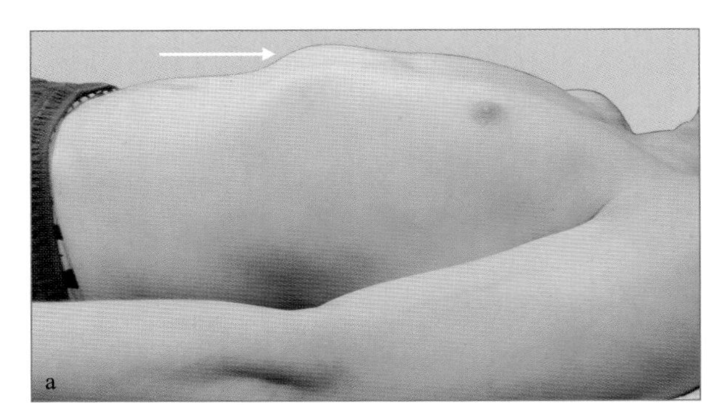


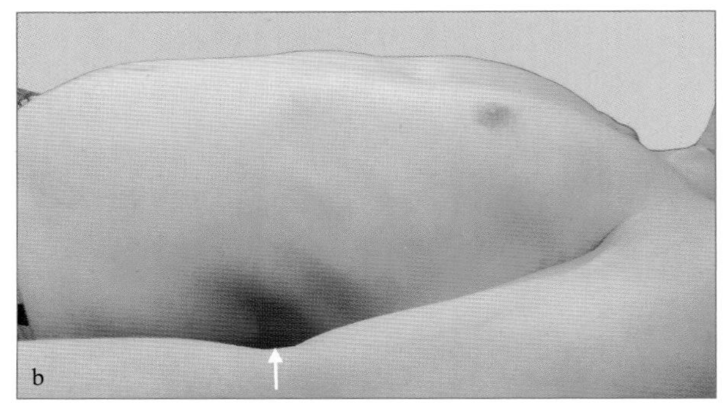


**图 2.25** 这位客户有慢性腰痛和髋关节疼痛的病史，注意观察其呼气时向外扩张的下胸廓（a 箭头），以及胸腰结合部的伸展（b 箭头）。在他吸气时可以触诊到胸腰段过度伸展。这是一个典型的体征，这位客户没有采用最佳的脊柱稳定和呼吸策略，导致了脊柱的过度运动

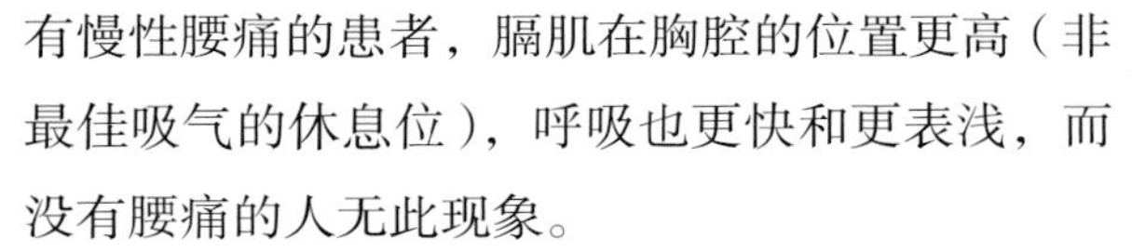

有慢性腰痛的患者，膈肌在胸腔的位置更高（非最佳吸气的休息位），呼吸也更快和更表浅，而没有腰痛的人无此现象。

这种呼吸方式会直接导致许多肌肉骨骼系统的问题，包括慢性疲劳、肌力减弱和肌筋膜疼痛综合征。受此影响的个体需要再学习如何放慢呼吸速率，从而形成一种更有效的呼吸策略。临床研究表明，缓解肌筋膜和关节的限制，在每次吸气和呼气后刻意停顿 1 秒，对这些患者而言是恢复理想的呼吸速率非常有效的方法。

## 呼吸中腰肌作用总结

**腰肌对躯干、脊柱和骨盆的作用**

- 稳定 TLJ、腰椎及骨盆，三维呼吸时辅助 TPC 对齐。
- 与膈肌和盆底肌的功能有关，它可以促进两块肌肉之间的协调运动。

**腰肌对髋关节的作用**

- 呼吸时将股骨头稳定在髋臼内（在第 3 章的运动训练中会重点介绍这一作用）。

## 临床应用

那些伏案工作或者长时间久坐的个体有绝佳的机会在日常工作中练习新的呼吸策略，他们可以用电脑、电话、手机制定一张时刻表，例如每 20 分钟练习一次新的呼吸策略。

先站立、调整姿势（参阅附录中坐姿内容），然后坐到椅子的边缘，坐于坐骨结节上。他们应该注重最难完成区域的呼吸，完成 3~5 次呼吸周期，然后继续工作。整个过程持续时间不会超过 2 分钟。

这些预定的*短暂休息*——短暂并且按计划规律的练习，包括姿势调整、呼吸及纠正性训练，已经对我的许多客户产生了作用，包括慢性呼吸功能紊乱、姿势功能障碍、肌肉失衡和全身不适。上述这种特别的方式是专门的方法之一，可以纠正 TPC 对齐，改善髋关节的活动度，并维持腰肌的最佳功能。尤其对有慢性腰痛或有髋关节功能障碍的个体而言效果更明显。

短暂休息的最大优点是对改变存在已久的习惯（那些我们几乎是在无意识做的事情）有非常好的效果。短暂休息可能对那些有慢性问题的客户来说很难，但是只要用心地、有目的地坚持做完，这会是改变非最佳习惯，采取更优化的姿势和运动策略最有效的方法之一。

## 总结：三维呼吸

1. 腰肌的很多筋膜附着于膈肌和盆底肌。虽然腰肌没有直接参与呼吸的过程，但是腰肌通过稳定躯干、脊柱和骨盆间接辅助三维呼吸。在呼吸周期中，腰肌稳定了腰椎和骨盆，同时辅助膈肌发挥最佳功能，以及膈肌在胸腔、腹腔和盆腔内的移动。腰肌在 TLJ 处产生了适当的紧缩（硬度），这样就可以进行三维呼吸。

2. 腰肌维持和控制 TPC 中立位对齐，而这又保证了腰肌的力量和长度。腰肌在骨盆倾斜模式中有助于支持 TPC，从而促进了中立位对齐的完成和维持。中立位对齐是练习三维呼吸最佳的姿势。

3. 腰肌作为 DMS 的一部分，提高了躯干、脊柱和骨盆的最佳稳定，因此降低了过度使用或浅层肌筋膜系统（superficial myofascial system, SMS）过度紧张的代偿。三维呼吸有助于内部压力的调节，这使得在维持躯干、脊柱、骨盆和（或）髋关节的稳定时，SMS 过度使用的可能性更小了。

# 胸腔 – 骨盆圆柱的稳定

**要点**

- 胸腔 – 骨盆圆柱（TPC）（核心）解剖学及核心稳定原理。
- 腰肌对形式有效姿势、核心稳定和运动策略的作用。
- 制定改善胸腔 – 骨盆圆柱（核心）稳定的策略，同时确保腰肌处于最佳功能状态。

## 核心相关解剖学

大多关于身体核心的讨论通常都是指腰椎、骨盆和髋部，或者是腰椎 – 骨盆 – 髋复合体。不幸的是，这一观点不但忽视了胸廓的重要作用，而且忽视了它对姿势和运动的直接影响。为了更全面地观察作为整体表现必要组成部分的最佳核心功能，更全面的方法必须包括观察胸廓。因此，展望未来，本书中关于核心的讨论都将涉及胸腔 – 骨盆圆柱（thoracopelvic cylinder, TPC）。

TPC 由胸廓（胸椎和胸腔）、腰椎和骨盆（图 3.1）组成。髋部虽然直接影响 TPC，但其一般被认为是四肢的一部分，因此不包括在核心的认识中。不管怎样，TPC 直接影响着头部、颈部、上肢和下肢的姿势和运动，并且反过来受到这些区域的影响。

TPC 被之所以称为圆柱体，因为在骨盆上部的胸腔，形成了一个概念性的圆柱体。躯干肌肉和筋膜形成了这个骨骼、韧带和肌筋膜圆柱的壁，而在胸廓入口和盆底的筋膜层分别形成顶部和底部。分隔胸腔和腹 – 盆腔的是膈肌，腰肌是膈肌和泌尿生殖膈或盆底之间的直接肌筋膜连接（图 3.1b）。在第 1 章（功能解剖学）和第 2 章（呼吸）中讨论过这些结构之间的功能关系。

TPC 在姿势和运动方面有双重作用。对于需要费力和（或）轻柔的运动，它具有高度稳定和刚性的独特能力。许多活动，包括举重、抵抗冲击及使身体或物体加速和（或）减速时，都要求 TPC 快速保持稳定，以便产生必要的力量来完成即刻任务，并保护其中涉及的多个关节和内部结构。这个圆柱体的独特之处是它还是一种可移动和可调整的结构，从而进行更精细的活动，比如安静时的呼吸。TPC 还必须维持这种可移动性和适应性，以完成日常生活中大量的活动，包括姿势控制、旋转和正常步态。

无论什么活动，TPC 必须能适应特定任务的要求，并提供对关节和软组织结构的必要保护。

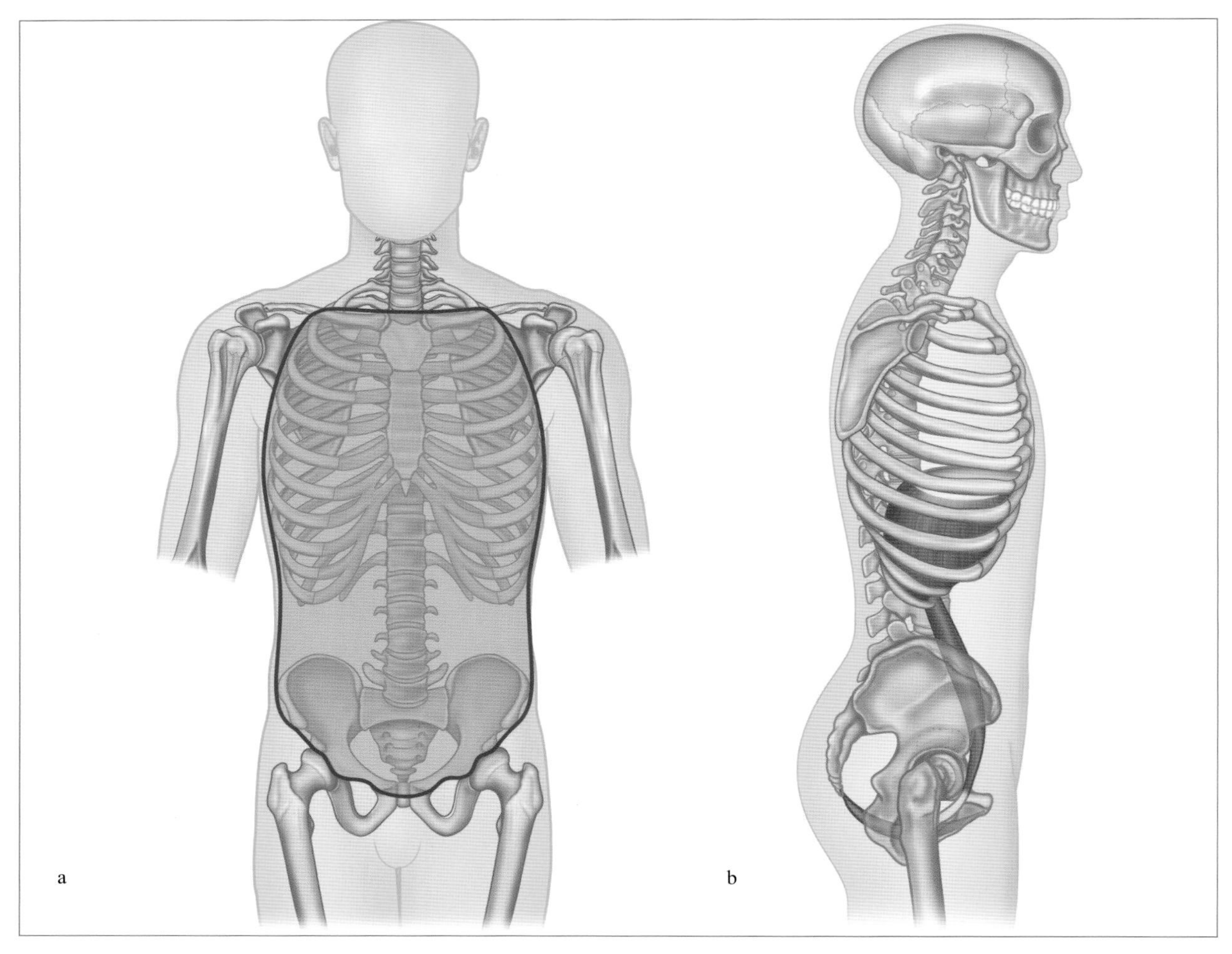


**图 3.1** （a）TPC；（b）腰肌连接膈肌与盆底肌，因此它能够起到稳定 TPC 的作用

如何在完成生活、工作、运动的需求的同时提供最佳关节控制，这是下一个讨论的话题。

## 制订一个更有效和更佳的策略

在处理长期紧张、慢性疼痛和（或）无法获得理想功能水平的客户时，康复和（或）训练项目最开始的重点是通过首次评估确定其在姿势和运动方面哪里缺乏效率和（或）非最佳策略。该项目的首要目标是获取这些信息并帮助个体制定更有效和更佳姿势和运动策略，使他们能够达到理想目标。康复 / 训练项目中可能包括但不限于力量、灵活性、协调、平衡、关节活动度、活动性等，也要帮助客户用最少的能量或力量成功完成项目中的任务，以实现功能目标，同时尽量减少关节磨损和软组织撕裂。

## 核心稳定

在整合运动系统模型（Integrative Movement System™）中，核心稳定被定义为患者保持最佳的 TPC 对齐进行三维呼吸的能力，同时要求有适当水平的肌筋膜控制以完成所需任务。“高效”和“最佳”这两个词真正区分了核心稳定的定义。高效指的是用最少的能量来完成任务，而最佳指的是利用最适当的策略来成功地完成任务。弯腰捡起报纸相较弯腰抱起一个孩子的例子更能阐明核心稳定的概念（图 3.2）。

任何运动，包括弯腰，都需要一定程度的核心稳定来支持，同时也要尽量减少躯干脊柱关节和软组织的压力。弯腰捡起一个轻的物

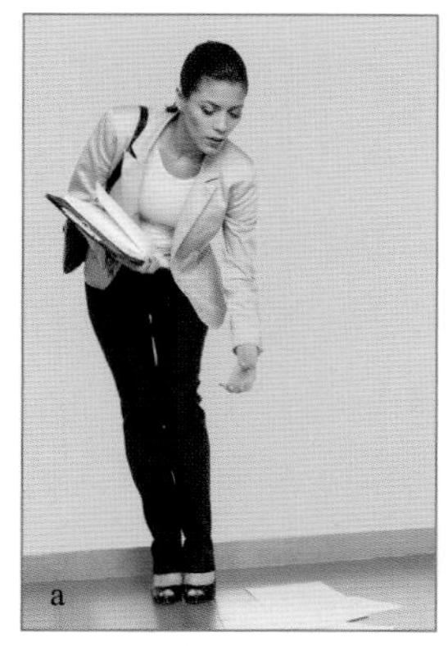

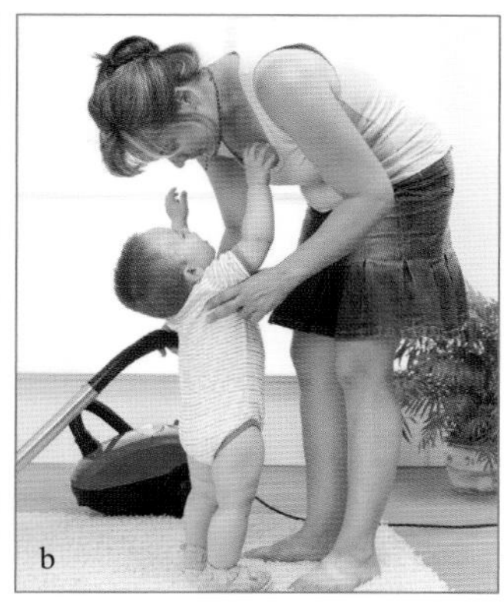


**图 3.2**　完成弯腰动作需要一定程度的核心稳定

体，比如报纸，不需要用像抱起一个孩子一样的肌肉力量。核心需要被激活，因为关节和软组织结构需要被保护；然而，一种高水平的支撑（核心肌肉的共同激活使躯干和脊柱变得稳定）不应该被要求用来捡起报纸。另一方面，抱起孩子需要更大程度的关节控制，因此在这种情况下，一种更强的收缩类型会更合适。

这里的重要概念是，与某些行业方法不同，我们不应该用一种普遍的或通用的方法来稳定核心。为了安全有效地完成所需任务和生活需求，要求核心肌肉激活的强度是适当的。当一个绷紧或高水平的核心稳定策略成为人体日常生活中的默认策略时，就会出现问题，因为这样就已经丧失了在活动时进行适当控制的能力。下面的运动部分将讨论这种不良的策略迹象。

### 核心稳定的原则

在制定最佳核心稳定策略时，需要考虑 3 个关键原则。这些原则构成了整合运动系统的基础（Integrative Movement System ™），被称为基本的 ABC，即对齐（alignment）、呼吸（breathing）和控制（control）。

- *对齐。*患者的 TPC 必须对齐和可控。TPC 的最佳对齐意味着胸腔处于骨盆正上方，并维持脊柱曲度（颈椎、胸椎和腰椎）。当处于最佳的对齐方式时，其关节负荷最适合，并且有减少关节和软组织的急性或累积性损伤的可能性。腰肌是 DMS 的一部分，它有助于保持 TPC 在姿势和运动中的对齐。失去理想的对齐会降低个人激活深层核心肌肉和进行三维呼吸的能力，所以这将影响到姿势和运动（Osar 2015）。
- *呼吸。*三维呼吸改善了膈肌和其他呼吸肌的作用，调节了胸廓和腹腔内的压力。这是一种调节内部压力的能力，能够稳定和减少患者 TPC 的压力。这种双重的能力，既能保持稳定，又不会过度压缩关节和椎间盘，这是三维呼吸的关键特征之一。这也是为什么许多专注于使用核心支撑策略的人脊柱会倾向于过度压缩，从而增加了关节和椎间盘的磨损和撕裂。这是造成关节退化和椎间盘疾病的常见原因。

  此外，三维呼吸有助于激活控制 TPC 的深层肌肉（膈肌、腰肌、腹横肌、盆底肌等）（Osar 2015）。在运动前预先激活这些肌肉，它们有助于稳定躯干和脊柱，从而支持着膈肌发挥其最佳功能。三维呼吸也能调动胸腔，从而放松过度收缩的表层肌，就如放松腹肌和竖脊肌一样。因此，三维呼吸促进了躯干、脊柱和骨盆的最佳稳定性和活动性。
- *控制。*在 TPC 对齐和改善呼吸之后，必须利用肌筋膜系统（深层和浅层）来完成功能任务。值得注意的是，虽然 DMS 的肌肉能有足够的力量充分控制关节活动，但它们不足以单独提供日常生活中大多数任务所需的控制水平。

为了充分满足体位和运动的要求，必须在深层和表浅肌筋膜系统之间找到平衡。然而肌肉永远不是独立工作的，构成 DMS 的肌肉和构成 SMS 的肌肉之间存在着内在差异。这将是下一个讨论的话题。

### 深层肌筋膜系统（DMS）

顾名思义，DMS 的肌肉和筋膜位于深层，并且倾向于附着在关节附近，它们将筋膜融合到关节囊与韧带相连的网络中。因为这些肌肉的活动需要更加连贯，所以它们的纤维构成在本质上趋向于需要更多的氧。

DMS 的肌肉具有前馈激活（feed forward activity），这意味着它们在运动之前就会预先激活或收缩，以稳定和控制关节运动。由于这些肌肉往往有较高比例的本体感受器，它们能够更好地检测并将关于关节运动的信息反馈给中枢神经系统。DMS 负责进行小的调整，以促进有效的姿态和动作。腰肌、腹横肌、盆底肌、多裂肌和膈肌被归为 DMS 中的肌肉。

### 浅层肌筋膜系统（SMS）

SMS 是由更加表浅的肌肉和包围的筋膜组成的。这个系统内的肌肉是由筋膜相连的，形成了肌筋膜链；这些肌筋膜链主要负责运动并维持更高水平的稳定（图 3.3）。

为了说明 DMS 和 SMS 的协调和作用，将用到弯腰抱孩子这个例子。这个动作需要 TPC 的活动性，当然也需要一定程度的稳定性。在弯腰过程中它主要依靠 DMS 保持关节稳定，在 SMS 中有轻度到中度的激活以离心控制运动，并防止软组织结构的过度牵伸。一旦参与抱孩子的动作，SMS 就会增强激活使 TPC 变得更坚固，并且与 DMS 一起保持稳定来应对关节和软组织结构不断增加的需求。

在上述任务中，TPC 必须保持稳定，以支持自身体重的负荷和孩子的体重，以及与激活相关的动量。然而在捡报纸时，只需要一个低

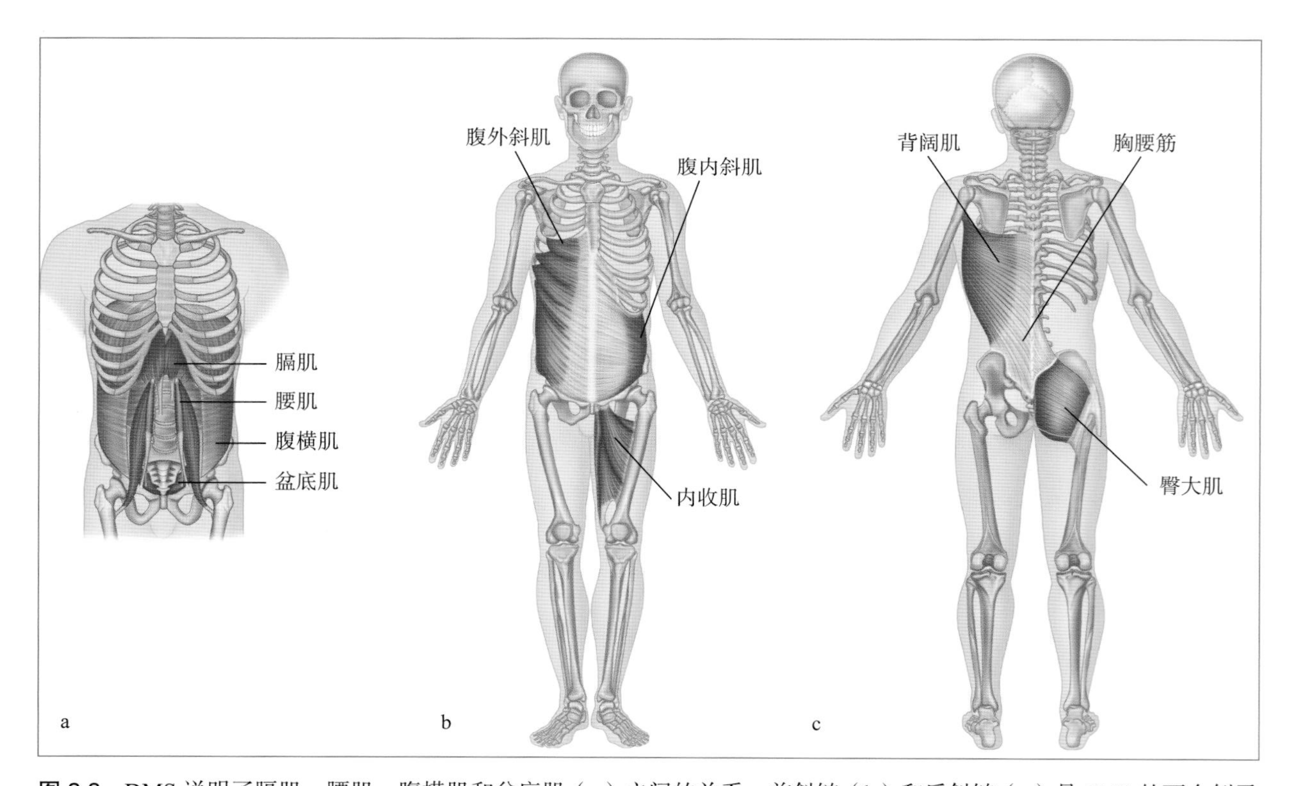


**图 3.3** DMS 说明了膈肌、腰肌、腹横肌和盆底肌（a）之间的关系；前斜链（b）和后斜链（c）是 SMS 的两个例子

水平的SMS激活来完成这个任务。这里强调了最佳核心稳定策略的重要性：它使人能够协调神经–肌筋膜系统，并在不同的复杂度、负荷、速度和持续时间之间有效地转换。

在这个案例中，低水平的稳定性任务与需要中度及更高水平的稳定性任务是有差别的。虽然有许多任务，例如抱起一个孩子时取决于个体整体的力量和稳定性，但是在生活中有一些任务是相对健康的个体所需要的，他们需要一个低水平的稳定策略，即DMS激活更多，而SMS激活更少。低水平的稳定性是必需的，例如静坐、站立、行走、屈曲、旋转和呼吸。

在需要高水平稳定性的活动中SMS激活程度更高，如提起、绷紧准备撞击和加速/减速身体或物体（投掷、拳击或踢，以及挥动球拍、球棒或高尔夫球杆）。

当然，每个任务中内在所需求的水平是不同的。例如，在高尔夫球运动向后挥杆动作中需要一个相对较低的稳定水平（图3.4a）。在摆动或加速阶段，有一个爆发的需求，在冲击的瞬间达到峰值（图3.4b、c）。在减速阶段之后，需求会逐渐下降，直到运动员回到更放松或低需求的状态（图3.4d）。

下表中给出了关于两个肌筋膜系统的总结。

TPC中DMS和SMS特征的比较

| | DMS | SMS |
|---|---|---|
| 大小和位置 | 一般为小肌肉，位于深层到中间水平，直接连接到或接近旋转轴<br>通常连接于节段之间（一个关节节段到相邻关节节段） | 一般为大肌肉，位于中间至表面的水平，与旋转轴的距离更远<br>通常跨越多个关节节段 |
| 纤维组成 | 主要是Ⅰ型肌纤维，氧化（用氧气作为能量）——抗疲劳 | 主要是Ⅱ型肌纤维，糖酵解（用糖原作为能量）——易疲劳 |
| 本体感觉 | 本体感受器的密度较高 | 本体感受器的密度较低 |
| 激活 | 在运动前预先激活，以提供节段关节稳定性 | 在DMS后激活，以产生更大的运动和更高水平的稳定性 |
| 功能 | 关节位置的具体控制与活动<br>无特定的方向性——肌肉激活不受运动方向的影响 | 通常进行非特定的关节稳定和运动<br>特定方向性——肌肉的激活由运动方向决定 |
| 对创伤、炎症或疼痛的反应 | 萎缩、延迟、抑制、耐力下降、易疲劳、控制节段关节位置和运动的能力下降 | 肥厚、高张力、降低激活的阈值——导致关节的静息压力增加和在低水平任务前肌肉过度激活 |
| 肌肉 | 腰肌、腹横肌、膈肌、盆底肌、多裂肌（深层纤维）、腰方肌（深层纤维）、肋间肌、横突间肌、棘间肌、肩袖肌 | 前、后斜链，体侧稳定链，深纵链，浅表屈肌和伸肌链 |

注意：一些肌肉（腰方肌和多裂肌）包含了具有两种特征的纤维，深层的纤维倾向于与DMS有共同的特征，表浅的纤维则更像SMS。

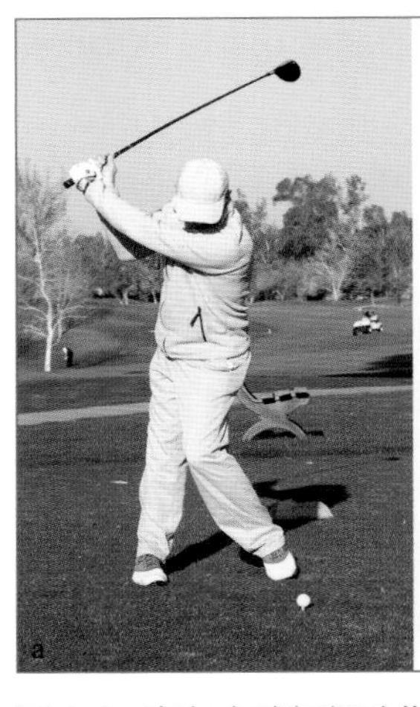

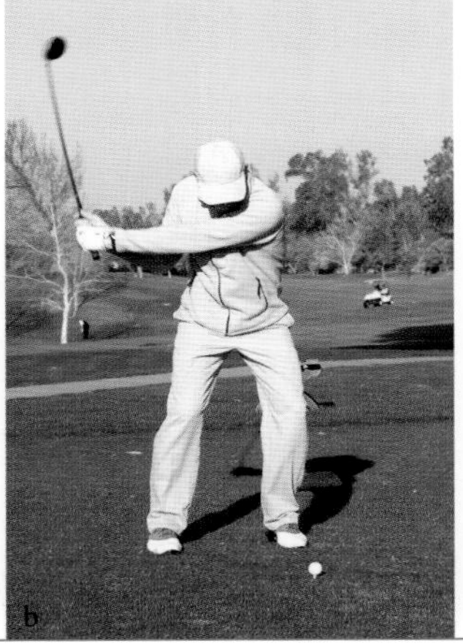

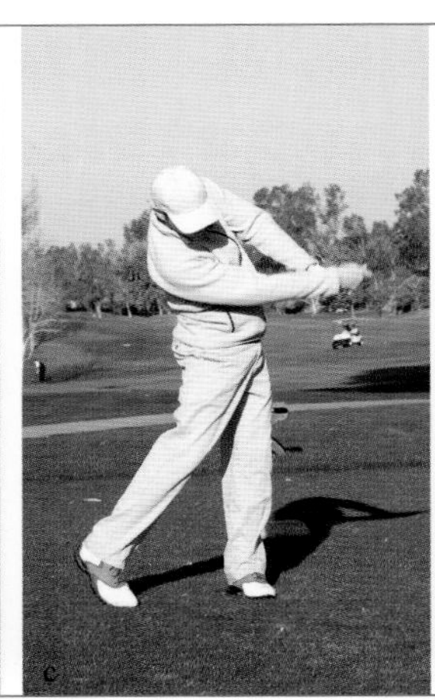

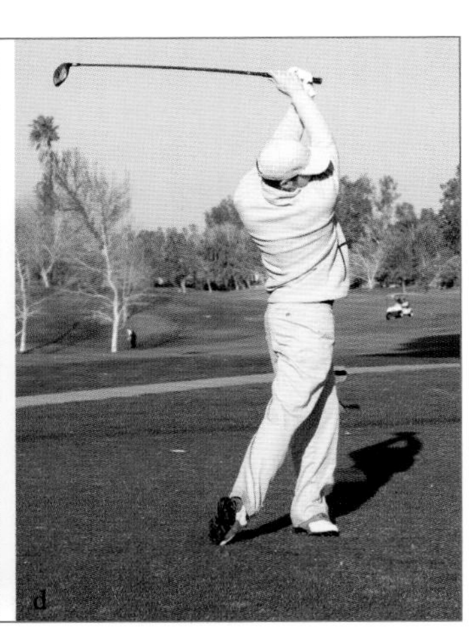


图 3.4 高尔夫球挥杆动作

## 运动控制训练和纠正性训练

在之前的研究中，讨论的首要前提是生活中的所有活动都需要一定程度的 TPC 稳定性。但任务需求的稳定程度和努力程度是不同的。当人没有达到完全的稳定状态，例如没有达到任务要求的效率和（或）不理想时，问题就会出现。

在过去 20 年的研究中，研究人员发现，较深的核心肌肉（包括腰肌、腹横肌、膈肌、多裂肌）在腰痛人群中容易出现延迟、耐力下降和萎缩，（Hodges et al. 2013, Hides et al. 2008, Richardson et al. 2004）。临床上肌肉疼痛已被证明可以立即改变躯干肌肉的前馈反应或预期姿势反应（Hodges et al. 2003）。MRI 证据显示，经历过腰痛和坐骨神经痛的人其较深的肌肉，包括腰方肌和腰肌，往往会出现萎缩（Barker et al. 2004, Ploumis et al. 2011, Seongho et al. 2014）。此外，与那些没有经历过疼痛的人相比，患有慢性腰痛的人更容易出现呼吸功能障碍、膈肌疲劳和膈肌本体感觉障碍（Bordoni and Marelli 2016）。

为了代偿上述的障碍，人体通常会过度激活 SMS。例如，患有慢性腰痛的人倾向于表现出更大的后斜链肌肉激活（Kim et al. 2014）和更大的硬度，与对照组相比，其步态更僵硬且缺乏灵活性（Lamoth et al. 2004）。

在临床上，常发现患有慢性髋关节和腰背肌紧张或疼痛都与 SMS 过度激活有关，包括如下。

- 姿势改变（肋骨前方外扩，站立时整体胸廓僵直，脊柱高张力，浅层臀肌过度激活）。
- 在长度评估中，腰肌过度拉长，肌肉测试时肌力减弱。
- 非最佳呼吸策略［短、浅和（或）快速呼吸］。
- 肌肉增大，在低水平的活动中，浅层腹部肌群和竖脊肌过度激活（如坐位、站立、从地上提起物品、从床上或者在仰卧位时抬腿）。
- 躯干负荷时下沉［瓦氏动作（Valsalva's maneuver）］和腹部膨胀。

为了改善腰肌和 DMS 的功能，从而发展出更佳姿势和运动策略，一个重要方法是将整合运动系统的对齐、呼吸和控制这三个关键原则融入纠正性和功能训练计划中。这些原则在改善运动控制方面是有效的，同时能持续帮助客户发展出更佳姿势和运动策略，提升运动表现，减少与慢性紧张和不适相关的症状。

运动控制训练——集中于改善激活、时序、

持续时间和特定关节控制的练习和策略，作为整体训练计划的一部分，是恢复DMS和SMS之间平衡的重要组成部分。事实证明，在患有腰痛的一般人群和高水平运动员中，针对DMS肌肉的特定训练已被证实在逆转肌萎缩和减少疼痛及失能方面是有用的（Hides et al. 2008, Hides and Stanton 2014, Hodges et al. 2013, Seongo et al. 2014）。研究还表明，针对性运动控制训练可以改善慢性腰痛（Tsao and Hodges 2007）及优秀运动员（Hides et al. 2016, Mendis et al. 2016）的DMS激活（时序）。有趣的是，非针对性的核心训练并没有产生与高针对性的运动控制训练相同的即时效果（Hall et al. 2009）。

正如我们一直在讨论的，当两个肌筋膜系统之间存在失衡时，除非训练特别针对DMS，否则SMS将继续处于优势地位。因此，传统的训练方法继续保持（甚至可以增加）SMS的优势地位（Osar 2015）。临床上，非最佳核心稳定策略是导致DMS和SMS的失衡的常见原因，并导致慢性背部及髋部紧张和（或）不适。因此，运动控制训练成为个体存在DMS和SMS失衡时总体计划中一个特别重要的部分。

虽然让某一肌肉单独收缩是困难的，而且通常不太实际，但当存在运动控制不足［时间延迟、萎缩和（或）疲劳］时，为了改善功能，需要使DMS进行特定的单独激活或更准确地说是优先募集。尽管许多运动控制训练的批评者会说，大脑只知道运动，不可能让肌肉分离开来单独收缩，但越来越多的证据表明，在采用DMS分离单独训练或优先募集时，确实对改善功能和减少疼痛有好处。除了Hodges、Hides和Richardso之前提到的研究外，与那些进行更广泛的腹部和腰部强化项目的人相比，采用腰多裂肌针对性训练在腰痛患者表现出更好的功能结果（Soundararajan and Thankappan 2016）。因此，虽然推荐了许多特定肌肉的训练片段，如腰肌或盆底肌，但本书所提出的训练策略的根本目标是改善深层和浅层肌肉之间的平衡和协调能力，而不是简单地试图分离出某些特定的肌肉。

#### 运动想象和提示在纠正性训练中的作用

深层肌肉是训练的一个重要部分，因为正如已经讨论的，在运动控制不足的情况下，出于代偿，个体会倾向于过度使用SMS，从而增加其激活。过度激活的SMS抑制了DMS的最佳激活，这使人体要改变当前的运动习惯，采取更佳姿势和运动策略也变得更有挑战性。

我们使用了几种方法来提高运动意识和激活DMS。我们一直采用运动想象的方法来解决

#### 临床应用

运动控制训练的另一好处源于这样一个事实：许多传统康复训练和肌力与体能训练计划主要集中训练与DMS相关的SMS。通常康复或训练计划的有效性仅仅取决于与他们开始计划时相比较，个人是否能举起更多的重量，重复更多的次数和（或）移动得更快。虽然有必要，但这些指标并不能准确反映出患者是否在以更高的效率或是减少对身体磨损的模式来执行活动任务。这并不是说增加力量不应该成为训练的一个重要指标和目标。为了公平起见，监测和测量患者在运动质量上的提高往往更具挑战性，而且需要一套先进的技术。然而，当应对慢性紧张、慢性疼痛或运动表现不佳的人时，主要目标应是提高运动效率，并在必要时确定并纠正导致这些问题的非最佳习惯。这是一个主要的原因，将运动控制训练作为一个全面的纠正训练和力量计划的一部分，以帮助客户成功克服与运动质量相关的慢性问题。本书中的许多策略都是为了帮助改善运动控制，是提高客户整体运动质量的一部分。

长期的非最佳姿势和运动习惯，整合运动系统纠正性训练策略（Integrative Movement System Corrective Exercise Strategy）（Osar 2015）将运动想象作为形成和训练更佳姿势和运动策略的方法。

运动想象（也称为心理练习或视觉化）是用思维来模拟人体的一个身体动作或动作完成过程。虽然这种方法通常被用来提高运动员和舞者的表现（Schuster et al. 2011），但运动想象对于激活 DMS 并建立更有效的姿势和运动模式也非常有效（Osar 2015）。由于核心激活改变而继发背痛的舞者应用此技术后已经被证明可以改善核心肌肉激活达到类似于没有腰痛的舞者的状态（Gildea et al. 2015）。

另一种有利于提高 DMS 功能的方法是提示。提示是提升 DMS 功能最重要的策略之一，可以帮助个体提高对姿势和运动习惯的自觉意识，而纠正性训练的最终目标是让改变发生在无意识的水平。有意识地关注姿势、运动和肌肉激活的运动控制训练已经被证明是慢性腰痛康复的有效策略（Hall et al. 2009, Tsao and Hodges 2007, Tsao and Hodges 2008）。

在整个训练部分，你会注意到使用特定的提示可以激活腰肌和 DMS。有 4 种不同的学习类型和学习方式：①语言（练习者需要听到和理解指令）；②视觉（练习者需要观察并思考你想让他们做什么）；③运动觉（练习者需要做运动或触摸他们的身体，以确保准确地形成正确的身体对齐、呼吸和运动模式等）；④混合（大多数练习者是以上两种或以上所有类型的组合）。用视觉、语言提示和运动觉进行试验，确定哪一种（或更多）方式会产生最佳反应。

使用运动觉和语言提示的例子，如改善髋铰链（图 3.5）。引导练习者将注意力集中在髋部（股骨）相对于骨盆的位置。练习者听到语言提示要求“放松”髋后侧肌肉，以减少髋后侧肌肉的紧张感，并在髋部位置“向后坐”，以获得最佳的髋铰链和屈曲模式。

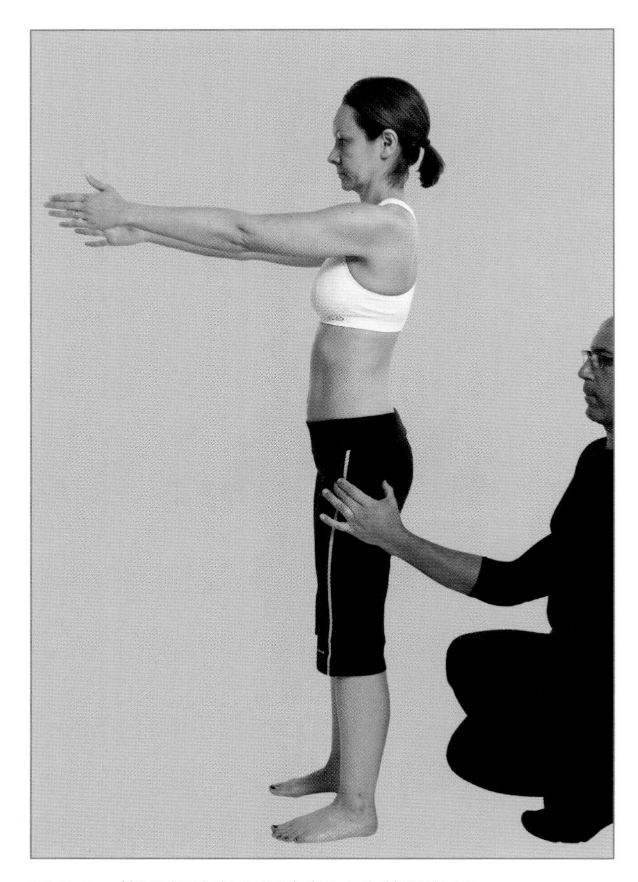

**图 3.5** 使用运动觉和语言提示改善髋铰链

为了减少胸腰部的伸展和 TPC 的过度压缩继而使竖脊肌和（或）背阔肌过度激活，练习者被提示“在肋骨之间创造空间”或“吸气使 TPC 纵向伸展（类似悬浮于气体上）并吸气到腋窝区域”（图 3.6）。对于那些在坐位、下蹲、硬拉时有慢性背部紧张或不适的人，这些都是有效的提示。

此外，DMS 倾向于对内部提示或语言提示产生更好的反应，这些提示利用了大脑产生意识，并与身体的深层区域和肌肉建立联系（Osar 2015, Osar and Bussard 2016）。SMS 倾向于更好地响应动作命令和外部提示，如支撑、挤压和更努力（Osar 2015, Osar and Bussard 2016）。而外部指令和提示，像“助跑器”，已被证明在改善运动或者特定任务的技能方面较优，如短跑

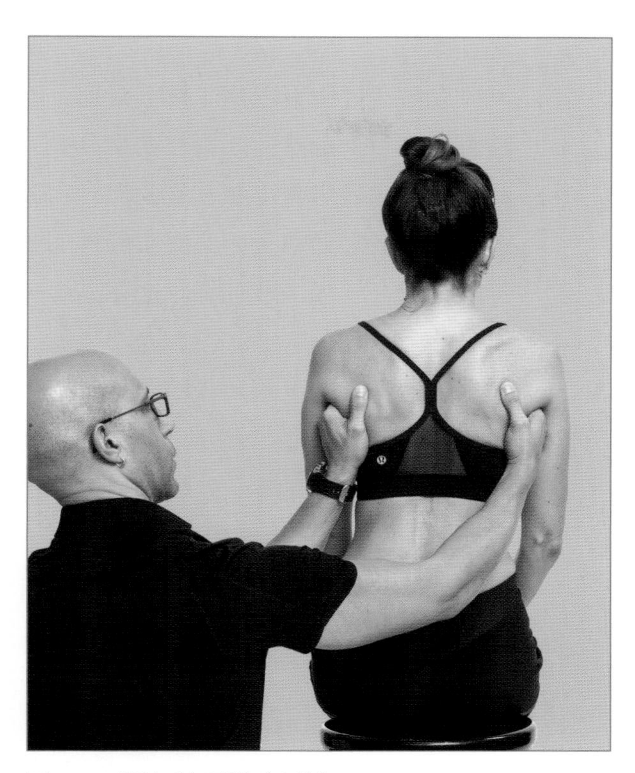

图 3.6　提示呼气到腋窝区域

（Benz et al. 2016），临床经验表明，当试图激活 DMS 或发展更高效的姿势和运动时，外部提示效果低于内部提示。对有长期姿势问题和运动障碍的人，内部提示倾向于促进产生更好的神经运动连接，而外部提示倾向于使人体持续保持习惯模式。

本书中所使用的提示是经过修改的内容，由行业内最好的运动控制教师修改，包括但不限于 Linda Joy Lee（Ph.D.、PT）、Diane Lee（PT）、Paul Hodges、Gwendolyn Jull，还有同事 Ed Flaherty（PT、CMT）、Judy Florendo，DPT（盆底专家）、Sara Fisher（CPT、IMS，前专业舞者）和 Jenice Mattek（LMT、IMS）。

### 提示的重点

注意避免给予过度提示：过度提示会导致沮丧和不满意的临床结果。虽然正确的暗示有助于激发更理想的姿势或运动策略，但过多的提示会使人不知如何做。这可能会导致人思考过多或过度处理，实际上会让姿势或运动模式恶化。

选择一条（最多两条）最能解决个人主要问题的提示；只要有效就使用这个提示，但随着相关的发展和临床医师/培训师逐渐了解了客户如何最好地学习和反应，就可以根据情况改变和（或）尝试其他提示。

### DMS 和 SMS 的激活提示

激活 DMS 和 SMS 不同提示的比较，如下表。

| 激活 DMS 和 SMS 的提示 | |
|---|---|
| DMS | SMS |
| 对语言和视觉化的提示反应更好，包括“设想”“联系”“感觉”“想象”“启发” | 对行为或动作提示反应更好，如“收紧”“撑住”“抓紧”“用力”“再来”“推动” |

下面列出了激活 DMS 某些肌肉的具体提于示。可以使用图片和（或）模型来教育客户，促进其学习和认识这些肌肉。因为这些肌肉位置比较深，一般比较难以触及，而且它们周围的感知觉相对较差，因此当使用触觉提示或触诊技术时一定要得到客户允许并且在治疗人员的执业范畴内。

- 腰肌
  - 改善脊柱稳定性：“想象有一根线连接了腰部每一块脊椎的前面。现在，不要动，想象轻轻地向头部拉这根线。”
  - 改善髋关节共轴：“想象一根线从脊柱的前部连接到髋关节前方（股骨头）。现在轻轻地将股骨头拉进髋臼。”（图 3.7）
- 腹横肌
  - “将腹横肌想象成覆盖在下腹部的一层

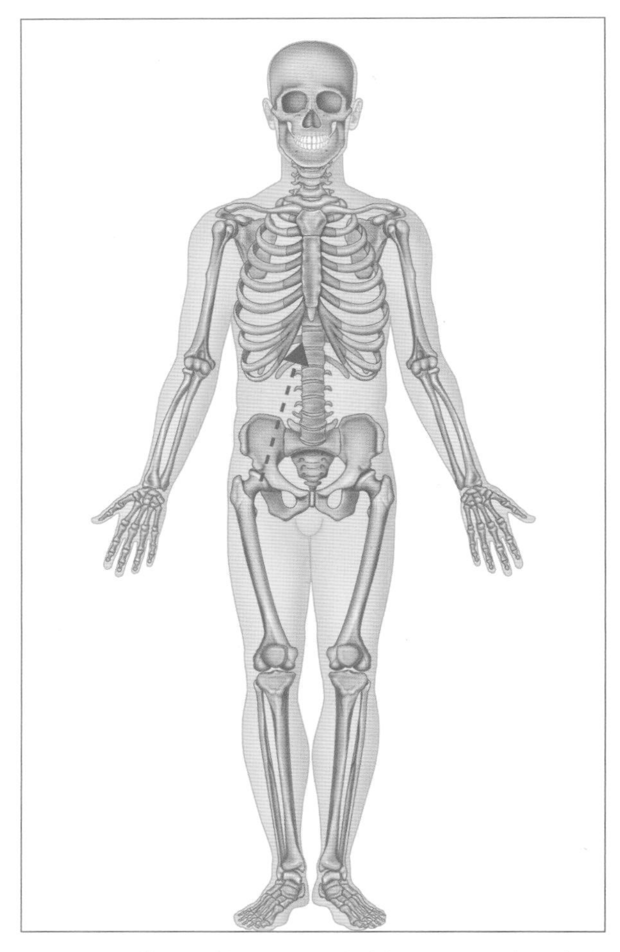

图 3.7 改善腰肌激活的一个有效提示是，想象一条线连接髋部和脊柱，并将股骨头拉入髋臼

保鲜膜。绷紧下腹部就像在轻轻地收紧这层保鲜膜。”

- “想象有一根线连接着你的左右侧髂前上棘。髂前上棘彼此分离时，这根线会轻轻地绷紧。”

- 多裂肌
  - “想象有一根线从你的腹部前方连接到脊柱后方。想象向着你的脊柱方向轻轻地拉这根线。”
  - 触诊：医师将手指放在脊柱棘突的两侧，并提示客户“轻轻地充满我手指下方的空间”或者“将你的腹横肌与我的手指用一根线连接起来，并水平延长。”
- 盆底肌
  - 一般激活：使用图片非常有帮助，因为这是一个敏感的区域。往往一般人不认为此处附着可触及的肌肉。临床上我们最常见的激活盆底肌的做法要同时配合呼吸调整训练。这在三维呼吸章会讨论。
  - 另外，需要注意的是我们要尽量用简洁的提示语，如：“想象一根线从你的耻骨连接连到尾骨。轻轻地拉紧那根线。现在，吸气，绷紧。”

  对于女性：“轻轻地收紧你的阴道壁或会阴（阴道和肛门之间的区域）。现在吸气到，绷紧。”

  对于男性：“轻度收紧会阴（睾丸和肛门之间的区域）。现在，绷紧。”

  注意：虽然很多人都这么做，但是像“想象你在小便，然后尝试中断尿流”这样的提示，现在却很少使用了。在与几位盆底治疗专家讨论后，他们认为这些类型的提示倾向于过度使用错误的肌肉，训练了盆底肌的非最佳反应。然而，如果客户一直就诊盆底治疗师，并得到了具体使用指导，那么继续使用这些指导。允许客户继续使用他们已经成功使用的和（或）专家制定的提示。

一旦肌肉被激活，身体会协调肌肉等长收缩与三维呼吸。这是建立呼吸和肌肉激活之间的协调，并将其整合入神经运动模式的重要部分。

#### 激活腰肌

腰肌将以相似的方式在 DMS 静息时激活。在这些功能协同肌——腹外斜肌、臀肌和髂肌的募集激活之前，应该优先激活 DMS，如腹横肌、盆底肌、多裂肌纤维和腰肌。在训练期间

## 临床应用

有讨论将提示作为提高能力最好的方法。有研究支持使用内外的提示来提高运动表现，如在短跑和提起重物。

我们发现在康复和训练环境利用这两种提示是有利的。过去 18 年在芝加哥专业舞蹈公司工作观察排练的时候，我发现内部提示常常被使用到。我的密友和同事 Sara Fisher，认证整合运动系统专家和前职业运动专家、舞者分享内部提示的使用，自她早期跳舞以来一直很有帮助，帮助她在体内建立更强大的联系。几乎每一位在临床上看到的舞者都有相似的舞蹈训练经验。

与其争论哪种类型的提示更有效，不如找到最好的方式把这两种类型的提示结合到训练方案中。下面是使用这两种提示在纠正性训练和训练方案的示例。虽然有几个不同的提示事例，记住不要过多提示你的客户。选择最适合客户的一个提示（或最多两个）。

在跑步时一直存在慢性紧绷和不适的案例：Rachel 是一位 35 岁的跑者。她使用的一种非最佳呼吸策略，其 DMS 能力很差。单腿站立时，她不能保持稳定，倾向于在低水平任务中过度使用 SMS，如在单腿站立屈曲髋关节。跑步时，她往往保持胸部伸展，令骨盆后倾。这些发现恰好可以与她存在慢性髋关节和背部功能障碍联系起来，她自己也感觉到能力的减弱。

软组织松解后，她被提示去放松 SMS。使用内部提示，如“让紧张感消失”或“软化你的身体”。下一步，指导她进行三维呼吸和腰肌激活，以改善髋关节分离运动，利用内部提示，比如“想象从你脊柱到髋部前面连接一根线，然后通过这条线把腿抬高”或者“尝试以漂浮感将腿抬起来”（理解为轻柔温和地运动）。

在跑步时防止胸椎过度伸展，她会被提示：“延长头部后方使胸部放松。”抬起腿时，提示“持续保持脊柱状态”。想象我们以漂浮状态抬腿时使用腰肌的提示，可以帮助我们改善单腿站立时的直立对齐和腰肌使用。

一旦到跑步机上将早期的纠正性训练策略运用到跑步模式时，她将提示自己“保持背部挺直和胸部放松”以维持脊柱对齐。现在她有了一个更好的内部提示连接到她的 DMS，她的重点将转向外部，目标将是改善跑步力学模式。一个常见的外部提示改善髋关节伸展和足部的调整是“足通过地面时，好像是在踢脚后面的鹅卵石”。你还可以演示此技术，以便她具有正确的视觉图像，并且能够更准确地复制你的提示。

这是一个用内部和外部提示最大限度纠正运动的例子，以及如何将它们整合到我们的客户及患者需要和想要做的功能训练模式上。

优先激活腰肌，而不是使浅表髋屈肌群（股直肌和阔筋膜张肌）或内收肌同时参与。

- 仰卧位下将一侧腿放在瑞士球或椅子上，提示个体激活 DMS（使用上文图表中最适当的提示）。
- 用一只手触摸练习者髋前侧，以确保他没有激活股直肌、阔筋膜张肌或内收肌（图 3.8a）。应该想象用一根深的线从脊柱前侧连接到髋部的前侧靠近腹股沟，腹股沟在腰肌到股骨粗隆的位置。
- 保持 DMS 激活，慢慢地滚动球或让腿沿着椅子滑动（屈曲髋关节），并返回到起始位置（图 3.8b）。在保持 DMS 和 SMS 平衡协调时将膝拉向躯干。

保持 DMS 的激活，并在重复的过程中练习三维呼吸。在保持腰肌激活，腿在全关节活动范围内运动，同时最小化募集浅层髋屈肌。建议 2~3 组，重复 5~10 次。一旦激活后，必须将腰肌调整到核心训练过程中，将其功能与 DMS 和 SMS 结合起来。

关于腰肌激活的示范视频，请访问 www.IIHFE.com/the-psoas-solution。

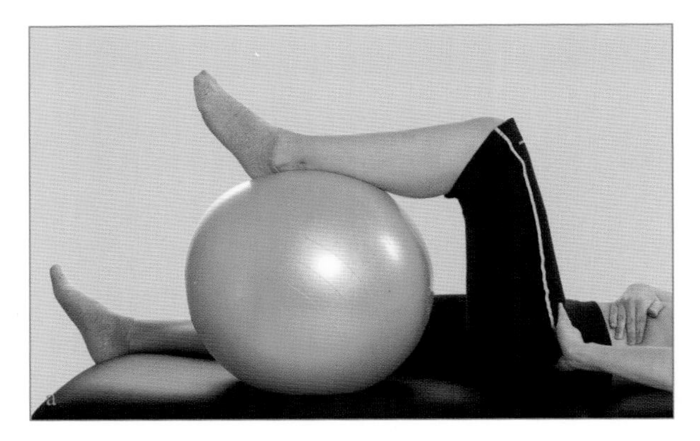

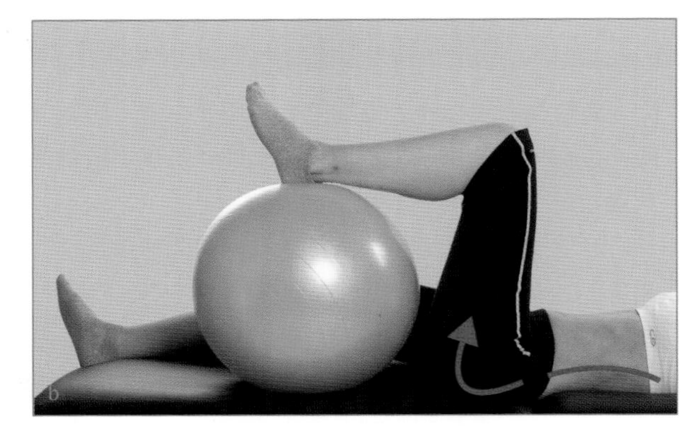

图 3.8 腰肌伴随髋关节屈曲而被激活——在这一过程中观察当在屈曲髋关节时（a），浅层髋屈肌没有被过度使用并保持脊柱在整个运动模式中对齐（b）

### 腰肌的双重作用

如前所述，腰肌在稳定 TPC，以及对齐和控制髋部方面发挥着不可或缺的作用。回想一下，髋关节是球窝关节，因此具有动态的运动范围。虽然这种设计提供了一定程度的固有稳定性，为了让这些关节具有静态和动态共轴也需要肌筋膜的控制。作为 DMS 的一部分，腰肌提供了相当大的稳定性。

在腰肌功能解剖章（第 1 章），我们讨论了腰肌是怎样帮助将股骨头控制在髋臼内。例如，在髋关节外展时，腰肌将股骨头稳定在髋臼内共轴，这样，其他髋关节屈肌——髂肌、股直肌、阔筋膜张肌——实际上可以屈曲髋关节。以这样的方式，腰肌有助于确保髋关节屈曲是平稳、协调、高效的。以下一系列的运动模式将描述腰肌如何参与其 TPC 稳定的双重角色。

## 快乐宝贝

骨盆倾斜模式（第 2 章）有助于增强觉察和控制从而实现更好的骨盆和脊柱中立位对齐。三维呼吸有助于提高膈肌和其他呼吸肌的效率。因为其神经和筋膜连接到膈肌，三维呼吸有助于激活腰肌在 TPC 的稳定和控制性。快乐宝贝模式介绍如何将腰肌与躯干、脊柱、骨盆和髋部的稳定性联系起来。

在快乐宝贝模式中，腰肌有助于实现最佳运动表现，主要有三种方式：

1. 当髋部抬高和降低时，腰肌有助于稳定和维持腰椎前凸，从而防止脊柱屈曲（腰椎变平）或胸腰段伸展。

2. 腰肌有助于维持中立位时的骨盆对齐（骨盆前倾），从而防止骨盆后倾时髋部屈曲，并防止被降低时过度的前倾。

3. 腰肌和臀肌有助于将股骨头固定在髋臼内；它们一起确保最佳的髋关节屈曲（髋关节铰链），并通过这个模式保持中立位的骨盆和脊柱对齐。

在第 2 章中，我们使用快乐宝贝姿势和腿部支撑来训练三维呼吸。现在我们将使用类似的姿势，进一步使腰肌参与髋关节的控制。髋关节屈曲快乐宝贝模式的目标有 3 个：

1. 负荷下训练腰肌和 DMS 在控制中立位 TPC 对齐——此示例中为双腿。

2. 协调三维呼吸下的 DMS 激活，平衡激活 DMS、SMS。

3. 在髋关节分离训练中练习激活腰肌（当腿抬起时屈髋，当腿降低时离心控制）和手臂运动模式中肩分离。

**建立快乐宝贝模式**

- 从仰卧位开始，双腿支撑在瑞士球、咖啡桌或椅子上，或将双脚平放在墙上（图3.9）。应该尽可能地达到中立位。回想一下，中立位是骨盆在一个轻微的前倾位置，脊柱的曲线保持——颈椎和腰椎是前凸的，胸部与骨盆是对齐的。我们不想看到在快乐宝贝模式中TPC对齐任何一点发生任何变化。
- 如第2章所述，在腿支撑快乐宝贝模式中，存在髋部紧绷或活动受限的客户，应保证其能够实现中立位对齐。这通常也意味着他们屈曲髋的力量较小。此外，一些客户将需要在他们的头部和颈下放一个垫枕，以便更好地与躯干对齐。
- 抬起一侧腿：一旦摆好位置，开始三维呼吸。为客户创建一个针对腰肌的位置和功能的视觉图像。我们常给客户的提示是："想象一根线从你的脊柱前面连接到髋部前面。想象一下，你的腿很轻，你的腿是通过这根线提起的。"

客户从球表面上抬起一腿，并使用先前的视觉化方法将其放回去（图3.10）。为了改善腰肌的离心控制，他们被提示："想象你的腿很轻，并利用这根线把你的腿放回到球面上。"

另一侧腿重复该顺序，两侧交替进行，直到客户每侧已进行5~10次并且没有代偿。一旦他们每侧至少重复5次且没有代偿时，就可以进阶到抬起两条腿。

- 抬起另一侧腿：使用与上面相同的提

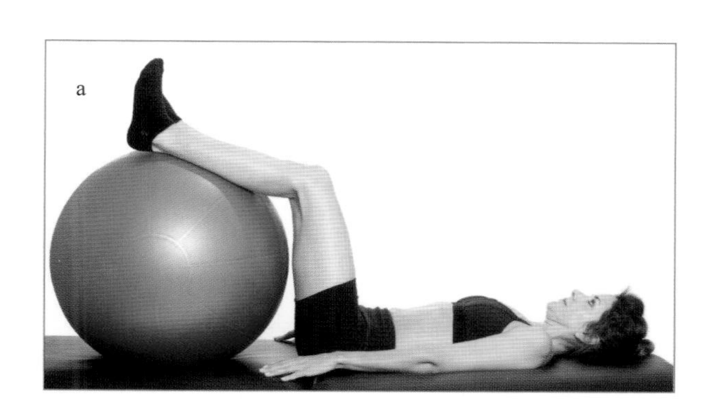


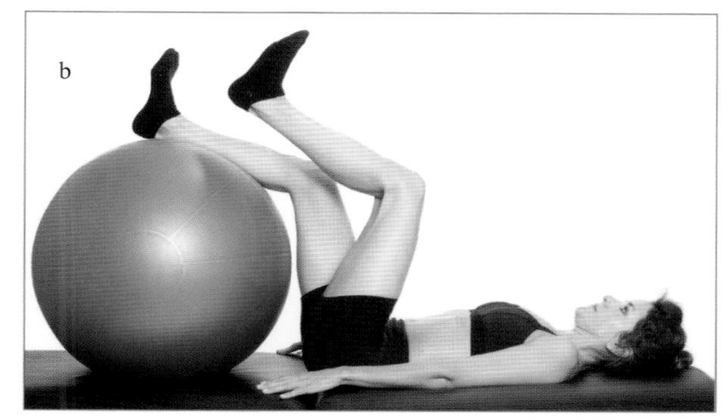


**图3.10**　快乐宝贝腿支撑瑞士球——单抬腿起

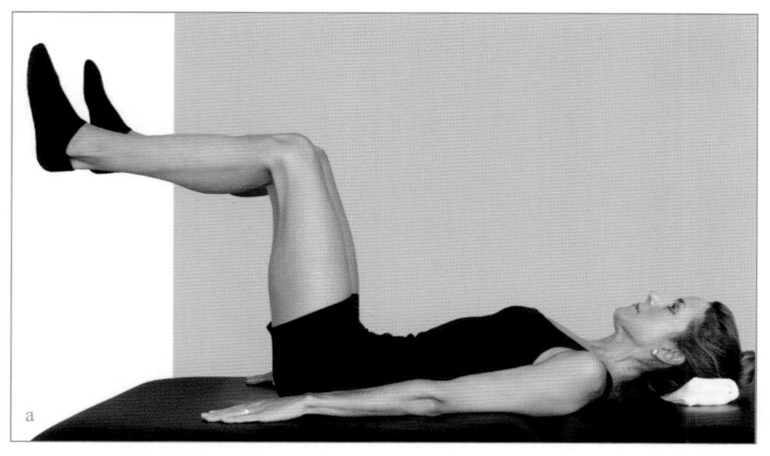


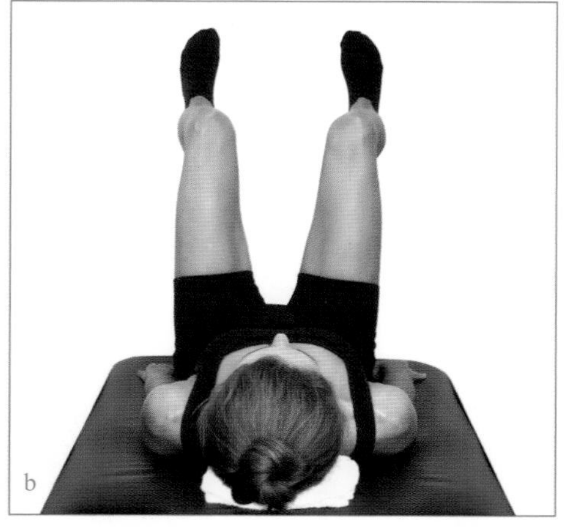


**图3.9**　快乐宝贝姿势中双脚踩墙——是模式的首选姿势，因为人们可以将腿分开与肩同宽，并通常促进髋部的放松。客户越接近墙壁越好，这样他们的脊柱处于所能达到的最中立的位置；使用毛巾卷支撑使头部、颈部与TPC对齐

示，抬起一侧腿，然后慢慢抬起另一侧腿，这样两腿都没有支撑（图 3.11）。在这个位置上，让练习者进行 3~5 次腹式呼吸，然后把腿放回到球的表面，一次放回一条腿。同样整个过程中脊柱、骨盆或髋部保持对齐，不应改变。有些人可能在双腿抬高的情况下只能完成一次呼吸——这种情况下，让他们只做一次并逐渐使他们发展到能够进行 3~5 个腹式呼吸来完成该模式的目标。

- 快乐宝贝无支撑体位——在这个位置上，客户的头部和颈部与 TPC 对齐，并且髋部屈曲打开与肩同宽（图 3.12）。手臂抬起使得肩胛骨的背面与治疗床接触。客户应该能够保持这一姿势并且同时保持相对轻松的三维呼吸。

关于快乐宝贝模式的示范视频，请访问 www.IIHFE.com/the-Psoas-solution。

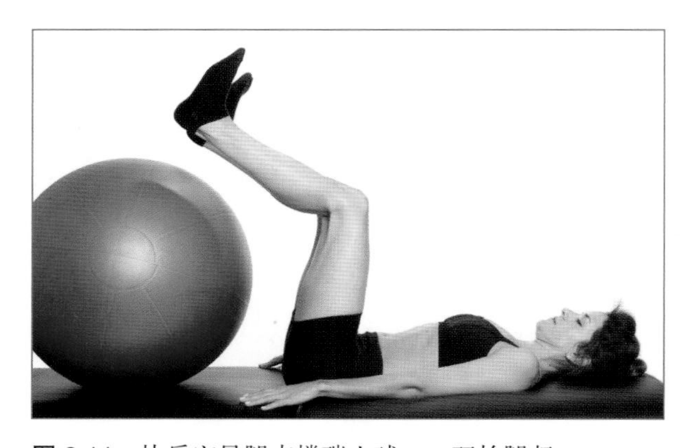

**图 3.11** 快乐宝贝腿支撑瑞士球——双抬腿起

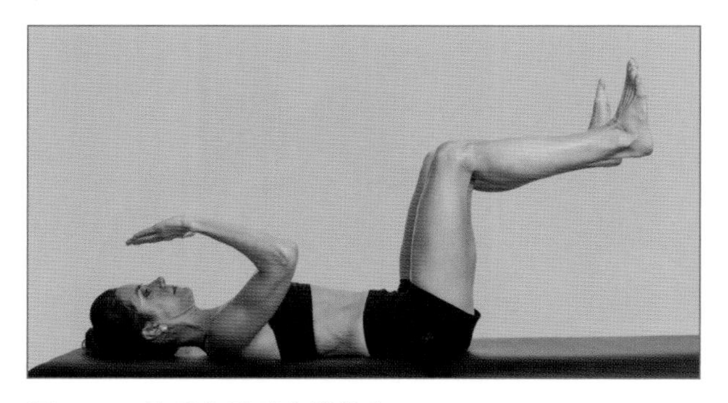

**图 3.12** 快乐宝贝无支撑体位

- 有几种方法可以确定腰肌是否被激活，以及当客户抬起和（或）降低腿部时，髋关节是否保持共轴：
  - 注意用力的程度，一个共轴良好的髋关节不需太过用力或收缩浅层髋屈肌就可以屈曲。
  - 髋关节屈曲时，骨盆和脊柱保持固定。
  - 当髋关节部提起时，髋部似乎向后下降，同时骨盆对齐没有变化。
  - 当髋关节屈曲时，触诊感觉髋下沉到髋臼中。
  - 用一只手触诊浅层髋屈肌，另一只手触诊腰肌（在脐和腹股沟韧带之间），注意腰肌的激活（手指下的肌肉在腿部运动之前即开始收缩）。

### 快乐宝贝模式中常见的功能障碍表现

当客户按照快乐宝贝模式训练时，有三个常见的问题。主要是与客户代偿腰肌和深层肌筋膜控制不足有关。

1. 丧失中立位对齐。最常见的代偿模式是人体在胸腰连结（thoracolumbar junction, TLJ）伸展和（或）向后骨盆和屈曲腰椎。这是由非最佳 TPC 稳定和（或）非最佳髋关节分离（能够独立于骨盆移动股骨）引起的。你也会注意到他们的头、颈和（或）肩的位置都有变化，因为募集了脊柱和胸部的肌肉作为支持。

   a. 提示客户如何通过将腰肌视为连接脊柱和髋部的线以保持控制。然后，他们将使用这根连接线来抬起和降低腿。

   b. 让客户呼吸以控制内部压力，然后重复。建议他们吸气时抬起腿，呼气时放低腿。

   c. 不要害怕模式降阶。由于许多人已经从使用非最佳策略中变得强壮，让他们从一次举起一条腿开始，或者简单地滑动腿而不是抬起一条腿。即使只是髋关节开始屈曲，而不是实际抬起腿，也是一种有效重新训练腰肌激活的策略。

d. 放松脊柱、骨盆和（或）髋周围长期绷紧的肌肉，用泡沫轴或通过触觉提示也是有益的。例如，可以提示他们"让你的坐骨结节（或坐骨）之间的距离变宽"或者"当你抬起腿时想象你的髋关节就像一个轴上的轮子——腿（轮子）在骨盆（轴）周围转动。"

2. 腹部膨出。腹部膨出是非最佳核心稳定策略中最常见和最具指示性的表现。用力时——实际上是进行瓦氏动作——用于TPC的稳定，而不是使用最佳内部压力稳定策略，从而导致腹部膨出。你通常会注意到客户脸上红斑（脸红）增加和无法说话，因为他们过于紧张和用尽全力。要解决这一问题，请使用前面的任意一条提示来帮助控制这个问题，特别是调整他们的呼吸。

a. 通过演示提示个人意识到腹横肌或盆底的位置。在模型上或者图片上展示腹横肌如何包绕核心、盆底肌如何覆盖骨盆底部、它与膈肌的结构如何类似。

b. 尝试前面的提示来激活DMS，看看哪一个最能与你的客户产生共鸣。

保持视觉化效果，让客户重复将腿抬起来，看看是否提高了运动的质量。如果这些提示对他们的控制没有帮助，那可能是因为对于这个人来说，此模式的难度太高，无法做到；在本例中，请选择下文描述的手臂运动模式。

3. 过多使用浅层髋屈肌群。因为深层和浅层肌筋膜系统之间的协调不好，许多人没有用一个好的策略来抬起他们的腿，会过度使用浅层髋屈肌群。这可能会导致张力加大，在髋关节屈曲时，他们的浅层髋屈肌群紧绷，甚至痉挛；正如前面所提到的，这是造成髋臼撞击综合征的常见原因之一（见附录V）。为了改善腰肌激活和两种肌筋膜系统之间的平衡，尝试如下。

a. 触诊和（或）让客户触摸他们的浅层髋屈肌群——股直肌和阔筋膜张肌——并让他们想象用连接线抬起腿，同时提示他们"放松"浅层肌肉。他们应该能够在浅层肌肉收缩之前开始屈曲髋关节。

b. 使用之前的腰肌、腹横肌和（或）盆底肌的提示让他们重复髋关节屈曲。

c. 泡沫轴和（或）松解髋周围紧张的肌肉，并重复使用前面的提示。

## 落踵

一旦练习者展现出熟练的快乐宝贝姿势（他们必须能够保持他们的腿在快乐宝贝模式的位置至少3组，每组3~5次呼吸且没有代偿），可以进展到落踵模式。落踵模式增加了腰肌在TPC稳定和控制髋关节屈伸中的作用。再次提示，要确保患者在整个模式中保持TPC和髋部对齐并进行三维呼吸。

### 建立落踵模式

- 从仰卧开始，双腿支撑在瑞士球、桌子或椅子上，或者将脚平放在墙面上。身体的位置应该尽可能地接近中立位。接下来，一次抬起一条腿，并保持腿处于屈曲位——类似于之前描述的在快乐宝贝模式里的姿势。
- 从这个姿势开始，一次放下一条腿，直到足跟接触到治疗床表面，然后将腿收回到起始位置（图3.13）。再把另一条腿放下，之后收回到起始位置。如前所述，脊柱、骨盆或髋部的对齐在整个模式中不应发生变化。
- 只要能够保持TPC中立位对齐和保持三维呼吸，就可以重复这个练习。一定要监督防止发生前面在快乐宝贝模式中出现的相同的代偿。

欲了解落踵模式的示范视频，请访问www.

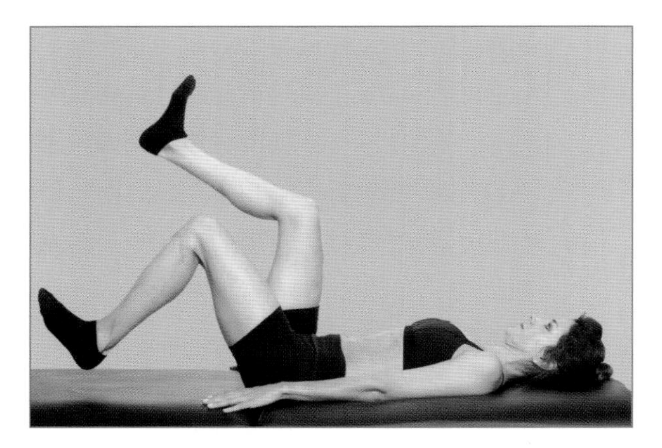

图 3.13 建立落踵模式

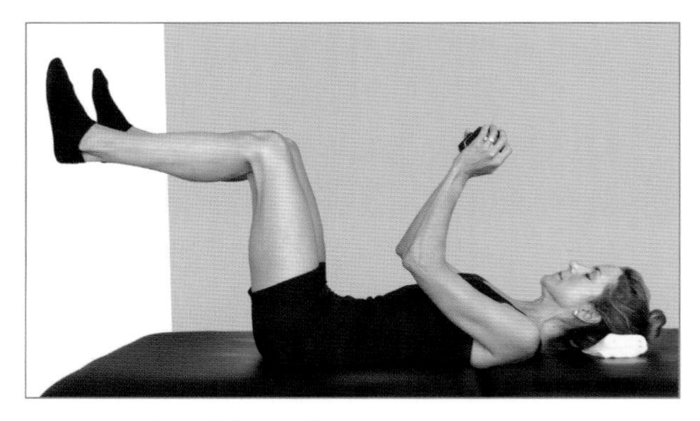

图 3.14 建立手臂运动模式

IIHFE.com/the-psoas-solutions。

## 手臂运动

虽然腰肌本身没有参与肩部的运动，但与之前的模式一样，它能稳定 TPC，对抗手臂运动和其他外部负荷。由于对核心和肩关节稳定有益处，实际上在我们的实践中，每一位练习者都使用了快乐宝贝结合手臂运动模式。

手臂运动的好处包括：

- 快乐宝贝模式的许多好处也得到了实现——TPC 稳定和三维呼吸时肢体运动——不需要实际抬起腿。
- TPC 中立位对齐下训练腰肌和 DMS 控制是通过手臂的过头运动来训练的，过头运动中的控制对于日常生活、锻炼和体育运动是必不可少的。
- 在一个稳定核心的基础上进行背阔肌离心延长训练——太多的背阔肌训练是在 TPC 没有对齐的情况下进行的。

### 建立手臂运动模式

- 首先仰卧，双腿支撑在桌子、椅子上或双脚平放在墙面上（图 3.14）。身体的位置应尽可能接近中立位。回想一下，骨盆处有轻微前倾，脊柱的曲线保持不变（颈椎和腰椎前凸，胸腔与骨盆对齐）。手臂的运动不应导致 TPC 对齐发生任何变化。
- 握住普拉提环、瑜伽块或轻哑铃，并将其置于胸部上方。能够抬起腿的练习者使用前文描述的策略；那些不能抬起腿的练习者如果能保持三维呼吸，则腿可以放在支撑位置。
- 先深吸气，在呼气时举起手臂（图 3.15a）。在手臂的运动过程中，要保持 TPC 对齐，并且不要绷紧腹壁。在下一次吸气时，再把手臂带回到起始位置。这个呼吸模式是由大约 4 秒的离心运动（上举手臂到头顶）和 2 秒将手臂放回起始位置（向心性运动）组成。在做这个动作时肘间距应保持相等（图 3.15b）。

进行动作见图 3.16。

关于手臂运动模式的示范视频，可以访问 www.IIHFE.com/the-psoas-solution。

### 手臂运动模式中常见的功能障碍表现

类似前面所讨论的快乐宝贝模式中的代偿可能发生在手臂运动模式中。最常见的问题是胸腰椎伸展导致过度的胸腔外扩，是由手臂被带到头顶以上的位置引起。通常原因是以下三者之一，但使用方法得当很容易被纠正。

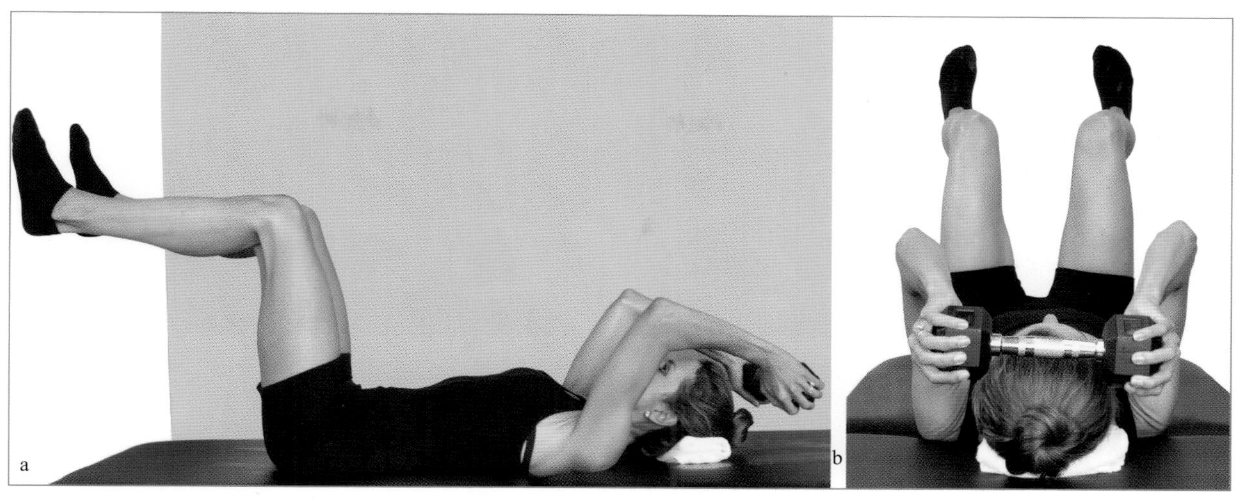

图 3.15　快乐宝贝支撑体位屈臂上举——整个模式应保持 TPC 对齐

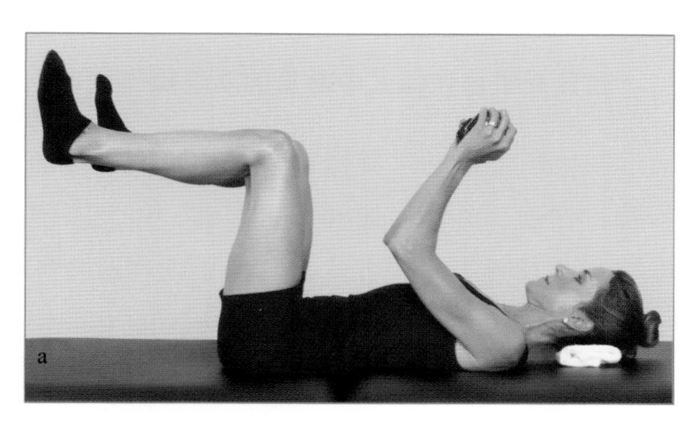

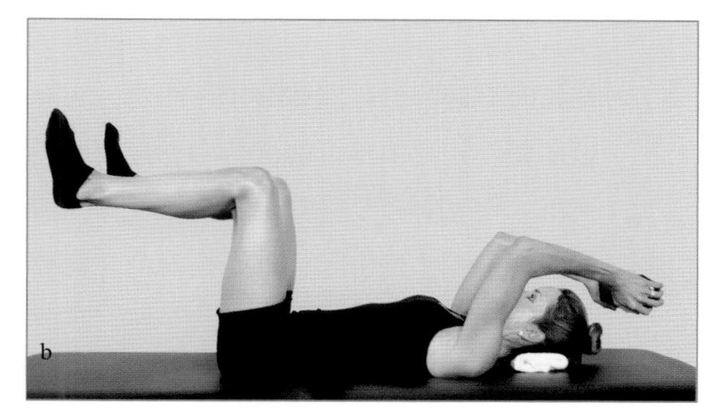

图 3.16　快乐宝贝无支撑体位屈臂上举——应该能够在整个模式中保持对齐、三维呼吸和 TPC 控制

1. 稳定 TPC 并过头举的运动控制还没有建立（或在模式过程中运动控制不足）。这些人在进阶手臂运动之前需要被指导或提示如何呼吸和激活 DMS。

2. 练习者背阔肌长度不足。手法松解、泡沫轴滚压或轻轻拉伸并使 TPC 对齐可以帮助改善背阔肌长度。在背阔肌被放松后重复这个模式，并注意患者是否能够保持 TPC 对齐。

3. 阻力和（或）关节活动范围太大。降低阻力和（或）减小关节活动范围时，注意个体是否能更好地保持 TPC 对齐。

## 手臂运动合并落踵

当练习者快乐宝贝合并手臂运动的动作熟练后，可以进阶到手臂运动合并落踵模式（图 3.17）。同样，要确保练习者在四肢运动时保持 TPC 对齐与三维呼吸。

## 改良死虫动作

改良死虫动作（Modified Dead Bug）是恰当的命名，因为它是对传统死虫动作的修改。而且改良死虫动作比传统版有以下几个好处。

1. 对于大多数人来说，相较于在四肢运动的传统版本中试图控制 TPC 的情况，改良死虫动作更注重 TPC 控制和腿部运动。

2. 由于轻轻抵住墙壁的动作，改良的死虫动作通常更容易调动核心肌肉和控制 TPC 对齐。在髋关节运动控制中，抵住墙壁也可以使 TLJ 更加稳定并激活腰肌。

3. 通过轻轻抵住墙壁，改良死虫动作可以

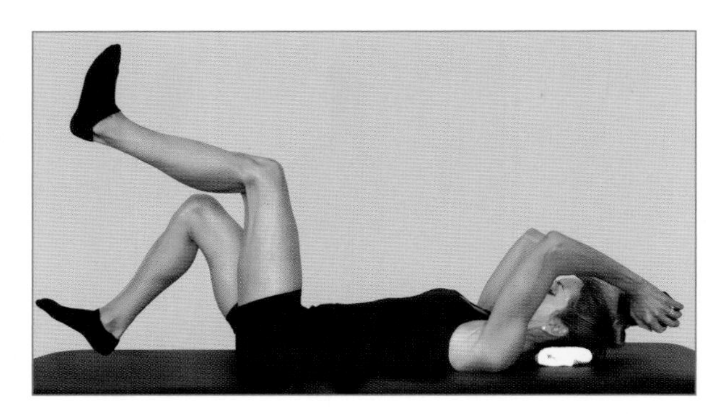

图 3.17 手臂运动合并落踵：与之前的模式一样，手臂和腿的运动不改变 TPC 对齐

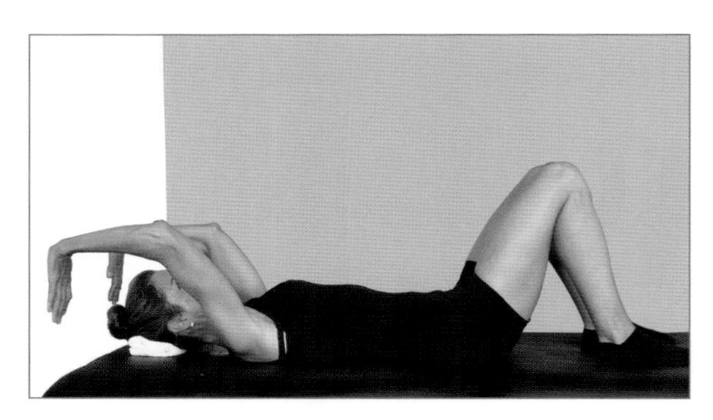

图 3.18 改良死虫动作：仰卧位

协调控制 TPC 对齐与过头举及三维呼吸。

### 建立改良死虫动作模式

- 开始时呈仰卧位，双腿处于屈曲位，头靠近墙壁。让身体尽可能保持中立位。回想一下，中立对齐是骨盆轻度前倾，脊柱曲线保持不变（颈椎和腰椎脊柱前凸，胸廓与骨盆对齐）。与之前的模式一样，在改良死虫动作模式中，任何时候都不应该改变 TPC 对齐。
- 进行几次三维呼吸；吸气时，举起手臂，将手掌伸平抵在墙上（图 3.18），轻轻地按压墙壁，并在休息和重复之前多做几次呼吸。
- 类似快乐宝贝模式常呈现出的姿势，练习者可以配合抬腿。在吸气时将一侧腿抬起来，在呼气时把它放回床面，然后另一侧腿重复这个过程。
- 如果练习者表现出最佳对齐和控制，他们就能抬起双腿，同时保持双腿抬高（图 3.19）进行 1~5 次呼吸。在保持双腿抬高和双腿交替上升，下降时确保控制住 TPC 对齐和呼吸。
- 这种模式可以通过落踵和（或）稍远离墙面来进行（图 3.20）。确保练习者在整个模式中保持 TPC 对齐和呼吸。

关于改良死虫动作的示范视频可以访问 www.IIHFF.com/the-psoas-solution。

### 改良死虫动作模式中常见的功能障碍表现

在快乐宝贝和手臂运动模式中可能出现的胸腰椎伸展、骨盆后倾和腰椎屈曲，以及不能维持三维呼吸等代偿方式都可能出现在改良死虫动作模式中。使用在其他模式中提到的相同纠

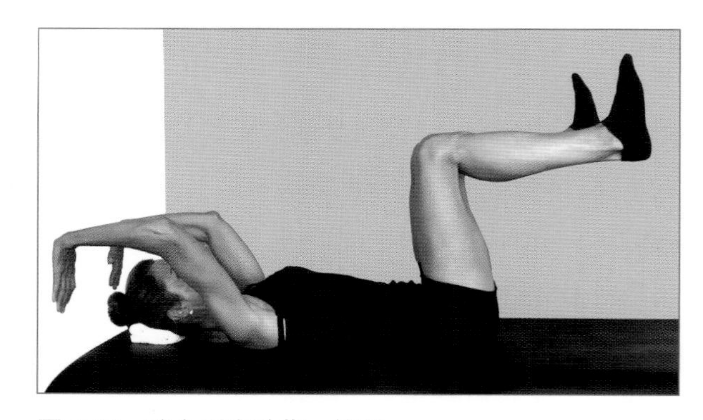

图 3.19 改良死虫动作：抬腿

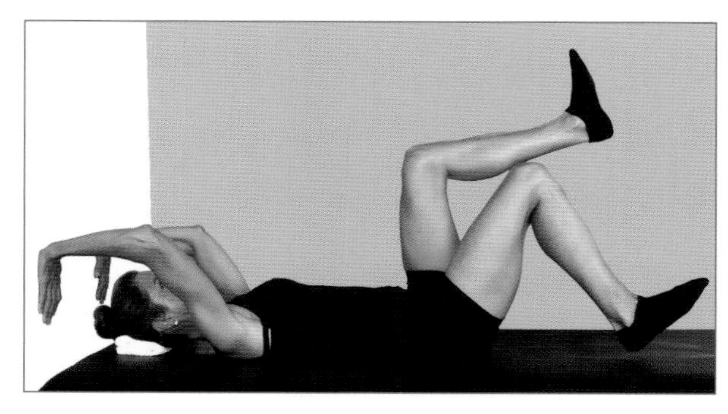

图 3.20 改良死虫动作：落踵

## 临床应用：腹部凹陷式与绷紧式稳定策略

关于哪一种核心激活策略——腹部凹陷（Abdominal Hollowing，AH）或绷紧——是稳定脊柱的最佳方法，人们一直在争论。Hodges及其同事在昆士兰研究小组将AH作为一项核心激活策略，在腰背痛患者的腹横肌出现延迟激活和激活障碍时使用。另一方面，McGill（2007）提出了一种核心肌肉绷紧或共同激活以使脊柱牢固和稳定的方法。McGill的研究表明，腹部凹陷或腹内收会降低脊柱的稳定性。

在跟Hodges以及昆士兰小组有类似观点的几位专家，包括著名的物理治疗师Diane Lee和Linda-Joy Lee博士（在昆士兰大学完成博士学位），进行了讨论后发现并没有人建议要稳定脊柱或解决背部问题，只需做凹陷或激活腹横肌。这种想法很可能来自理解了这项研究并选择只关注一个方面（即AH的需求）而忽视了这项研究中更多的临床现象的人员。事实上，研究结论一致表明，与没有疼痛的人相比，慢性疼痛者表现出深层肌、内在肌的激活时间延迟和萎缩。此外，这项研究还表明，有慢性疼痛的人可以从针对性训练中受益，这些训练的重点是激活深层肌、内在肌（包括腹横肌、多裂肌、盆底肌和腰肌），以恢复功能和减少疼痛。

这些看似矛盾的信息对于那些与慢性腰痛或髋关节和骨盆功能障碍客户打交道的培训师、临床医师或治疗师有什么影响？临床医师、治疗师和健身专业人士常常需要确定哪种方法更受欢迎，哪种感觉更"正确"。相对于采取某一种或个人喜欢的一种方法来作为稳定核心策略，合并使用更合理。换句话说，在某些情况下，应该具体地教授客户关于Hodges和他昆士兰小组的同事Linda-Joy Lee、Diane Lee、Sean Gibbons等人推荐的运动控制策略，而在某些情况下，紧绷式策略，即McGill方法更合适。挑战在于要知道在何时，以及对怎样的人使用合适的策略。

正如本章所讨论的，DMS抑制可能是慢性疼痛的一个因素和（或）结果。紧绷式策略激活SMS比DMS更有效，在纠正DMS萎缩或减少SMS过度激活方面没有表现出临床有效性，但这是非最优佳核心稳定策略的两个常见指标。

总之，在设计良好的康复和（或）训练计划中，凹陷式和紧绷式都有各自的用途。经验和专业知识及客户群体将决定使用哪种方法，以及何时应用最好。许多患有慢性疼痛、慢性紧张和（或）运动表现不佳的人需要一种理念策略，就是鼓励他们同时使用这两种策略。

正策略，以纠正整个模式中对齐、呼吸或控制的改变。

这是进阶髋关节屈曲的先决条件，我们将在下面讨论。

## 改良墙壁平板动作

改良墙壁平板动作模式最初是为了提高直立位时肩胛骨的稳定性。这已经被证明是一个很好的用以训练最佳姿势和对齐的模式。对于俯卧位难以实现最佳TPC对齐，及不能忍受俯卧姿势的人，这种模式也很有帮助。它还有助于训练头部、颈部、肩部复合体和TPC在直立位上的最佳对齐和控制。此外，改良墙壁平板动作是发展最佳姿势意识更有效的模式之一，可以很容易地在任何有墙或门的地方进行。

### 建立改良墙壁平板动作模式

- 保持TPC对齐（应该保持中立位），然后将前臂平贴在墙上，就像俯卧撑姿势（图3.21），开始时双手与下颌水平，拇指相对。然后退后一步，离开墙，身体应该稍微向墙面倾斜。
- 提示：保持肩前方开阔，头部后方伸展，就像被轻轻拉向天花板一样。在这个姿势中，做3~5次三维呼吸，集中注意力于TPC的充盈。
- 当做完最后一次呼吸后，伸展双臂，将自己推离墙壁，然后双臂垂于身体两侧。如

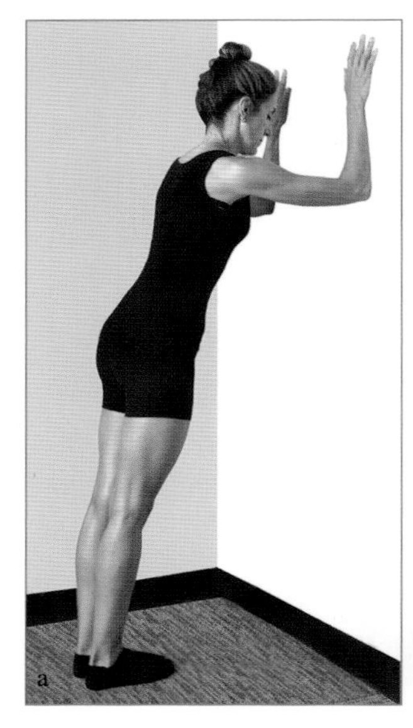
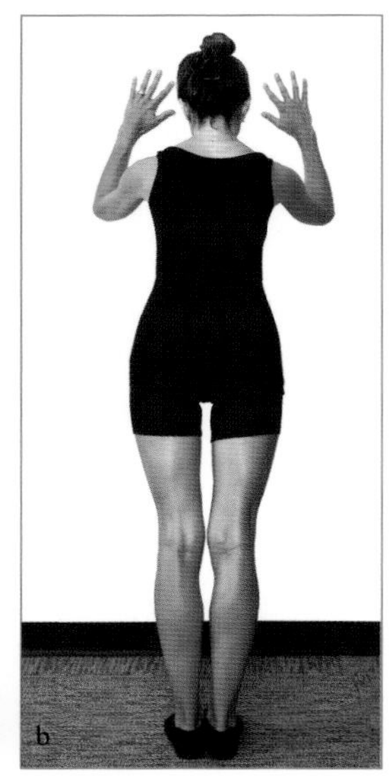
图 3.21 改良墙壁平板动作

果练习者已经能够很好地执行此动作，这将是他们的 TPC 在中立位最佳对齐方式。如前所述，这是一种很好的训练姿势意识和控制的模式，也为办公室工作人员和从事重复性工作的人提供了一个很好的短暂休息姿势。

## 改良墙壁平板合并屈髋

改良墙壁平板合并屈髋是一个很棒的模式，将腰肌融入直立的功能。改良墙壁平板合并屈髋的益处如下。

1. 在改良墙壁平板的位置，人体形成了最佳的 TPC、肩胛骨、头部和颈部对齐。

2. 通过轻轻地按压墙壁，练习者会发现改良墙壁平板通常更容易激活核心肌群和控制 TPC 对齐。在控制髋关节运动时压墙也更容易稳定 TLJ 和激活腰肌。

3. 与直立位相比，身体略微前倾更容易使髋关节合理屈曲。

4. 这是一个改善臀肌激活，静态或支撑腿拉伸浅层髋屈肌群的有效模式。

5. 这是一种训练姿势、平衡和以安全的姿势开始步态训练的好方法，对老年人而言也是非常安全的运动姿势。

### 建立改良墙壁平板合并屈髋

- 在改良墙壁平板的起始位置：客户用前臂支撑墙面，拇指与耳水平（图 3.22a），想象自己头后侧变长，并想象在将双手之间的墙拉开。
- 客户在吸气时先抬起一侧腿，在呼气时放回地面，然后另一侧腿重复该动作，髋关节屈曲时 TPC 中立位对齐不改变（图 3.22b）。鼓励客户在骨盆不动的情况下，将膝部抬向墙壁是比较好的提示。（注意：当骨盆移动时，你有必要经常提示客户，因为大多数客户不会意识到他们的骨盆发生了移动。）

如需观看改良墙壁平板合并屈髋的视频演示，请访问 www.IIHFE.com/the-psoas-solution。

### 常见改良墙壁平板合并屈髋的功能障碍表现

在此模式中有两种常见的功能障碍。

1. 腿抬得太高。这会导致骨盆后旋，腰椎

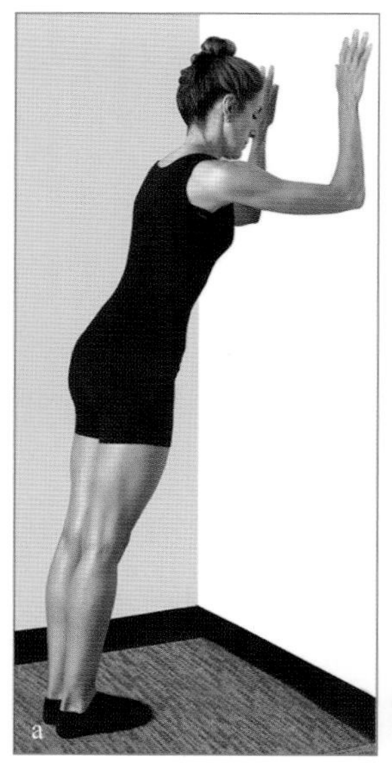
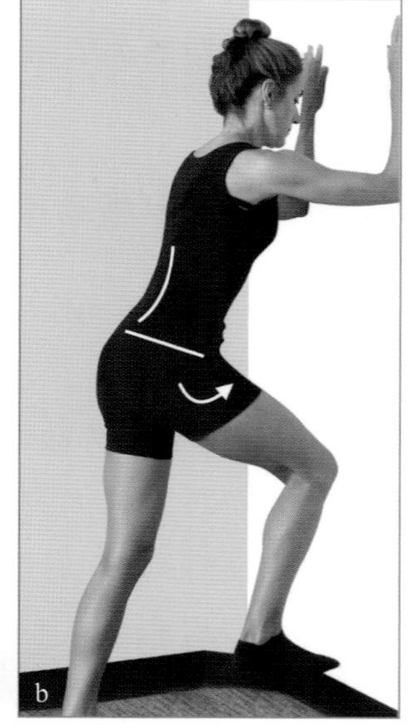
图 3.22 改良墙壁平板合并屈髋

屈曲（图 3.23）。客户应保持中立位对齐，在失去中立位对齐之前停止抬腿。

2. 脊柱和（或骨盆）失去控制。这种情况通常发生于失去了核心控制（通常在 TLJ），使用非最佳呼吸策略和（或）有一个较差的髋关节屈曲分离运动策略，导致了骨盆的移位（图 3.24）。

a. 为了提高 TLJ 稳定性，提示客户在抬腿前深吸一口气并在抬腿之前伸长 TLJ。

b. 如果呼吸也受到影响，在尝试改良墙壁平板模式开始之前，从快乐宝贝或改良死虫模式开始教授适当的呼吸和 TLJ 稳定策略。

c. 如果髋关节分离运动很差，在使用快乐宝贝或改良死虫模式之前，在髋周围结构上进行肌筋膜松解。

一旦患者可以进行 8~10 次重复练习，并无任何代偿，即可进阶到倾斜面。采用凳上平板支撑合并屈髋，是建立核心稳定伴屈髋的极好模式，同时可以结合姿势对齐与控制，确保在髋关节屈曲阶段保持中立位对齐，尤其是在进行两侧转换时，见图 3.25 和图 3.26。

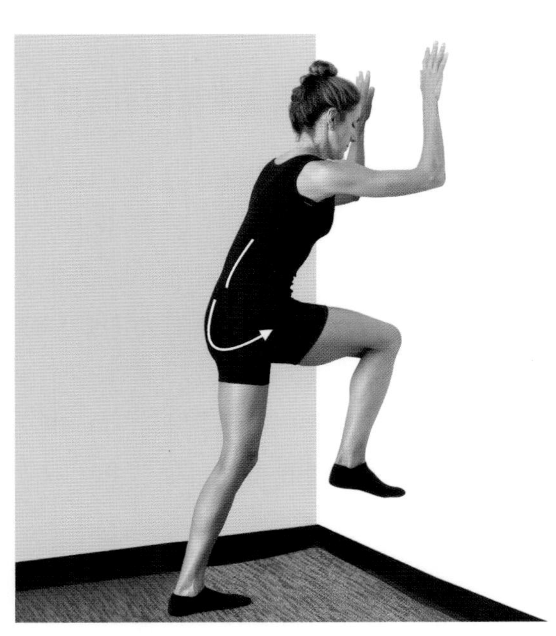

图 3.23 在改良墙壁平板合并屈髋，常见的是客户将腿抬高至超出髋关节屈曲范围，导致骨盆后旋和腰椎屈曲。这是一种常见的代偿，导致 TPC 和髋关节持续的非最佳对齐和控制

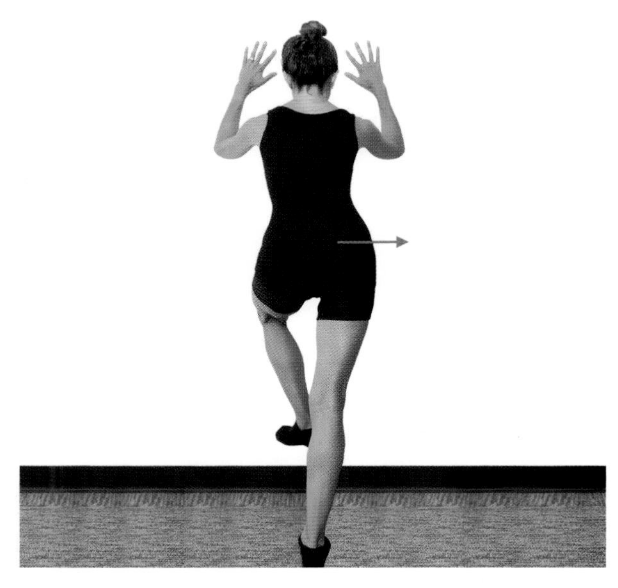

图 3.24 骨盆的移位

## 球支撑膝关节屈伸

球支撑膝关节屈伸模式是一种高水平的、把腰肌和浅层髋屈肌群结合在一起的核心稳定训练。

球支撑膝关节屈伸，从本质上说，是一种合并髋关节屈曲运动的平板支撑模式，因此，要确保客户能够保持最佳的平板位置，并在球支撑膝关节屈伸模式之前能够完成凳上平板合并屈髋。一般来说，最好是使用一个直径与客户手臂长度相同的瑞士球。

### 建立球支撑膝关节屈伸模式

- 保持 TPC 中立位对齐，将胫骨或双脚放在球上（图 3.27）。
- 屈髋屈膝，同时保持中立位对齐，此时可以想象保持尾骨指向后上方，膝部应指向地面而不是指向胸的方向（图 3.28）。

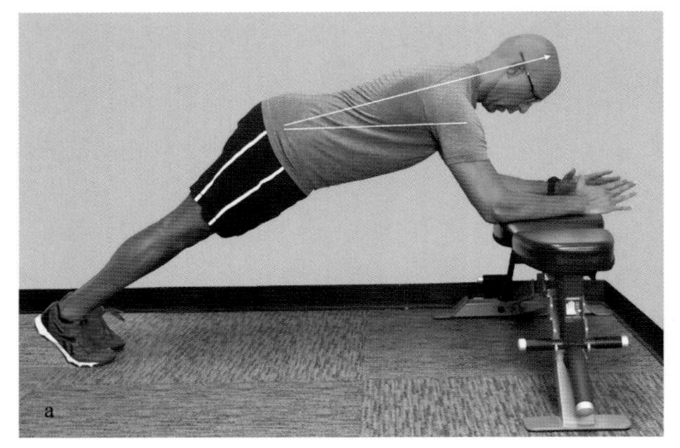


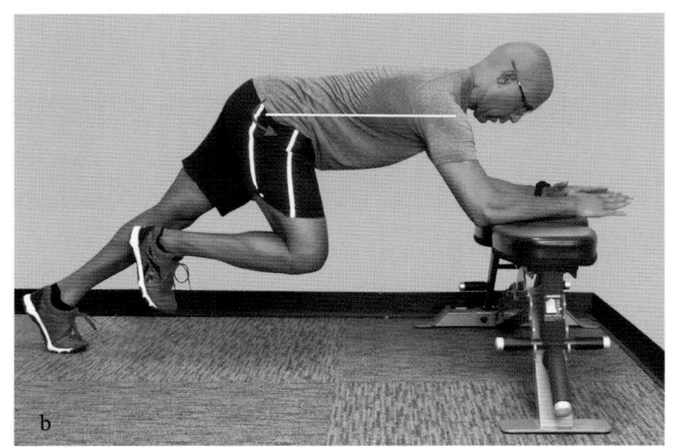


图 3.25　凳上平板合并屈髋——患者保持 TPC 中立位对齐并合并髋屈伸运动

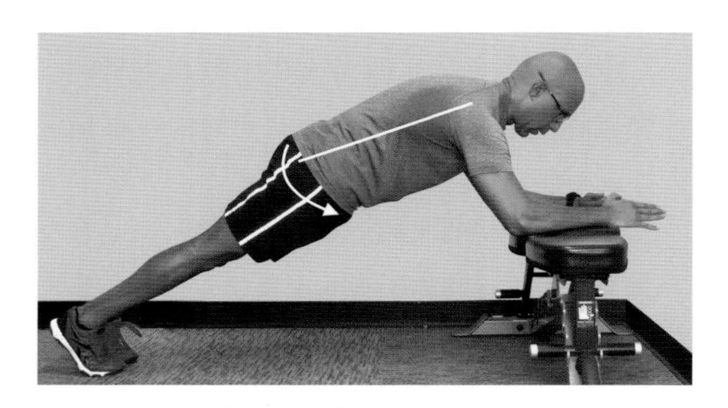

图 3.26　由于髋关节屈曲活动范围受限和（或）过度使用腹肌使脊柱弯曲，并使骨盆被拉入后倾位，破坏了 TPC 对齐，这很常见

应尽可能地屈膝，同时保持 TPC 中立位对齐。

- 持续保持中立位对齐，伸展髋关节回到起始位置。
- 在伸展和屈曲髋关节时，保持 TPC 中立位对齐。

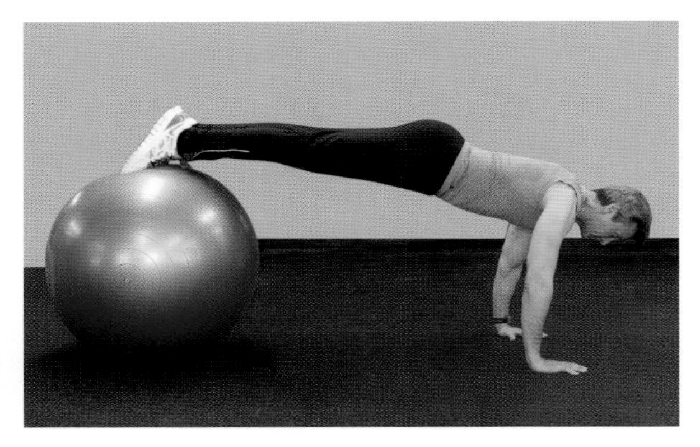

图 3.27　将脚放在瑞士球上，保持 TPC 中立位对齐

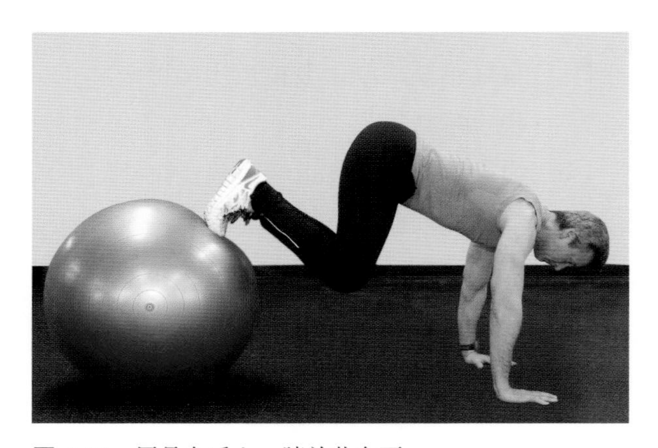

图 3.28　尾骨向后上，膝关节向下

## 球支撑膝关节屈伸模式常见的功能障碍

球支撑膝关节屈伸模式通常会发生以下几种常见的代偿模式。

1. 无法保持 TPC 中立位对齐。对于大多数练习者来说，在此模式中都会失去 TPC 中立位对齐，尤其是在其疲劳时。停下来休息一会儿。如果在此整个模式中都不能保持 TPC 中立位对齐，那么就回归到静态平板模式和（或）前面描述的倾斜位屈髋模式。

2. 骨盆后倾和腰椎弯曲，与上面第一点相关。因为对于许多练习者来说，这种模式是高水平的，他们会向后倾斜骨盆和弯曲腰椎来试图稳定 TPC。提示他们采用更优化的对齐，如果他们仍然不能保持这个位置，则退回到一个更合适能够保持中立位对齐的模式。

3. 肩胛骨失控。一般来说，如果失去了对肩胛骨的控制，这对练习者来说并不是最好的模式。如果你不能很容易地将练习者引导到更佳的肩胛骨对齐中去，那就让其退回到能够保持控制的模式中。

## 腰肌在快乐宝贝、手臂运动、改良死虫动作、改良墙壁平板合并屈髋和凳上平板合并屈髋、球支撑膝关节屈伸模式中功能的总结

**腰肌在躯干、脊柱和骨盆运动中的作用**

- 在腿部或手臂运动时，稳定 TLJ、腰椎和骨盆协助维持 TPC 对齐和三维呼吸。

**腰肌在髋关节中的功能**

- 在髋关节屈曲时保持股骨头在髋臼中共轴。
- 下肢从屈曲位到伸展位过程中，腰肌离心收缩控制髋关节。

## 总结：核心稳定模式

1. 在核心稳定模式（及其变体）中，腰肌起到了脊柱和骨盆的稳定器作用，因此可以使 TPC 保持中立位对齐。特别是腰肌稳定并锚定了 TLJ、腰椎、骨盆，从而帮助维持了 TPC 复合体的整体性。

2. 腰肌的轴向压缩（刚性强化），腰椎有助于在髋关节屈曲或伸展时保持腰椎前凸。

3. 在髋关节屈曲和伸展过程中腰肌与臀大肌的下束纤维共同作用，保持股骨头在髋臼内共轴。这使得髋关节保持在共轴位置，这样直接有助于在核心训练模式中骨盆保持在中立位（骨盆前倾）和水平位。

**非最佳腰肌功能在核心训练模式中的表现：**

- 当髋关节屈曲，尤其是在小范围屈曲时，脊柱就失去了腰椎前凸（脊柱屈曲）。
- 股骨头后滑动不足，导致在髋关节屈曲时脊柱过早和（或）过度屈曲及骨盆后旋。
- 在核心训练模式中 TLJ 过度伸展。
- 在髋关节伸展过程中（髋关节从屈曲位回到起始位），股骨头过度的前移。
- 在以上模式的任意一点，出现骨盆不水平（冠状面运动）和（或）旋转（水平面运动）。

# 第4章

# 下蹲和硬拉

### 主题

- 下蹲和硬拉模式在生活及运动中的重要性和益处。
- 在下蹲和硬拉模式中，腰肌在脊柱、骨盆稳定及髋关节共轴中的作用。
- 下蹲和硬拉模式中的最佳表现，以及如何辨认与腰大肌相关的控制缺失的常见症状。

## 引言

下蹲和硬拉（传统形式）模式是生活中的两个基本模式。下蹲和硬拉是将人的重心向地面降低，或者保持在这个位置，或者安全而有效地将物体从地面上抬起（图 4.1）。对于大多数人来说，下蹲是在地面上工作的最安全方法之一，不会对脊柱和骨盆产生额外的压力。

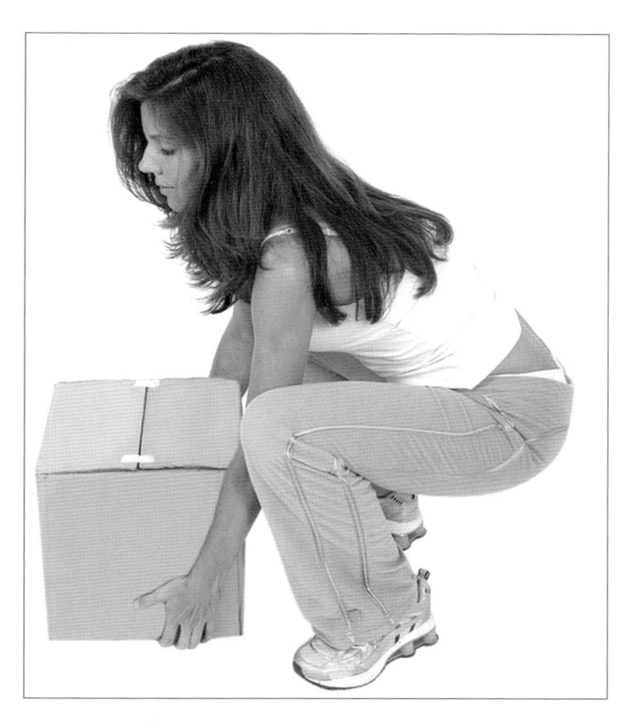

图 4.1　下蹲

虽然不能认为久坐必然会导致肌肉、骨骼和软组织功能障碍，但确实有很多与坐姿有关的问题，这些问题与坐的动作本身关系不大，更多是与骨盆和髋关节不能达到最佳对齐有关。在坐骨结节（坐骨）支撑下正确坐的能力和骨盆上的胸腔骨－盆圆柱体（TPC）的对齐能力都源于下蹲（图 4.2）。因此，坐本质上是一个支持式下蹲体位。关于理想坐姿的更多信息，请参阅附录。

学会正确的下蹲和硬拉有很多好处，包括以下几点。

- 下蹲和硬拉可以训练躯干、脊柱和骨盆，以及直立姿势下的下肢的对齐与控制。

- 下蹲和硬拉是从地面抬起重物和（或）将自己保持在地面水平工作最有效的两种方法。
- 在下蹲和硬拉模式中髋的最佳负荷激活软组织并润滑髋关节（刺激滑液的产生和释放）。
- 最佳下蹲为最佳坐姿提供了所需要髋和 TPC 对齐。
- 下蹲和硬拉时最佳对齐可防止由于躯干、脊柱或骨盆对齐不良所导致下腰部承受过度压力。
- 当承载负荷（杠铃、哑铃和壶铃等）时，下蹲和硬拉模式是训练核心（TPC）和整个下肢的良好练习。
- 当快速下蹲，或与过头推、下劈和其他运动模式结合使用时，下蹲会成为代谢调节的良好工具。

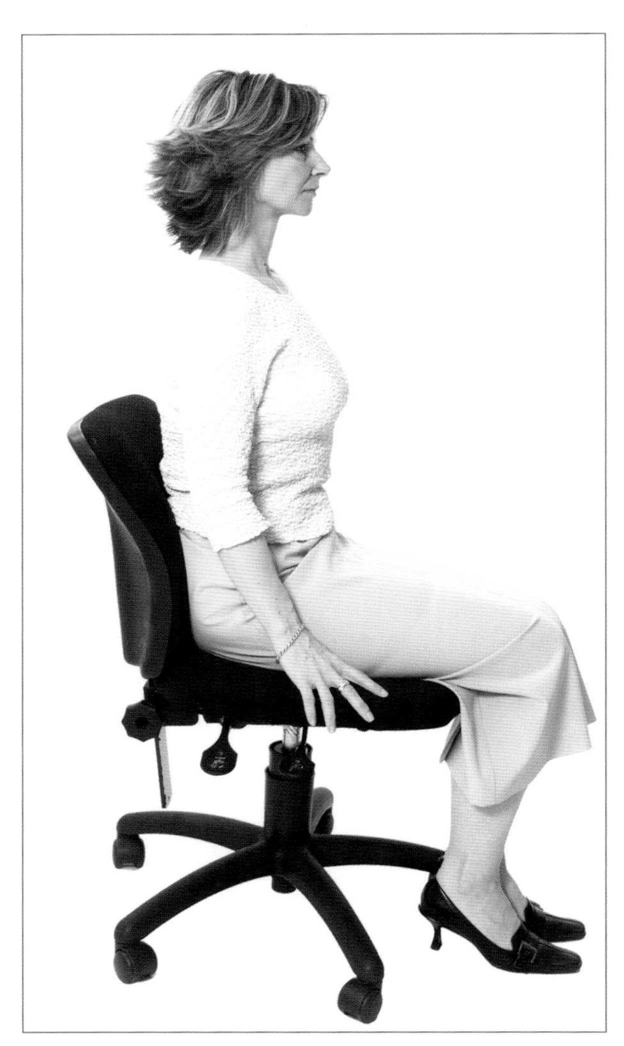

图 4.2 下蹲的能力使个体能够在坐骨结节（坐骨）支撑下正确坐，并使躯干和骨盆上的脊柱正确地对齐

**腰肌在下蹲和硬拉中的作用**

腰肌主要通过以下三种方式辅助最佳下蹲和硬拉。

1. 在下蹲和硬拉模式的早中期，腰肌有助于稳定和保持腰椎前凸，并防止在下蹲的中后期脊柱过度屈曲（腰椎变平）。

2. 腰肌在下蹲和硬拉模式的早中期有助于保持骨盆中立位（骨盆前倾），这还有助于保持腰椎前凸和 TPC 的整体对齐。

3. 腰肌和臀肌下部有助于使股骨头在髋臼内共轴。在下蹲和硬拉模式的早中期，这些肌肉一起确保最佳的髋关节屈曲（髋铰链）和维持骨盆与脊柱中立位对齐。在下蹲模式的后期，最佳的髋关节共轴可防止骨盆过度地向后旋转。

**在下蹲和硬拉模式中的呼吸策略**

在下蹲和硬拉模式中，呼吸是最佳表现的关键。三种通用的呼吸策略可用于本章所讨论的各种下蹲和硬拉模式。

1. 进行自重下蹲和硬拉时，目标是形成最佳运动模式。动作开始前吸气，在下蹲过程中呼气，在站起时吸气。在临床上我和团队使用这个模式最频繁；我们发现这种呼吸策略有助于协调膈肌和盆底肌间的活动，并松弛髋关节周围紧张的肌筋膜，从而恢复髋关节的最佳运动。

2. 在下蹲和硬拉模式中使用轻到中度外部负荷时，动作重复通常与个人的呼吸频率相一致：在下蹲和硬拉模式中个人降低重心时吸气，在站起时呼气。这是抗阻训练期间使用传统呼吸模式。

3．在下蹲和硬拉模式中使用更高到接近最大负荷时，在较重负荷训练中的呼吸目标是腹腔内和胸腔内压力（TPC 内的压力）最大化以维持躯干、脊柱和骨盆的稳定性。因此，练习者在离心（降低重心）阶段深吸一口气并维持，然后在向心阶段缓慢呼气（保持相对的内部压力）。只有在动作结束后到达停止做功阶段才完全呼气。

吸气和屏住呼吸已被证明能够产生更大的腹内压力（Hagin et al. 2004），对训练有素的举重运动员可能是有益的。与一般练习者如何呼吸相比，更重要、更需要考虑的是：练习者应保持一种适合当前运动强度的呼吸策略，而不是屏住呼吸。有关呼吸和运动的更多细节，请参阅呼吸相关章节（第 2 章）。

## 在下蹲和硬拉模式中改善髋关节伸展

自然而然，每一种下肢模式都有一个屈曲阶段和伸展阶段。本节将简要讨论本书中下蹲和硬拉模式的髋关节伸展阶段，以及弓步模式（将在第 5 章中介绍）的力学机制，这些模式的力学机制非常相似。

为了抵消下交叉综合征的影响——过度的骨盆前倾和腰椎过度前凸——许多经历过康复 / 训练计划的人正被训练成髋过度伸展。在下蹲、硬拉、弓步和其他下肢运动模式的末端发现臀大肌过度激活的线索，这在康复和训练过程中是司空见惯的。

这一策略的不幸后果是，我们看到越来越多的人表现出我们所说的伸展综合征，即练习者脊柱和髋关节的伸肌过度收缩和发达，通常导致在静息站立时胸椎过度伸展、骨盆后倾和髋关节伸展（Osar 2012, 2015）。因此，他们倾向于使腰椎处于屈曲姿势，并会有*股骨前滑综合征*（anterior femoral glide syndrome），股骨头过度向前平移并过度挤压髋臼。这些姿势改变最终会影响运动质量。这些改变会抑制人体在关节共轴时最佳地使用腰肌和臀大肌深层纤维的能力，从而在日常生活和锻炼活动中影响髋关节功能（图 4.3）。

同时提高臀大肌和腰肌功能的一个最有效策略是确保练习者在运动模式开始时具有最佳的 TPC 对齐，并且在模式结束时适当地提示他们。

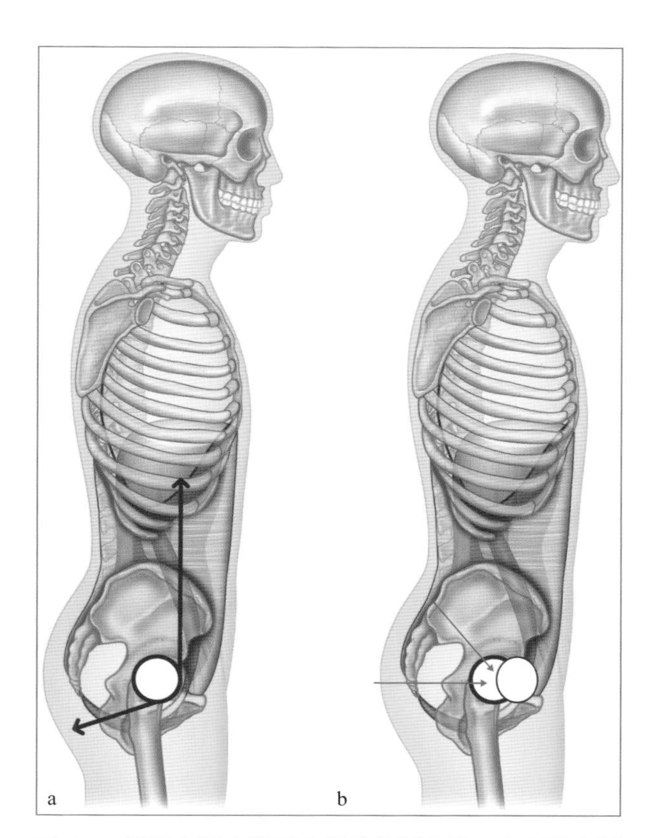


**图 4.3**　腰肌和臀大肌下束纤维协同收缩，在下蹲和硬拉模式下维持髋关节的共轴，对齐并控制股骨头。箭头所示的是在维持髋关节共轴中腰大肌（向上）和臀大肌下束纤维（向后）的相对拉力方向（a），当腰大肌上束纤维和臀中肌后束纤维过度收缩时骨盆后旋并且股骨头在髋臼内被动推向前方（b）

## 在下蹲和硬拉模式中提高腰肌和臀肌功能

- 确保初始姿势是正确的。
  - TPC（胸部堆叠并悬挂在骨盆上）与髋部中立位对齐。
  - 头颈与 TPC 对齐。
  - 下肢对齐（足底三角、髋关节、膝关节、踝足复合体处于相对的直线上）。
- 在离心收缩（下降）阶段向后坐于髋时，应注意松弛整个髋后侧和（或）使髋前侧变得柔软。增加负荷进行训练之前应在承受自身体重的状况下建立松弛或“向后坐于髋”的概念。
- 在向心（上升）阶段，提示练习者将头顶向天花板方向返回至起始位置。当回到起始位置时，避免提示“挤压”或“收缩”臀部或“骨盆前移”。

如果在整个模式中保持了 TPC 的对齐，练习者将不得不使用臀肌将臀部位置抬起，并且在整个模式中使这些肌肉保持激活。因此，不需要提示练习者激活臀肌。

## 下蹲

接下来的讨论将集中于在整个下蹲模式中保持 TPC（胸部堆叠在骨盆上，腰椎前凸，骨盆旋前）中立位对齐。因此，练习者将只蹲到能使 TPC 保持中立位对齐的深度。本节末将讨

### 临床思考：腰肌的交互抑制

在过去几十年里，相互抑制的概念一直是康复和纠正训练方法的主要内容。为了对抗令人恐惧的骨盆前倾和腰椎过度前凸综合征，并延长短而紧张和过度激活的腰肌，许多健康和专业人士健身会提示他们的客户在髋关节伸展模式的末端收紧臀大肌。

这种方法的基础是交互抑制——谢林顿（Sherrington）定律，即肌肉收缩会抑制其拮抗肌。这一策略导致了一系列提示集中于激活臀肌，以抑制它们的拮抗肌——腰肌。这些提示包括（但不限于）：尽可能用力夹紧臀部，就像你有一百万美元夹在其中一样，卷起骨盆，收紧臀部。不幸的是，这些方法往往不能改善在功能性任务或练习臀中肌的功能。

由于腰肌很少单独地导致腰椎前凸增大，并且在解剖学上不能使骨盆前倾（回顾第 1 章功能解剖学），上述观点和使用相互抑制定律就存在三个问题：

1. 假设是臀肌收缩会抑制并因此阻止人体的髋浅屈肌群激活，而临床上常见的情况是，人体只会表现出浅层臀肌和髋屈肌同步激活收缩。这一策略最终导致髋关节压力更大。

2. 使用上述提示的执业者和培训师不能保持股骨头在髋臼内共轴。许多人的臀肌（以及深层髋旋转肌群）过度收缩，导致股骨头在髋臼内向前滑动。臀大肌浅层的过度激活会抑制深层臀肌纤维和腰肌的使用。这就进一步保持了股骨头处于前位和臀肌整体激活功能障碍。

3. 臀肌过度收缩会将骨盆拉到后倾位，从而使腰椎变平。这将进一步抑制臀肌和腰肌的功能，并随后使腰椎和骶髂关节的压力都增加。

这些结果都是非期望的，并且会显著影响腰肌功能，从而影响对脊柱、骨盆和髋关节进行最佳控制。临床上使用此种交互抑制概念的方法直接导致患者出现股骨髋臼撞击（femoroacetabular impingement, FAI）、骶髂关节和腰椎间盘突出的问题。

为了促进臀大肌和腰肌的最佳协同活动，需要指导客户如何正确使用髋关节。如果有必要让他们主动地集中于激活收缩臀大肌，那么要确保他们保持髋关节共轴和骨盆中立。

为了教育人们在不过度激活其臀大肌的情况下能最有效地使用臀肌，我在治疗中一个有用的提示是：使用臀肌，但不要收缩夹紧臀肌。教会客户如何调整和控制 TPC 和髋关节中立位对齐，以及如何整合使用腰肌和 DMS，通常情况下，他们的臀肌功能也会相应地得到改善。

论蹲的深度或末端范围。

### 建立下蹲模式

- 开始时，应双脚分开与肩同宽。足的支撑应像三脚架一样，这意味着大部分压力落在第一跖趾关节（或踇趾侧）、第五跖趾关节（或小趾侧），以及跟骨（足跟）上。髋关节、膝关节、踝关节和足应该对齐，这样会有一条直线自髋关节开始，到膝关节中间点，再到足第一和第二趾之间的点（图 4.4a）。
- 保持骨盆上的躯干对齐——尤其是保持骨盆上 TPC 的对齐。它们应该处于相对的脊柱中立位，并且胸廓的下方开口应该朝向足而不是向前（图 4.4b）。骨盆应保持中立位对齐（骨盆前倾），髂前上棘（anforior superior iliac spines, ASIS） 在耻骨联合稍前方。能达到这种良好的对齐，说明腰肌功能正常。
- 下蹲模式的第一个动作应该是髋铰链或髋关节屈曲，这可以将骨盆向后移，但是骨盆保持旋前（图 4.4c）。此动作转而会引导膝关节屈曲和踝关节背伸。当身体下降时，应能保持 TPC 的良好对齐和骨盆相对中立位，直至达到髋关节的最大屈曲角度。

为了确保脊柱和骨盆处于安全蹲姿，个体只能下蹲至他们能够保持骨盆中立对齐的范围内，从而保持脊柱中立位。值得注意的是，全范围下蹲需要骨盆后倾和轻微的腰椎屈曲；然而，最初的目标是教会练习者控制中立位对齐，并在他们学习跳出这个姿势之前掌握下蹲并中立位对齐。在深蹲或下蹲末端的讨论中可以看到更多信息。

- 从下蹲模式的最底端站起时要以完全相

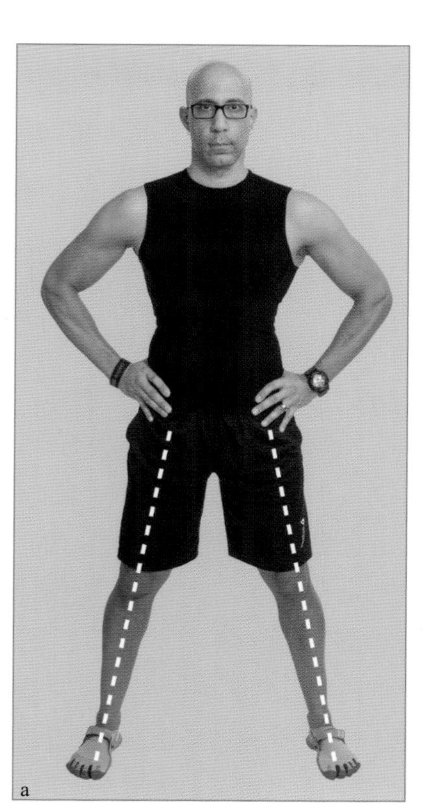


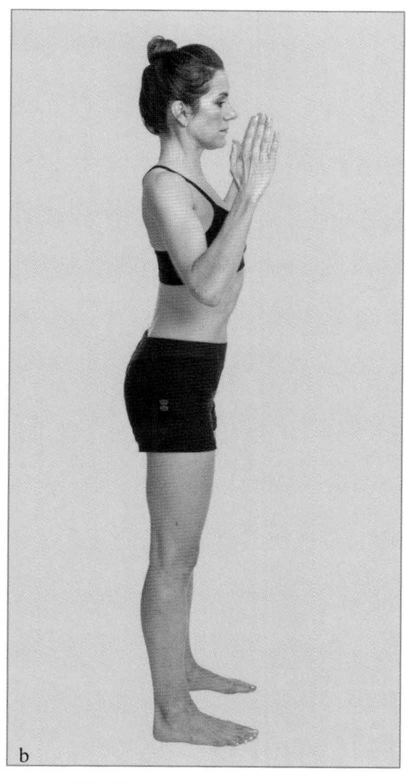


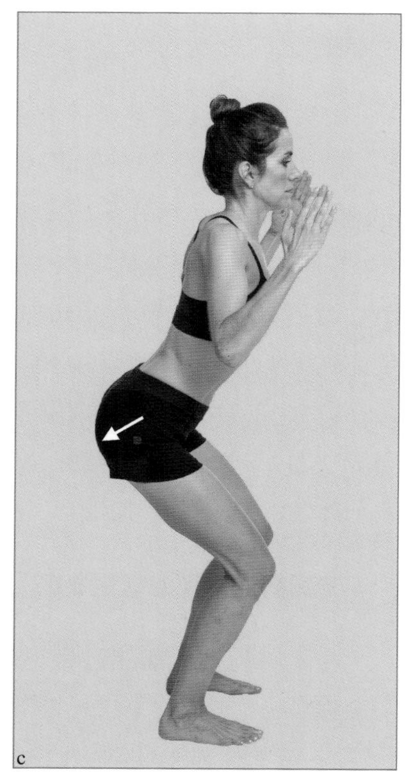


图 4.4　下蹲：前面观（a）；侧面观（b）；下蹲起始时（c），屈曲髋关节（髋铰链）和向后坐（箭头所示）

同的 TPC 对齐方式返回到起始位置。从底端站起时应使用（但不是过度收缩）臀肌复合体（臀大肌、臀中肌和臀小肌）和腘绳肌。

尽管指导练习者在下蹲模式的顶端处激活或“夹紧”臀肌是常见的提示，但是这往往会使骨盆向后旋转和（或）股骨头在髋臼内向前移动。

- 为了促进髋关节最佳运动，同时确保腰肌和臀肌协同激活，有几个提示是有帮助的。
  - 鼓励练习者用髋部（离心性延长臀肌）“向后坐”，并在下降阶段“延伸”“拉长”或“放开”臀肌，以确保股骨头在髋臼内适当地向后滑动。
  - 鼓励练习者将身体向天花板方向抬起时（向心缩短臀肌）让臀肌工作，但不鼓励在模式的末端过度激活和（或）“夹紧”它们。应该提示练习者“向天花板方向上提头部”，以确保他正在上抬身体，而不是前移骨盆。这种臀肌策略有助于保持腰肌最佳的长度和张力。

下蹲模式演示，请访问 www.IIHFE.com/the-psoas-solution。

一旦掌握了基本的下蹲动作，可以在模式中加载适当的负荷。在前侧加载（或高脚杯）负荷优先于后侧加载（用杠铃），因为前侧加载是在遵守 TPC 对齐和控制的同时加载的最简单方式（图 4.5）。确保在模式过程中负载不会影响个体的对齐、呼吸和控制。

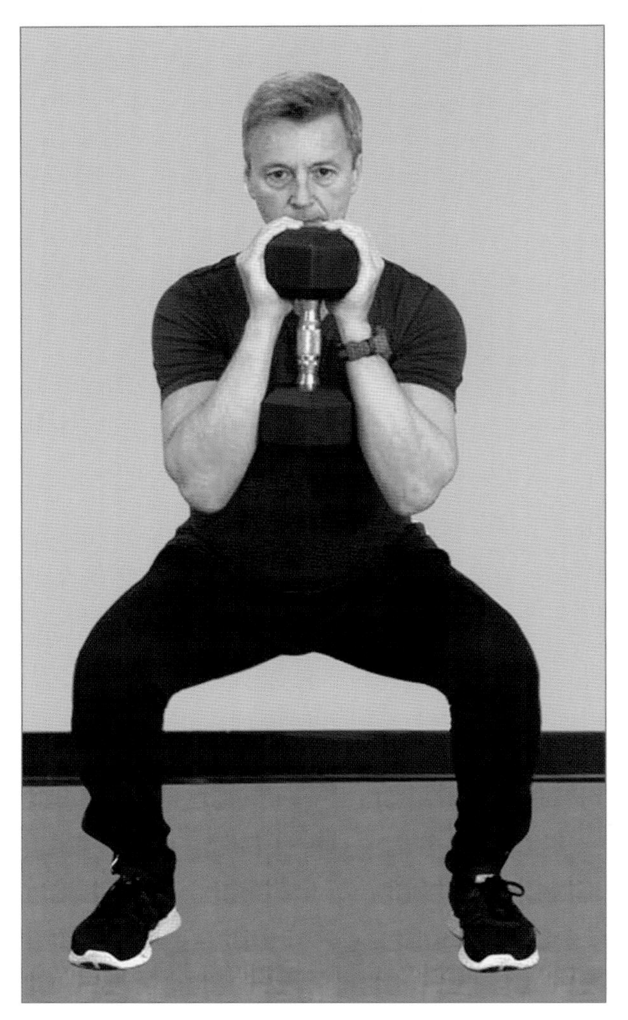

图 4.5　前侧加载负荷

**下蹲功能障碍的常见表现**

在下蹲模式中有三种常见非最佳的腰肌参与表现。

1. 起始位起非最佳 TPC 对齐

许多人动作始于骨盆后倾和腰椎屈曲位，必须经常教导他们学习骨盆中立位及如何在下蹲模式中保持骨盆中立。可以让练习者触摸自己的 ASIS 和耻骨联合：ASIS 应在耻骨联合稍前方。

髋关节囊后部或髋后侧肌肉（浅层臀大肌、腘绳肌、梨状肌）僵硬会限制股骨头向后滑动，并导致骨盆后倾。任何这些区域的限制都会妨碍腰肌发挥最佳功能。自我肌筋膜松解、手法松解和（或）口头或触觉提示都可有效地帮助练习者放松并保持最佳的腰肌功能，从而保持髋关节共轴和更理想的骨盆对齐。

在通常情况下，练习者必须被要求悬吊胸腔，这实际上是抬升胸腔并越过骨盆，让骨盆回到一个更中立的位置。参见附录Ⅲ中胸腔悬吊的概念。

2．过早地开始骨盆后倾和腰椎屈曲

在理想的下蹲模式中，骨盆不应该向后旋转，直到髋关节屈曲 90º~120° 时，骨盆才开始后倾。这个范围将取决于练习者特定的髋关节活动范围，因此不同的人会有区别。过早的后倾和腰椎屈曲倾向于抑制腰肌，并表明练习者关节囊后方受限制，后方肌筋膜紧张和（或）不能够主动地让髋关节肌肉放松以确保最佳的髋关节共轴。

自我肌筋膜松解、手法松解和（或）口头或触觉提示可有效地帮助练习者放松他们保持收缩的区域同时保持髋关节共轴。语言提示，包括“髋部向后坐”“放松髋后侧”“让坐骨向外打开”“想象让股骨头下沉进入髋臼”，可鼓励更理想的股骨头向后滑动。另外，激活腰肌和 DMS 中的其他肌肉可以有效地平衡髋关节周围的肌肉及降低过高的张力。

那些对下蹲模式不熟悉的人，或者多年来一直都是过度激活髋关节复合体后侧的练习者，可能会有这样的感觉：当真正放松髋关节复合体后侧时，他们会向后倒。支持式下蹲模式（见下文）应该可以帮助练习者建立运动轨迹，并使他们能够专注于中立位对齐和放松，而不用担心向后倒。

3．胸腰连结的过度伸展

许多人的站姿存在骨盆后倾和腰椎屈曲。他们常通过过度伸展胸腰连结（TLJ）——下胸椎与上腰椎结合的区域——来代偿这种情况。当练习者在下蹲模式中躯干过度前倾时，会通过 TLJ 的伸展来代偿。TLJ 过度伸展存在特殊问题，因为它会过度拉伸并抑制腰肌和腹壁，这会损坏 TPC 的对齐和控制，从而影响脊柱的稳定性。

为了改善 TPC 对齐，提示练习者降低他们的胸部，使其堆叠在骨盆上。采用运动提示使练习者找到一个更理想的 TPC 对齐方式，一个简单的方法就是让他们把手放在三个区域之一。

（1）一侧手中指放在脐上，另一侧拇指放在剑突上。

（2）一侧手放在胸前，另一侧放在下腹部。

（3）一侧手中指放在 ASIS 上，拇指放在下胸廓上（如果手指足够长的话）。

目标是在整个模式中保持双手或手指之间的距离；如果手指或双手在模式中分开，那么 TLJ 可能会存在过度伸展。

提示胸腔悬吊也是一个非常有效的策略，以保持在下蹲模式中 TPC 对齐和三维呼吸。练习者将手放在胸腔的两侧（图 4.6）；想象肋骨轻轻地向脊柱包绕，保持胸腔后部悬吊于天花板上，完成整个下蹲模式。

**临床思考**

髋复合体后侧过度激活及其所导致的骨盆后倾和腰椎屈曲将会导致腰肌持续抑制。指导练习者激活腰肌并确保先学会控制骨盆中立位对齐（轻微的骨盆前倾），然后再进阶，这一点很重要。对于患有慢性腰痛和（或）髋关节疼痛的人来说，最有益的做法是让他们在下蹲模式中在较小的范围（下蹲幅度较小）内移动，而不是下蹲到较深的范围并保持下蹲姿势，因为在较深的范围内，他们无法最佳地控制脊柱、骨盆和（或）髋关节的对齐。

### 支持式下蹲

虽然技术上可以将其视为降阶，但支持式下蹲是教会练习者如何维持 TPC 对齐的理想模式，同时在臀部释放肌筋膜张力，以鼓励腰肌和臀肌的理想化使用。这允许练习者将注意力集中在放松和后坐于髋的技术上，而不用担心向后摔倒。

我们在临床中几乎所有出现腰部、髋和下肢功能障碍的客户都将执行支持式下蹲模式，作为纠正性训练策略的一部分。对于我们的普通培训客户，支持式下蹲通常作为功能预热的

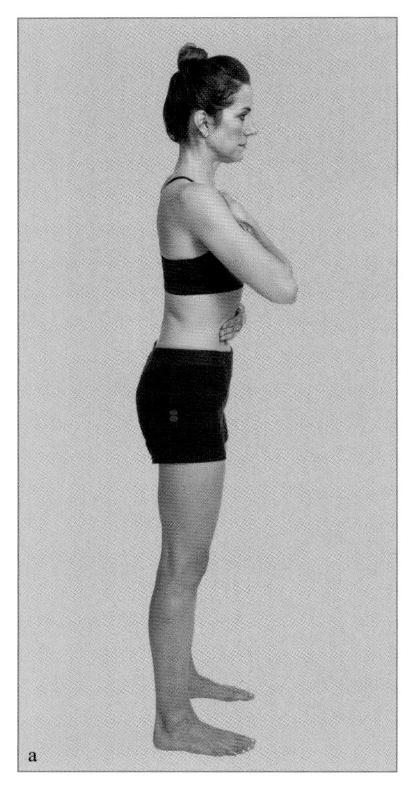

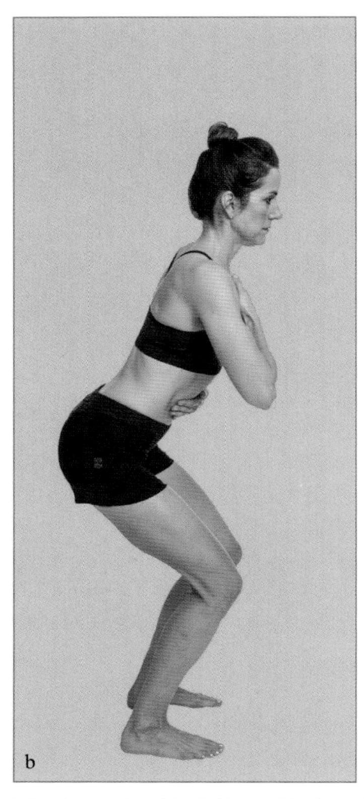

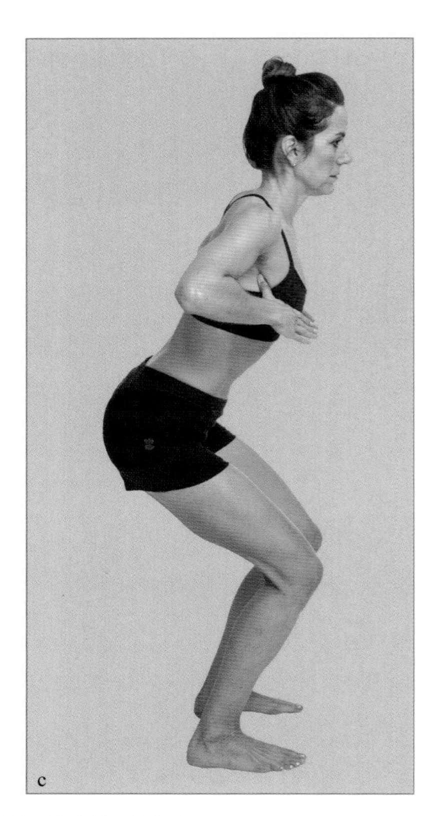


**图 4.6** 监测 TPC 对齐：将手放在胸部和腹部（a，b）；将手放在上胸廓以增强悬吊功能（图 c）

## 临床思考：关于髋部受限的提示

合格的医疗保健从业者可以确定客户的髋关节活动度缺失是否继发于肌筋膜或关节囊的限制。肌筋膜受限通常发生于髋关节复合体周围的收紧（过度收缩）。虽然任何肌肉都可能过度收缩，但临床治疗最常见的肌肉包括浅层臀大肌、臀中肌后束、深层髋旋转肌、股直肌和阔筋膜张肌。

虽然活动受限可继发于创伤或手术，但是多年的慢性肌筋膜限制和（或）紧张可能会导致关节囊受限。各种放松策略（包括手法治疗、自我肌筋膜松解、提示和意念放松）通常有助于恢复静息肌筋膜的张力，从而改善关节囊的活动性。

一旦受限被释放，重新训练客户的运动模式将有助于在新的关节活动范围内激活腰肌和相关的髋部肌肉，从而建立新的神经运动模式。支持式下蹲是激活腰肌（及 DMS 的其余部分）的一种很好的模式，同时在新的关节活动范围训练髋部的运动轨迹。

一部分。

练习者可以抓住器械、门把手、悬吊带和（或）只将手放在墙上以获得支撑（图 4.7）。虽然会将上面提到的“下蹲”的机制和提示也整合到支持式下蹲中，但不同练习者的呼吸模式却有所不同。为了促进臀部和髋复合体后侧的离心放松，在上升时会吸气，下沉时呼气并完全放松髋部。

有关支持式下蹲模式的演示，请访问 www.IIHFE.com/the-psoas-solution。

### 深蹲或末端范围下蹲

在任何关于下蹲的讨论中，下蹲多深这个问题总是会出现。为了支持他们见解，深蹲或

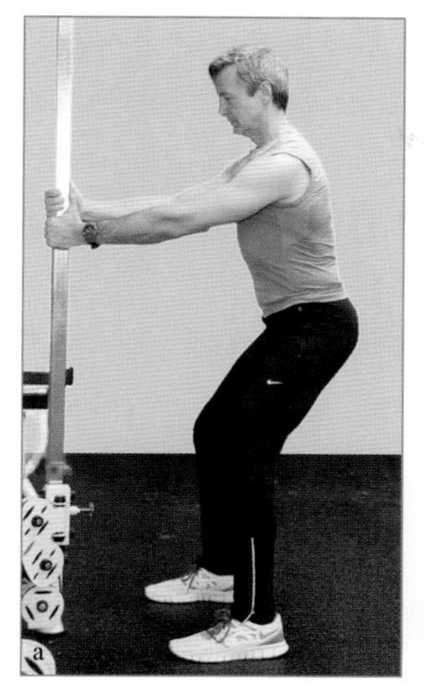

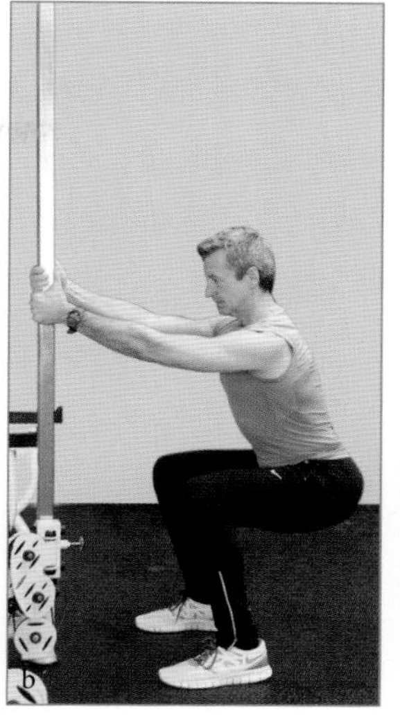

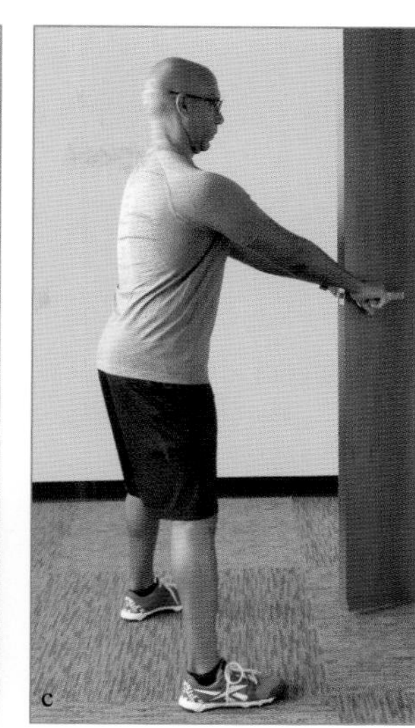

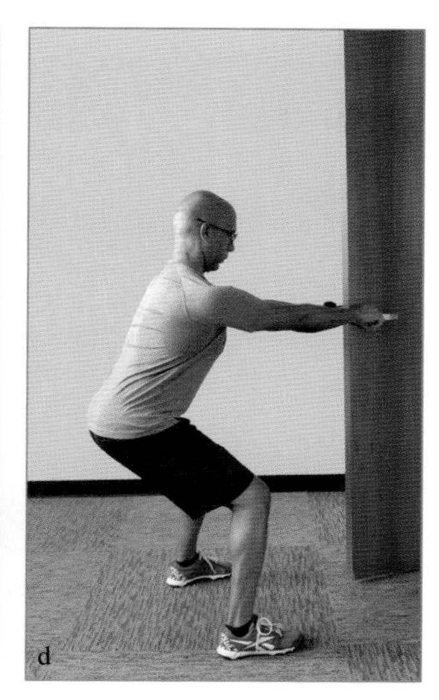


**图 4.7**　支持式下蹲：器械（a）和门把手（c）。轻轻抓住以获取支撑，使身体能够放松并将髋部向后坐，同时保持 TPC 对齐的模式

关节活动范围末端下蹲（蹲到臀部与小腿后部接触）理论支持者会以那些一辈子都习惯深蹲（例如在亚洲、非洲和印度）的地区中的人们为例。

深蹲过程中的最佳生物力学需要骨盆进入相对后倾（相对于中立或骨盆前倾位），并且腰椎移动到屈曲位（再次相对于腰椎前凸中立位）（图 4.8，图 4.9）。如果个体具有最佳的腰肌功能，其浅层和深层筋膜系统之间保持平衡，并且可以控制他们的关节位置，则执行深蹲通常是没有问题的。事实上，深蹲后来成为拉伸和松动脊柱和髋关节的好方法。

到目前为止，还没有足够的证据来证明深蹲时腰肌的作用。根据本书提出的工作原理，深蹲时腰肌的功能可能是：

- 下蹲至较低范围，控制脊柱前屈的程度；
- 整个模式中维持髋关节共轴；
- 与 DMS 的其他肌肉共同控制脊柱节段运动、骨盆、骶髂关节和髋关节。

虽然理论上每个人都应该能够深蹲，但不幸的是，有许多因素阻碍了现代社会中的许多人安全地进行这种动作。这些原因包括（但不限于）：

- 继发于肌筋膜过度紧张或髋后侧肌肉过紧和（或）退行性关节病变导致的髋关节限制。
- 骨盆、膝和（或）踝和足的关节退化。
- 踝和（或）足的灵活性缺失。

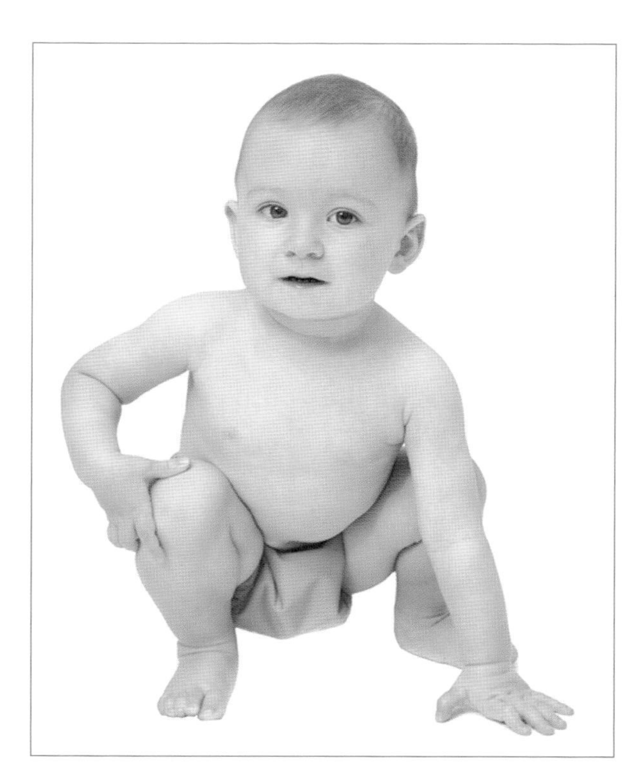

**图 4.8**　最佳对齐和控制与适合的软组织灵活性，使幼儿能够安全地深蹲

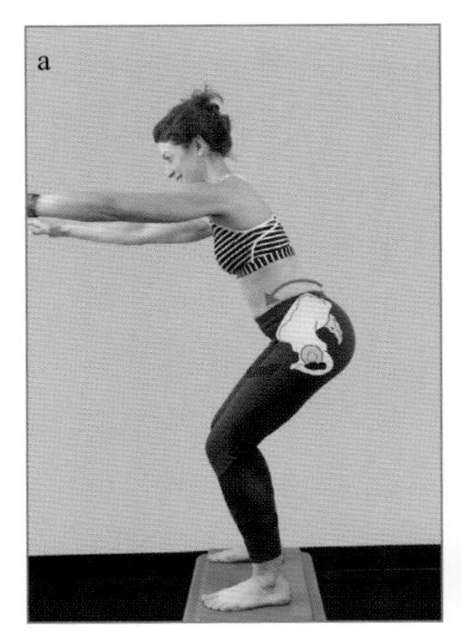


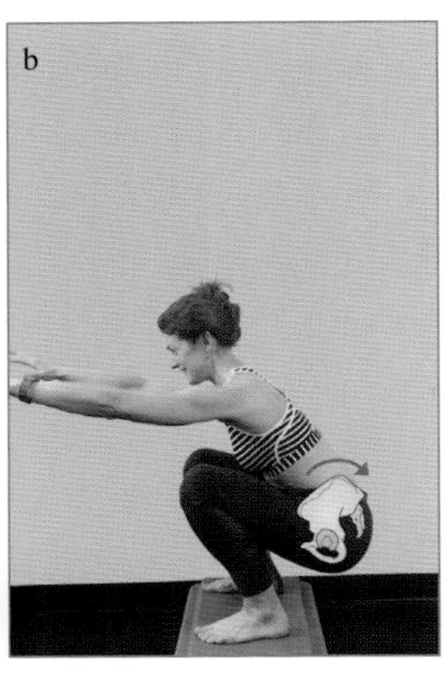


**图 4.9** 深蹲从初始到中度范围，骨盆应该向前移动，而腰椎保持中立（前凸）（a）。在中度范围以后至末端范围内，骨盆将逐渐向后旋转，腰椎将屈曲（b）

- 非最佳呼吸策略和在骨盆上悬吊及控制胸廓的能力下降。
- 髋、腰和（或）腹部区域的肌筋膜张力过高或收紧。
- 盆底肌非最佳控制和过度收紧（增加的张力）。
- 常年处于坐位，这种情况往往从发育时期就开始了。
- 久坐不动的生活方式。

许多被鼓励进行深蹲的人并没有在这个姿势所必需的关节活动度（ROM）或将负荷安全地加载到关节上的控制能力。除非个体拥有必要的 ROM 和控制 TPC 及下肢的能力，否则深蹲只会很容易在模式中启动代偿。

常见的代偿包括：

- 骨盆过度的后倾和腰椎屈曲；
- 中下段胸椎的过度屈曲；
- 后骶髂关节韧带的过度伸展；
- 过度的膝关节外展和足旋前（或旋后），以及膝关节和足内侧软组织过度牵拉；
- 髋关节过度外旋。

对于许多个体，特别是普通人群来说，将反复深蹲作为一种运动——特别是加载外部负荷的情况下——是禁忌的。想要从深蹲中获益又不会在蹲更深的模式中出现风险，那么更安全而有效的方法是在比较合适的下蹲位置使 TPC 和下肢保持中立位对齐和控制。然而，如果一个人拥有最佳机制（对齐、呼吸、TPC 和髋关节复合体的控制）并且可以在整个模式中保持这些机制，就可以安全地将深蹲纳入他们的训练程序中。

## 分腿蹲

分腿蹲（Split Squat）模式是冲刺的先决条件，因为弓步结束时的对齐和力学基本上与分腿蹲的关键点相同。在进阶到前弓步前，练习者必须能够在进行分腿蹲时保持对齐和控制。

虽然一般认为分腿蹲是一些钟爱下蹲模式者的进阶动作，但实际上，分腿蹲是教他们如何对齐和控制 TPC，以及如何使用髋部的首选方式，因为他们一次只需关注一侧肢体（前侧腿）。

### 建立分腿蹲模式

- 双腿分开与髋同宽，最初前后分开 1 米左右。前侧脚应以三脚架的方式支撑，这意味着大部分压力将由第一趾跖关节承受（或蹞趾侧）、第五趾跖关节（或小趾侧）和足跟承受。应将髋、膝、踝和足彼此对齐，这样会有一直线自髋关节开始，到膝关节中间，再到足的第一和第二趾之间的点。后侧脚支撑应在跖趾关节上，足跟略微抬起。后侧腿的髋、膝、踝和足也应该对齐。由于目标主要集中在前侧腿，其重量 60%~80% 将在该腿上，其余的 20%~40% 在后侧腿上。后侧腿应该更多的被认为是支撑腿（图 4.10）。
- 在骨盆上保持躯干对齐，重要的是 TPC 的堆叠。它们应处于相对中立位的脊柱对齐，并且肋廓下口应朝向脚而不是向前。

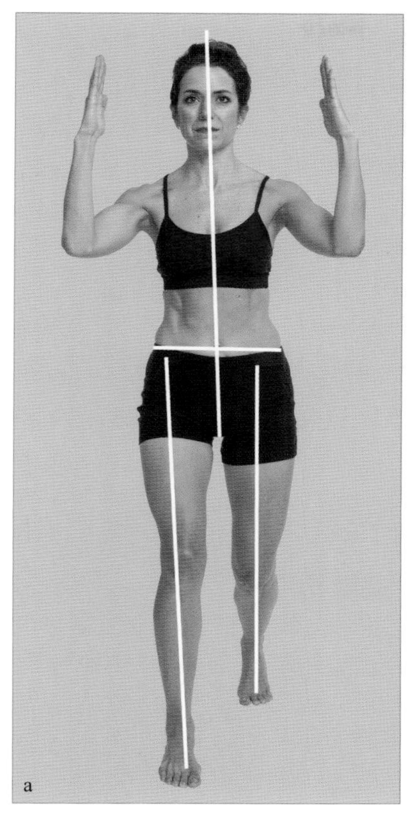

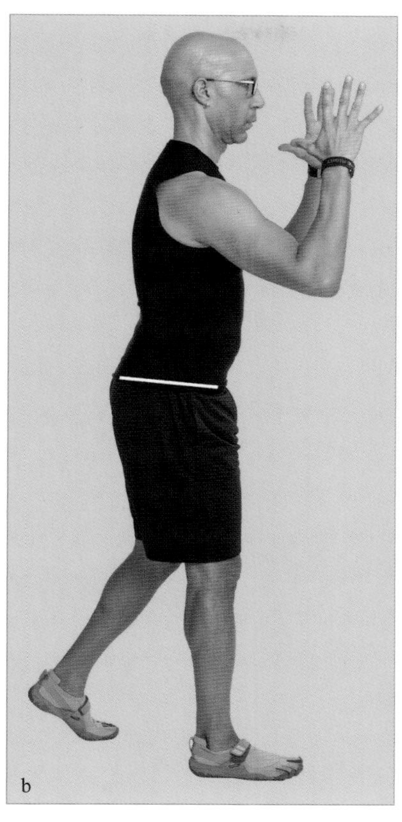

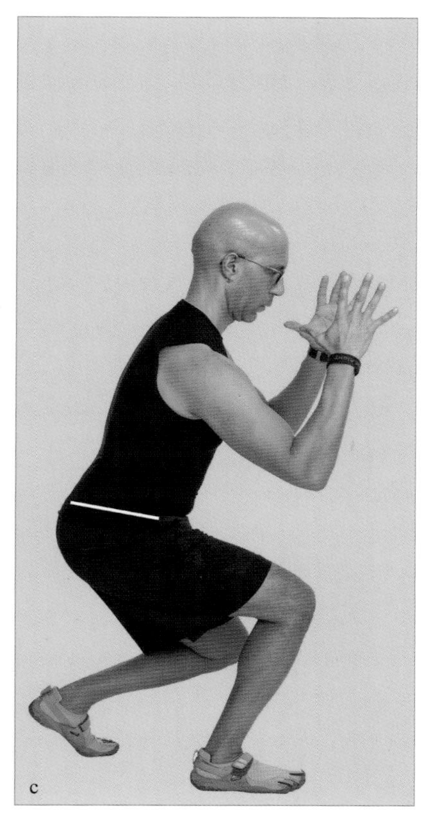


图 4.10　分腿蹲——TPC 与下肢对齐（a）；骨盆在起始位置（b）和结束位置（c）应保持中立位

在整个模式中，骨盆应保持在前倾位，ASIS 在耻骨联合稍前方。

- 分腿蹲模式中的第一个动作应该是一个髋铰链或髋关节的屈曲，使骨盆向后移动。这个动作反过来会引导膝关节屈曲和踝背伸。当降低身体时，应该能够保持 TPC 堆叠和骨盆的相对中立位，直到达到最大的髋关节屈曲。为了减轻脊柱的过度负荷，我们的大部分练习者会被要求只在能保持骨盆中立和脊柱对齐的范围内下蹲。正如在图 4.10 的下蹲模式中，最初的目标是教练习者控制中立位对齐，并通过更小幅度的运动掌握这个姿势，然后开始进阶到更大幅度的运动。
- 个体保持最佳的 TPC 对齐的同时，返回到模式的起始位置。

与下蹲模式一样，应该鼓励练习者向后坐于髋（离心延长臀肌），站起时骨盆朝向天花板（向心缩短臀肌），仅仅是让臀肌工作，不鼓励在模式的结束时过度激活臀肌。如果过分注重分腿蹲结束时的臀肌收缩，则会趋向于使骨盆向后旋转，将股骨头在髋臼内向前推动。

如果需要，练习者也可以利用器械、门把手和（或）用悬吊带支撑，见之前支撑式下蹲模式中所示。

分腿蹲模式演示，请访问 www.IIHFE.com/the-psoas-solution。

#### 分腿蹲中功能障碍的常见表现

与下蹲模式一样，功能障碍的常见表现包括：

- 开始时或过早移动到骨盆后倾和（或）腰椎屈曲位；
- 不能维持 TPC 对齐或骨盆水平；

- 下肢的对齐缺失。

改善分腿蹲模式的策略和提示与下蹲模式的策略和提示完全相同。

分腿蹲中另一个常见问题是在此模式下降阶段骨盆的冠状面和（或）水平面的移动。当练习者在分腿蹲中降低重心时，骨盆会：

- 在冠状面的侧倾——似乎会一边高一边低（图 4.11）；
- 在水平面的旋转——（骨盆的一半）可以一侧向前倾（旋转）并且另一侧向后倾（旋转）；
- 会同时发生侧倾和旋转，可能是侧倾和旋转的组合。

这些骨盆偏移通常伴随着后侧肌筋膜紧张或髋关节囊受限。如前所述，无论是手法或使用仪器均可改善肌筋膜的局限性，而关节松动可以帮助改善关节囊的受限。然后根据之前的建议提示，包括“放松你的髋后侧”“让髋关节转动起来”“向后坐于髋”“想象把球（股骨头）沉入窝里（髋臼）”“让你的坐骨之间距离变宽”，同时改善髋关节的屈曲和骨盆的水平位置。

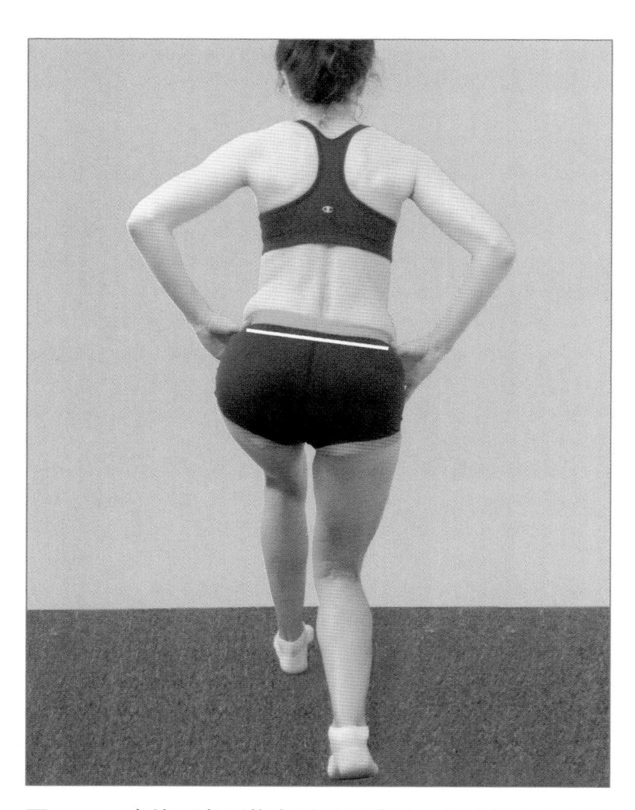

**图 4.11** 当练习者不能向后坐于髋时，骨盆侧倾在分腿蹲模式中是常见的

#### 支持式分腿蹲

与支持式下蹲类似，支持式分腿蹲可以帮助训练运动轨迹，以满足传统模式所需的力学机制。个体可抓住器械、门把手、悬吊带和（或）简单地把手放在墙上作为支撑。上面所提及的力学机制和提示都可纳入此模式中。

### 分腿蹲合并后腿抬高

一旦掌握了分腿蹲模式并能很好地完成后，抬高后腿就是进阶。因为在后腿抬高时，会有更大的负荷，对于大多数人来说，这是非常好的训练模式，并且这种下肢和躯干及脊柱的负重模式比用背部负重杠铃下蹲更安全。支持式分腿蹲的所有力学机制都将被纳入这种模式。

#### 建立分腿蹲合并后腿抬高模式

- 起始位，双脚并在一起，并将躯干在骨盆上对齐——实质上是堆叠 TPC，使它们与应处于相对中立位的脊柱对齐，并且胸廓下部的开口应该朝向脚而不是前方。骨盆应该处于骨盆前倾位，ASIS 稍微在耻骨联合的前方。
- 接下来，在先要练习的那一侧，脚应该以三脚架方式支撑——大部分压力将在第一趾跖关节（或拇趾侧）下、第五趾跖关节（或小趾侧）和足跟上。髋、膝、踝和足应相互对齐，使得髋关节、膝关节中间、第一和第二趾之间的点呈一条直线（图 4.12）。

然后，练习者将其后侧足抬起并支撑在台

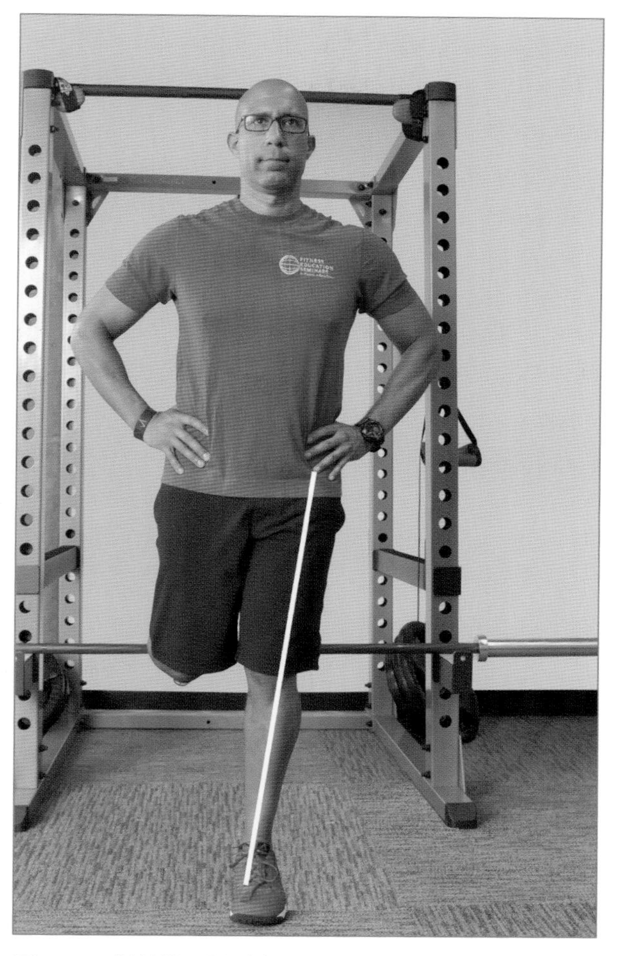

图 4.12 保持站立腿对齐

阶或长凳上方。这条腿的髋、膝、踝和足也应该保持对齐。类似于分腿蹲，目标主要集中于训练前侧腿：最初，身体重量的 60%~80% 将在前侧腿上，其余 20%~40% 在后侧腿上。最终，仅有最小的重量由后侧腿支撑，最终目标是保持前侧腿支撑 90%~95% 的体重。

- 模式中的第一个动作与分腿蹲——髋关节铰链或髋关节的屈曲完全一样，将骨盆向后移动。这个动作反过来会引导膝屈曲和踝背伸。当练习者降低身体时，他们应能保持 TPC 堆叠和骨盆相对中立位，直到达到最大可用的髋关节屈曲。在整个模式中，下肢髋、膝、踝和足应保持对齐（图 4.13）。

如前所述，只要能够保持骨盆中立位对齐，而后脊柱中立位对齐，就应可以蹲地更低。这是处理髋关节活动范围和髋关节屈曲控制不足的一个很好的模式；当活动受限和（或）控制不足时，骨盆和（或）下肢会偏离中立位。

- 个体在保持 TPC 对齐中返回到模式起始

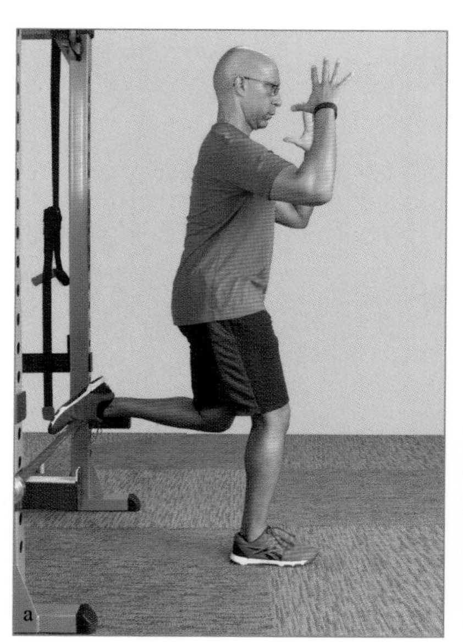


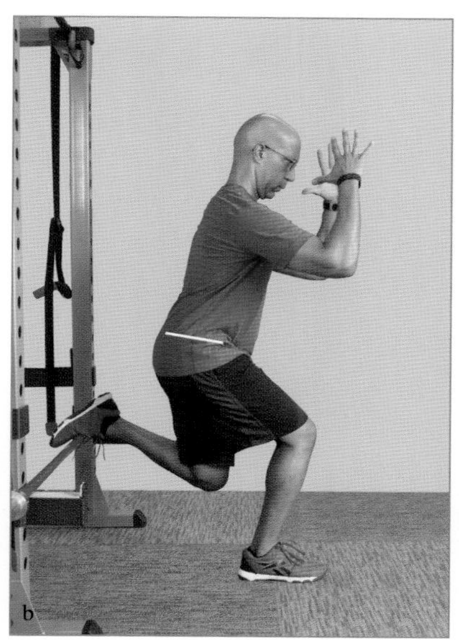


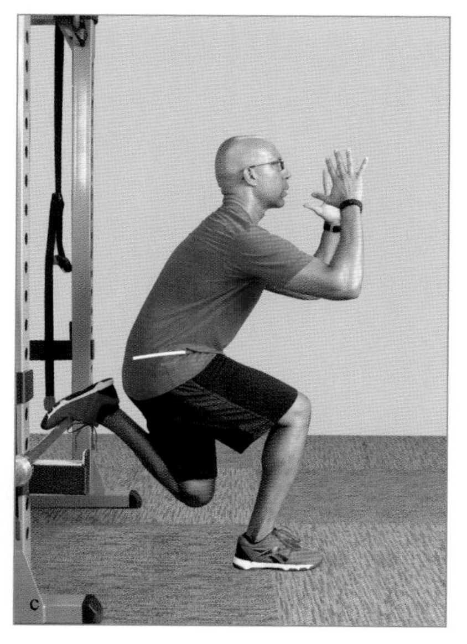


图 4.13 分腿蹲合并后腿抬高模式：中立位对齐（a）；当练习者不再能够保持足够的骨盆前倾并且正在超出其关节活动范围和（或）控制水平（c）时，会发生骨盆后倾和腰椎屈曲

位。与下蹲和分腿蹲模式一样，应该鼓励练习者向后坐于髋（臀肌离心收缩），站起时将骨盆向天花板靠近（臀肌向心收缩），让臀肌起作用，但不鼓励在模式结束时过度激活它们。正如前面提到的模式所述，在分腿蹲并后侧腿抬高模式结束时，臀肌过度收缩会使骨盆向后旋转，并在髋臼内向前推动股骨头。

与其他下蹲模式一样，分腿蹲合并后腿抬高式的进阶可以用健身球、哑铃或壶铃加载负荷。

分腿蹲合并后腿抬高模式的演示，请访问 www.IIHFE.com/the-psoas-solution。

## 单腿下蹲

### 建立单腿下蹲模式

单腿下蹲模式是下蹲最后的进阶模式。这是训练下肢负荷的绝佳方式，不会造成脊柱过度加载负荷，而在下蹲模式中使用杠铃加载负荷的变换形式往往会导致脊柱承受过度负荷。因为几乎每项运动都需要单腿力量和稳定性，所以这是一种具有体育运动特性的下蹲模式功能性进阶。

然而，正确地完成此动作需要巨大的力量和协调能力，以保持整个模式的最佳力学机制。在进行单腿下蹲前，练习者应该能够在单腿站立的情况下轻松保持对齐和控制，持续至少 30 秒且没有明显的紧张感（图 4.14）。

以前讨论的所有机制都适用于单腿下蹲：

- TPC 将保持对齐和堆叠；
- 髋、膝和踝将保持对齐；
- 足底三角保持稳定和控制。

与之前的模式一样，练习者从一个轻微的髋铰链开始，向后坐于髋，同时保持 TPC 和下肢对齐。仅仅下蹲到能够保持中立位对齐和控制的程度即可。同时避免在模式的起始位（顶部）过度收缩臀肌。

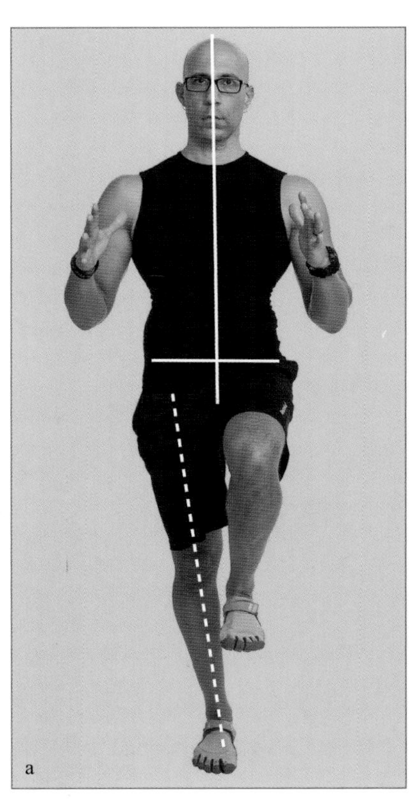


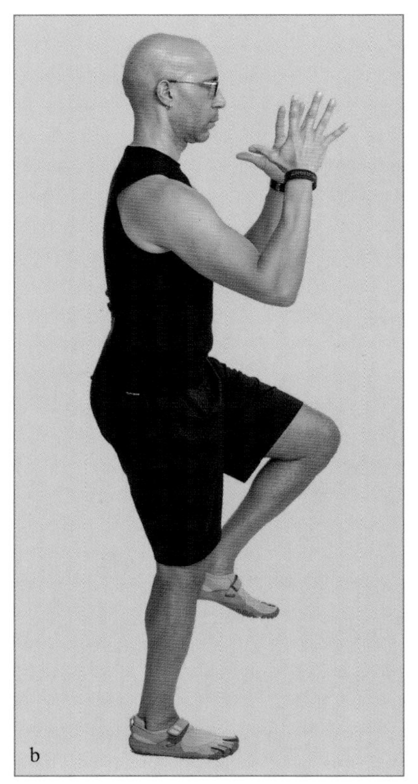


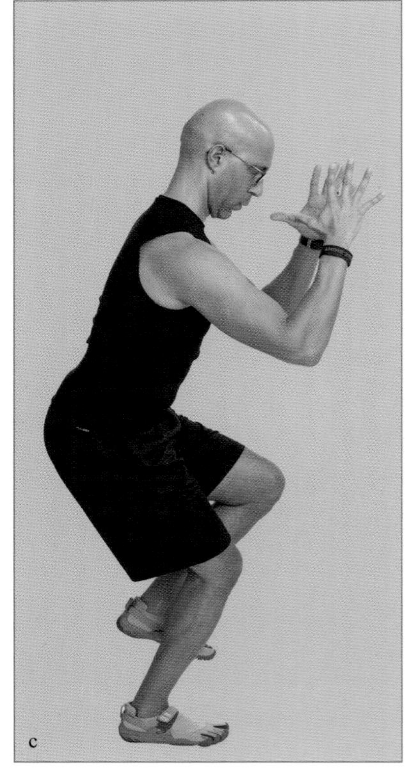


图 4.14 单腿下蹲：单腿站立时最佳对齐（a）；在单腿下蹲时保持 TPC 和下肢对齐（b，c）

一旦可以重复20次或更多，就可以用哑铃、健身球或壶铃进行加载负荷模式。

## 硬拉

可执行的硬拉模式有许多种。下面的版本更多的是硬拉模式的传统版本，其应用的主要运动模式和肌肉与下蹲模式相同。除了加载负荷的位置，硬拉和下蹲之间的最大差异是TPC的前倾量。在硬拉期间，TPC在下蹲过程中倾向于更加直立，并且向前倾斜角度更大。

### 建立硬拉模式

练习者可以使用杠铃、圈套（a trap）或六角杆（hex bar）、壶铃或哑铃来为硬拉模式加载负荷。

- 在起始位，两脚分开与髋同宽。脚底着力点应像三脚架支撑一样，这意味着大部分重力将在第一跖趾关节（或踇趾侧）、第五跖趾关节（或小趾侧）和跟骨（足跟）上。髋、膝、踝和足应该保持对齐，髋关节、膝关节中间、足部第一和第二趾之间的点呈一条直线。
- 将躯干与骨盆对齐——实质上是叠加TPC。脊柱应该处于相对中立位对齐，胸廓开口应该朝向下而不是向前。骨盆应该中立位对齐（骨盆前倾），ASIS位于耻骨联合的前方。可以实现这种对齐能力很好地表明腰肌功能正常。核心（TPC）应被激活或被“包裹住”以保持在此模式期间的稳定。
- 降低身体抓住杠铃杆——这种运动应该类似于髋关节铰链或髋关节屈曲，这使得骨盆旋转至进一步的骨盆前倾位。为了促使脊柱和骨盆在硬拉位置更安全，训练的目标应该能使练习者保持在骨盆中立位和脊柱对齐的范围内（图4.15）。

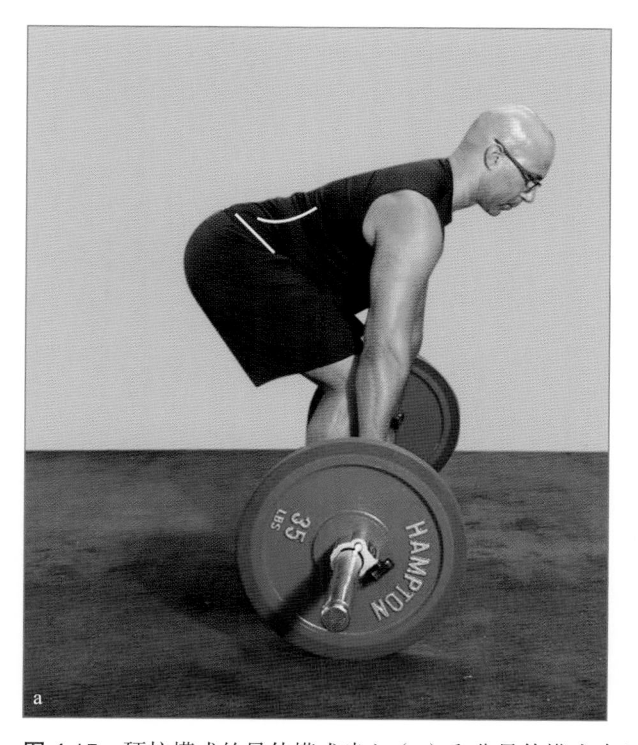


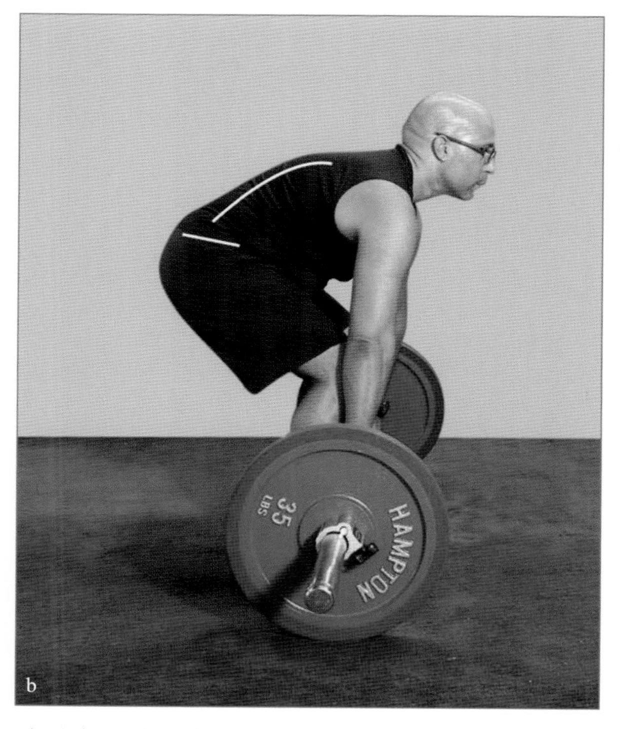


图4.15 硬拉模式的最佳模式建立（a）和非最佳模式建立。为了减少腰椎超负荷，骨盆应前倾，腰椎应相对中立位或伸展（a），而不是骨盆后倾伴过度屈曲脊柱（b）

对于那些关节活动度不足的人来说，他们的身体要向地面方向降低，而不要向后转动骨盆或者过度屈曲腰椎，可以将重物放置在台阶上或使用架子提高重物高度，以便保持中立位对齐。

- 从模式的底部提起重物到站立位并保持中立位 TPC 对齐。从底部站起时，应使用（但不是过度收缩）臀肌复合体（臀大肌、臀中肌和臀小肌）和腘绳肌。为了避免脊柱（小关节）超负荷，竖脊肌应该等长收缩，并且在此模式中不主动伸展（图 4.16）。

与下蹲模式一样，常见的一种提示（错误提示）是告诉练习者在模式的起始位激活或“夹紧”臀部。然而，正如前面所讨论的那样，这个提示往往会导致骨盆向后旋转，腰椎屈曲，股骨头在髋臼内向前过度移动。

硬拉模式的演示，请访问 www.IIHFE.com/the-psoas-solution。

*请注意：本节中提到的建议是利用硬拉来进行日常生活中的活动训练，并减少对躯干、脊椎和髋部的压力，因此不一定适用于举重运动。由于在举重或最大硬拉中的高负荷，可能需要向后平移胸部以“锁定”举起动作。*

为了促进髋关节更好地运动，同时确保腰肌和臀肌的协同激活，之前讨论的几个提示在硬拉模式中也是有帮助的：

- 在下降阶段，鼓励练习者用髋“向后坐”到臀（臀肌离心收缩和髋关节复合体后侧伸展），提示“伸展”“延长”或“放松”，以确保股骨头在髋臼内适当的后滑。
- 鼓励练习者头顶向上顶向天花板（向心收缩臀肌和髋复合体后侧），使臀肌起作用，但不鼓励在模式的末端过度激活和（或）“夹紧”它们。一个有效的提示是“头顶向天花板”，以确保它们保持中立位对齐，而不是向前平移

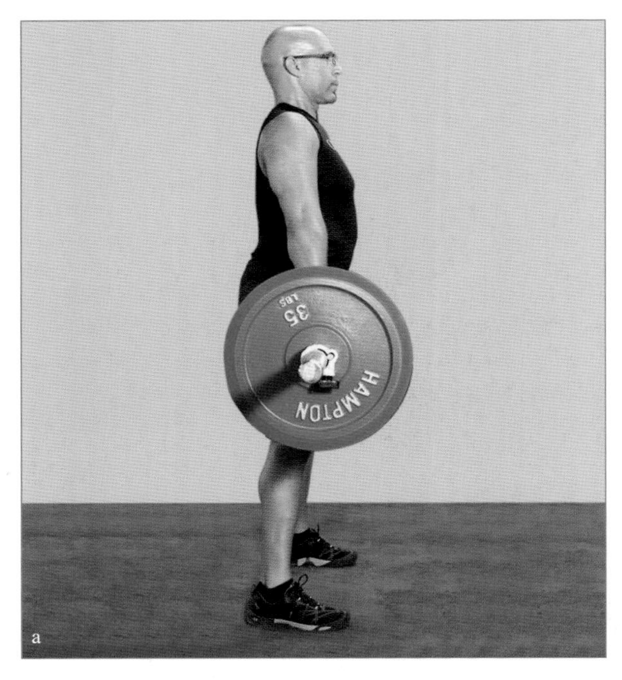


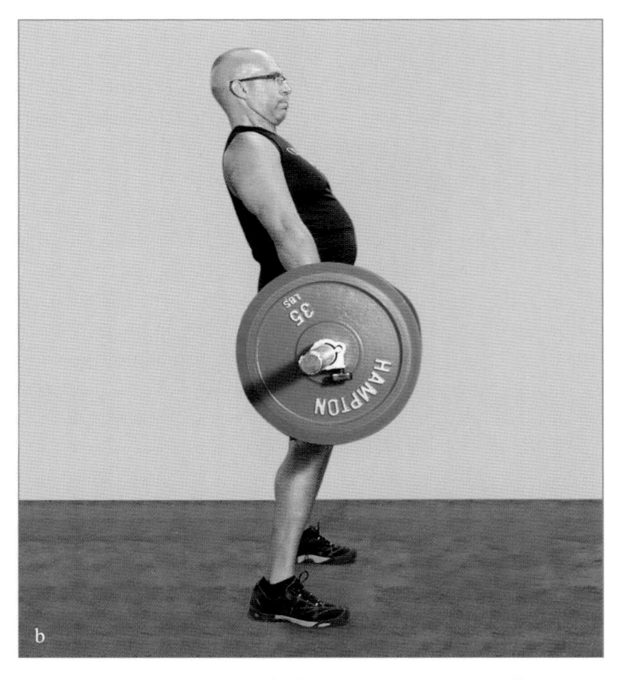


**图 4.16** 硬拉模式的最佳结束位置（a），提示站高或将头部顶向天花板。非最佳结束位置（b），背部过度伸展，从而使脊柱超负荷，并且过度收缩臀肌，这使得骨盆后倾

## 临床思考：膝关节占优势模式 *vs.* 髋关节占优势模式

力量和健身训练行业通常将硬拉和下蹲模式称为“膝关节占优势”模式，意味着髋和膝都处于屈曲位，因此臀肌、腘绳肌和股四头肌之间的贡献是相对相等的。直腿硬拉模式将被认为更多的是“臀部占优势”模式，将在“屈曲”这一章讨论，因为该运动主要发生在髋关节周围，因此目标针对臀肌和后链肌群。

大多数普通人（我认为同样包括运动员）不具备良好的骨盆前倾，故不能适当地加载负荷于臀肌和髋关节复合体后侧；因此大多数人被归类为存在臀肌“薄弱”或“失忆”。因此，无论被认为是膝关节占优势（下蹲、弓步、登台阶、传统硬拉等）或髋关节占优势（直腿硬拉、桥式、够物等），重点在于我们总是试图最大化加载负荷于臀肌和髋后侧肌肉组织，同时确保腰肌作为 DMS 的一部分稳定整个模式中的躯干、脊柱、骨盆和髋关节复合体。因此，无论膝关节是否在模式中屈曲，我们所有的下肢模式都会成为髋部优势运动。

骨盆。这种策略还有助于保持腰肌和其他脊柱稳定肌的最佳长度和张力。

在整个硬拉模式中，一定要监测代偿模式，这和下蹲模式中的代偿相似。纠正方式与下蹲的方式相似（图 4.17）。

## 下蹲和硬拉模式中腰大肌功能的总结

**在躯干、脊柱和骨盆中**

- 稳定 TLJ（胸腰连结）、腰椎和骨盆。
- 在大多数下蹲和硬拉模式的变式中保持 TPC 的中立位对齐。
- 在深蹲时离心控制脊柱屈曲，并有助于保持骨盆稳定。

**在髋关节中**

- 在下蹲和硬拉模式中始终保持股骨头处于髋臼中心内，保证共轴。
- 在模式的离心或下降阶段，通过稳定髋臼内的股骨头来协助髋关节屈曲。
- 在模式的向心阶段结束时，有助于控制髋关节过度伸展。

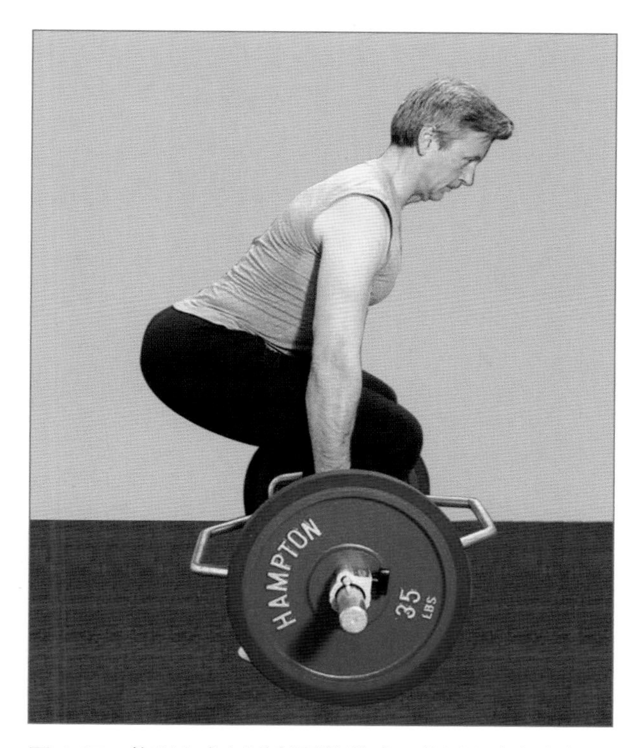


**图 4.17** 使用六角杆进行硬拉模式：使用六角杆的好处在于，它可以使肩膀处于更加自然地加载负荷的位置，并使负荷更接近重心（核心）和支撑基底面（脚）。使用六角杆的缺点是许多人会采取较窄的站立姿势，这会限制骨盆前倾的能力。为了不让六角杆撞到腿部的外侧，他们会过度内收膝关节。如果练习者具有最佳的对齐和控制力，这通常是加载负荷模式的首选方法

## 总结：下蹲和硬拉

1．在所有下蹲和硬拉模式的变式中，腰肌作为脊柱和骨盆的稳定肌，使 TPC 保持中立位对齐。特别是，腰肌稳定和固定住胸腰结合部、腰椎和骨盆，以帮助保持 TPC 的整体性。

2．腰肌轴向压缩（固定）腰椎，这有助于在下蹲和硬拉模式期间保持腰椎前凸。

3．腰肌与臀大肌下束纤维共同作用，在下蹲和硬拉模式的离心或下降阶段（随着髋部的屈曲）保持股骨头在髋臼内共轴。这也直接有助于在模式的早中期（以及在进阶中）将骨盆保持在中立位（骨盆前倾）和水平位置。

**在下蹲和硬拉模式期间腰肌功能的非最佳表现如下：**

- 在起始时或下降模式刚开始时，腰椎前凸缺失。
- 在模式的下降阶段，股骨头向后滑动不足，造成过早和（或）脊柱过度屈曲和骨盆后倾。
- 在模式下降阶段的早期，胸腰连结过度伸展。
- 在模式的任何点上，骨盆不水平（冠状面运动）和（或）旋转（水平面运动）。
- 在向心阶段结束时，股骨头向前平移过度，骨盆后倾和（或）腰椎屈曲。

第5章

# 弓步

## 主题

- 日常生活和体育运动中使用弓步模式的益处。
- 在弓步模式中腰肌对脊柱、骨盆稳定及髋关节共轴的作用。
- 弓步的最佳表现及如何识别失控的常见表现。

## 引言

弓步模式是从地面上拾取物体的基本姿势之一。从地面抬起中等重量或很重的物体时，并不总是需要使用下蹲模式。在这些情况下，弓步提供了一种替代下蹲的方式，将物体从地面拾取并恢复直立姿势。另外，在多个运动平面上进行运动时，它还是活动髋部和下肢的极好模式。弓步也是体育或娱乐活动中提高下肢协调性的极好模式。

弓步模式的其他好处包括：

- 直立姿势中训练躯干、脊柱、骨盆和下肢的对齐和控制。
- 这是拉伸弓步模式中后侧的腰肌和髋屈肌的有效方法。
- 前伸弓步模式是从地面快速拾取中等重量物体并恢复直立姿势的最有效方法之一。
- 在三维空间运动时，它是激活调动下肢很好的预热活动或功能性热身模式。
- 配合负重时（杠铃、哑铃、壶铃等），弓步成为调整核心（胸腔–骨盆圆柱，thoracopelvic cylinder, TPC）的极佳运动模式。
- 它可以用来训练某些体育运动所需的特殊动作，包括但不限于网球、篮球和棒球。
- 当以快速方式进行运动时，或配合过头举、下劈和其他动作模式时，弓步成为很好的代谢调节方法。

### 腰肌在弓步中的作用

在许多方面，腰肌在弓步模式中的功能与其在分腿蹲模式中完全相同。腰肌在维持理想弓步模式中在三方面起主要作用。

1. 腰肌稳定了腰椎，这有助于保持腰椎前凸，从而防止脊柱过度屈曲（腰椎变直）。另外，腰肌有助于骨盆在弓步模式中保持中立位（骨盆前倾）。

2. 前腿侧腰肌和臀肌下束帮助股骨头在髋

臼内保持共轴，确保最佳的髋关节屈曲（髋关节铰链），并在弓步模式中保持骨盆的中立位和脊柱对齐。理想的髋关节共轴有助于在整个模式中保持骨盆中立位。

3. 后腿侧腰肌的离心性伸展延长可防止脊柱后伸、髂骨旋前和髋关节伸展或腿过度后伸。

### 弓步模式的呼吸策略

与下蹲模式类似，在本章讨论的弓步模式中将使用两种常规呼吸策略。

1. 在向前迈步并降低身体形成弓步过程中吸气，在返回起始位置过程中呼气。

2. 在开始弓步前先吸气，在降低身体过程中呼气，在返回起始位置过程中吸气。

选择能使练习者在模式中保持最佳对齐和控制的呼吸策略。

## 前弓步

本质上讲，前弓步是分腿蹲模式的动态版本；因此，在进行任何形式的弓步模式之前，都需要熟练地掌握分腿蹲模式。由于这两种模式的机制非常相似，练习者必须能在分腿时保持对齐和控制，然后才能进阶到前弓步和后弓步。

下面的讨论将集中关注弓步模式中保持 TPC 的中立位对齐（胸部位于骨盆正上方、腰椎前凸和骨盆旋前）。因此，练习者弓步的长度和深度必须限定在一定范围内，以使他们保持 TPC 和下肢的中立位对齐。

### 建立前弓步模式

- 开始时，个体站立，双脚与髋同宽，TPC 处于中立位对齐，足底三点支撑体重（图 5.1）。
- 一条腿向前迈，并以足底三点支撑，同时通过屈曲髋、膝和踝来减速，保持对齐和控制，这是此模式承载负重的位置。在这个位置个体应该保持与起始位置相同的 TPC 对齐（胸廓位于骨盆正上方，骨盆处于中立、水平位）。

对于前腿，应该保持良好对齐，使髋关节、膝关节中点和足第一、第二趾之间的点呈一直线（图 5.1b）。在这个姿势

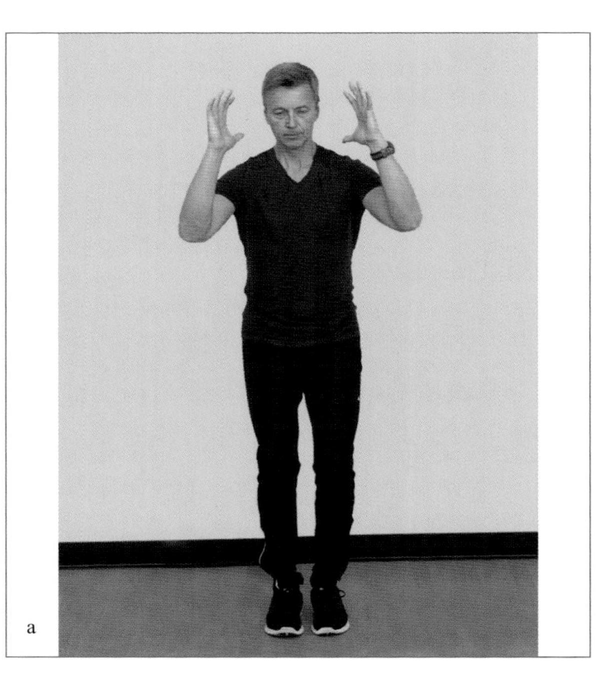


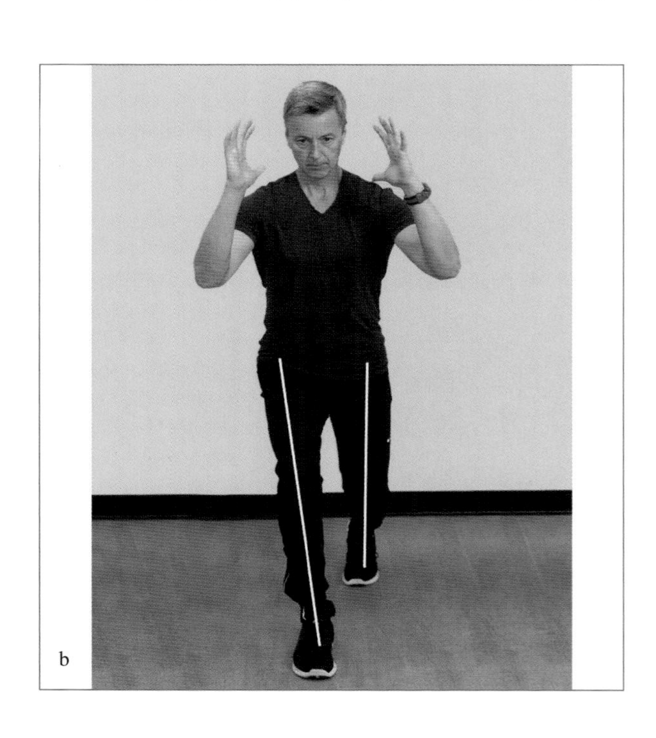


图 5.1 弓步模式：起始位置（a）；结束位置（b）

下，不应有身体过度摇摆或失控。这个时候，实际上所有的体重都应该落在前腿上（图 5.2）。

后腿也应对齐良好——髋、膝和足呈一直线——并且踝关节应处于背伸位，同时足跟抬离地面。

- 要回到起始位置，髋关节和膝关节联合伸展，而且重点强调要伸髋而不是伸膝。使用前腿的臀肌复合体和腘绳肌将身体推回到起始位置，而身体对齐保持不变。

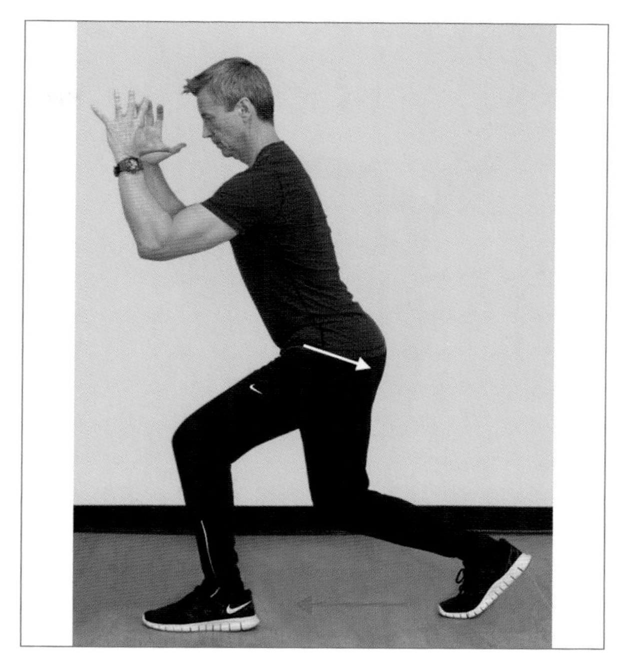

**图 5.2**　前弓步：在整个模式中 TPC 始终保持良好对齐，个体仅仅降低身体重心到能保持骨盆中立位对齐（骨盆前倾）和腰椎前凸的最低点。当个体执行前弓步时，应集中坐向前腿侧髋部（箭头）

### 前弓步中功能障碍的常见表现

有三种常见的征象表明在前弓步模式中腰肌功能处于非最佳状态。

1. 起始位置 TPC 对齐不是最佳。许多人在开始弓步前，其骨盆向后倾斜而腰椎处于前屈位。为了确保腰肌和深层肌筋膜系统的激活，练习者必须了解如何实现骨盆中立位对齐，以及在弓步模式中如何保持中立位。让练习者触摸他们的髂前上棘（ASIS）和耻骨联合：ASIS 应该在耻骨联合的稍前方。

胸腔悬吊——本质上是将胸腔提起并保持在骨盆上方——也是实现骨盆中立位对齐的有效策略。参见附录Ⅲ中的胸腔悬吊。

2. 在弓步模式的各个节点上 TPC 对齐不佳。

a. 在负重位，骨盆后倾和（或）腰椎屈曲。在理想的弓步模式中，骨盆应保持中立位（前倾）。骨盆运动的范围取决于特定的髋关节活动度，会因人而异。早期骨盆后倾和腰椎前屈表明存在关节囊后侧受限或后侧肌筋膜紧张和（或）不能主动使髋周肌肉有足够放松以实现最佳的髋关节共轴。这些区域的任何受限都可能影响腰肌发挥最佳功能。

自我肌筋膜松解、手法放松和（或）语言或触觉引导可有效地帮助个体放松紧张的区域并保持髋关节共轴。语言引导包括“用髋部后坐”“放松你的髋后侧”“让你坐骨之间的间隙变宽”，以及“想象让球沉入窝内（股骨头沉入髋臼）”，这些都可以促进更理想的股骨头向后滑动。此外，激活腰肌和其他深层肌肉还可以有效地重新平衡髋周肌群并减低较高的肌肉张力和紧张度。

对于那些练习弓步模式的新手和（或）在向前迈出腿时动作相对不稳定者，可减小动作的幅度，即跨得不要那么远，坐得不要那么深。如果他们难以维持对齐和（或）控制，可以让其返回练习分腿蹲。

b. 骨盆侧倾。正如第 4 章分腿蹲中所讨论的那样，当练习者没有足够的骨盆前旋（髋屈曲）时则会以骨盆侧倾来代偿，

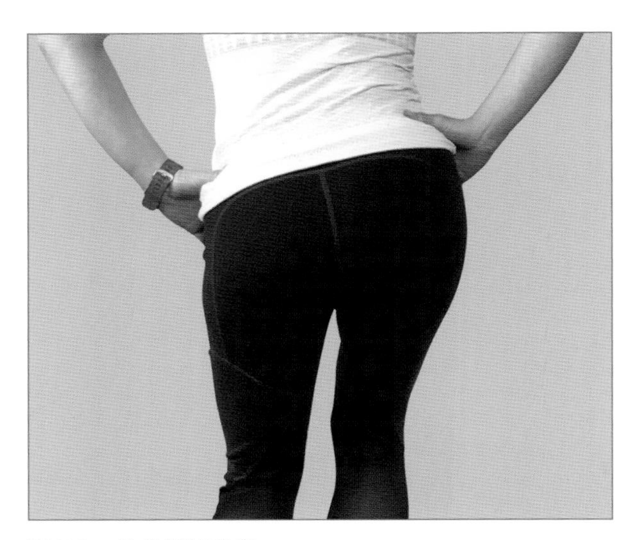

图 5.3　骨盆侧倾代偿

故而不能保持单纯的矢状面运动时（图 5.3），就会发生骨盆侧倾。

c. 就像前面提到分腿蹲时一样，放松髋后侧并引导练习者自我监测骨盆中立位对齐。对于大多数人来说，他们需要限制动作的幅度（深度），直到获得更大的关节活动范围和更好的控制能力。

d. 返回起始位置时，在胸腰连结（TLJ）过度伸展。许多练习者会跨步过大和（或）不会适当地利用髋后侧肌群（臀肌和腘绳肌）。这导致他们为了退回到起始位，会过度伸展 TLJ（图 5.4）。实际上，他们不是用臀部肌群将身体推回去，而是过度使用竖脊肌来移动躯干，这会使腰肌和腹壁过度牵伸，从而加重功能障碍。

为了改善 TPC 对齐，提示练习者降低胸廓，使其堆叠在骨盆正上方。可以用一种简单的触觉提示方法来帮助练习者获得更佳的 TPC 对齐，即让他们将一只手放在下腹部，另一只手放在胸骨上，并且在整个动作中保持双手之间的距离不变（图 5.5）。

提示他们坐在或“沉至”前侧髋（图

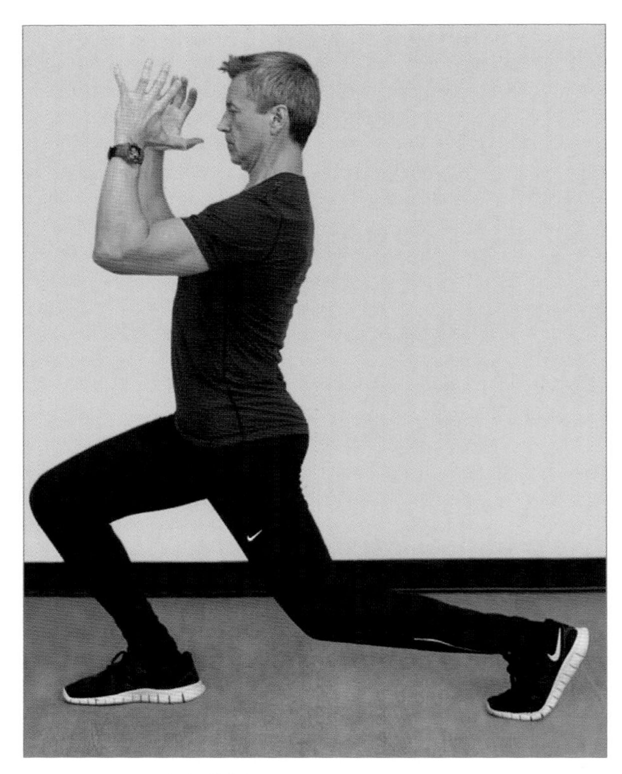

图 5.4　TLJ 过度伸展

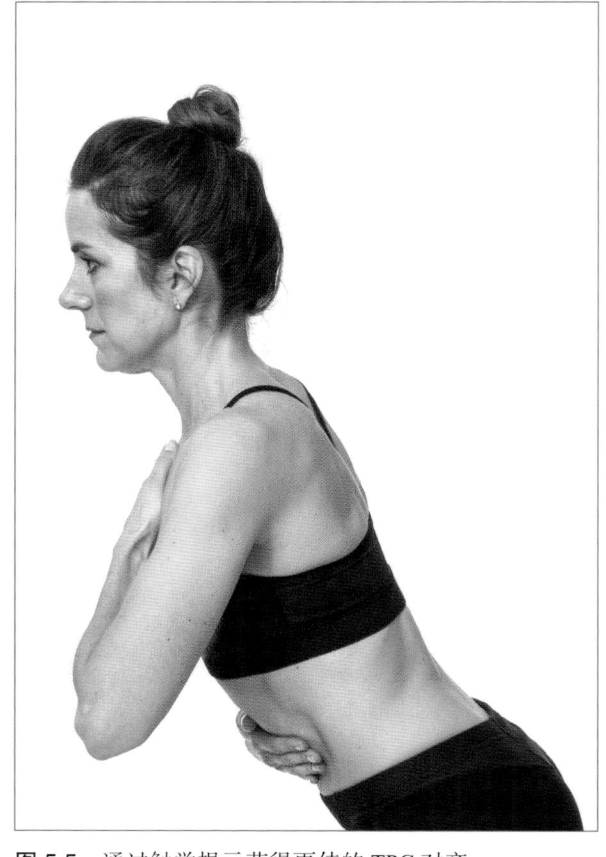

图 5.5　通过触觉提示获得更佳的 TPC 对齐

5.6a 中箭头），然后用髋后侧肌群（主要是双侧臀肌）将身体推回起始位置，这种方法也很有用。缩短跨步距离和下蹲深度也可以帮助练习者使用前侧腿的能力，而不是依靠躯干伸展回到起始位置。

3. 负重位下肢对齐不佳。虽然这并不总是腰肌的问题，但下肢常见的两种问题都可能反过来影响腰肌的功能——过度膝外翻（图 5.6b）或膝关节前移过多以至超过前侧的足。这些问题中的任何一个都与在弓步模式的运动经历和（或）其 TPC 对齐控制能力有关。给恰当的指令和提示通常可以纠正这两个问题。

a. 确保练习者对其 TPC 的控制，这通常也会改善身体的整体控制，从而改善下肢的力线。前文提到的提示方式都可以使用。

b. 引导个体向后坐到前侧髋，这有助于防止重心前移，从而防止膝关节前移过多。

c. 下沉至前侧髋部时，使足部呈三点支持面以最佳方式负重（在维持足弓控制的情况下使足底均匀负重）也将改善下肢对齐。

## 后弓步

顾名思义，后弓步的动作本质上与前弓步的动作相反。保持前弓步的所有动作要领，后弓步由向前跨步变为向后跨步。实际上，许多练习者发现，相比前弓步，进行后弓步时，保持骨盆中立位时更容易控制前侧腿髋关节的屈曲。

### 建立后弓步模式

- 开始时取站立位，双足与髋同宽，TPC 处于中立位，重心放在足底三点支持面上（图 5.7a）。
- 一侧腿向后退，同时前侧腿或固定腿的

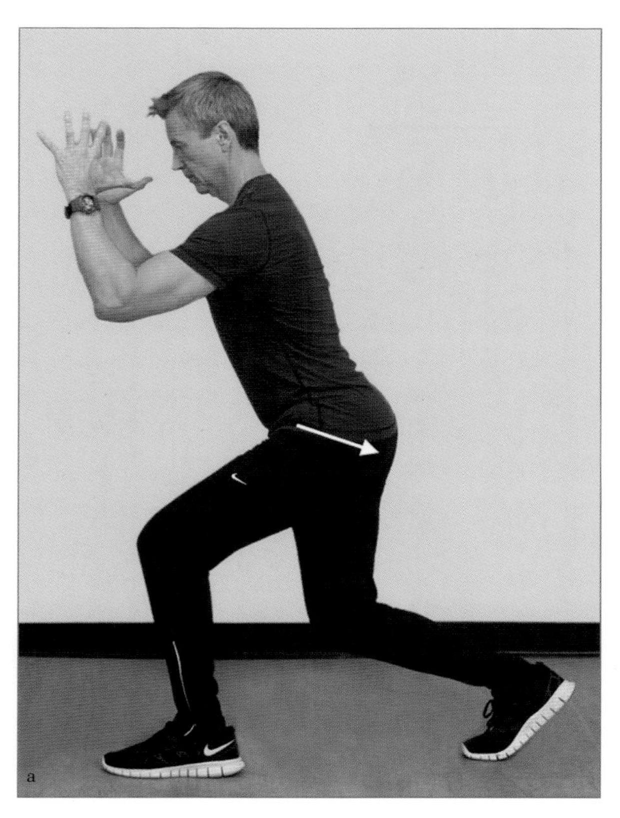

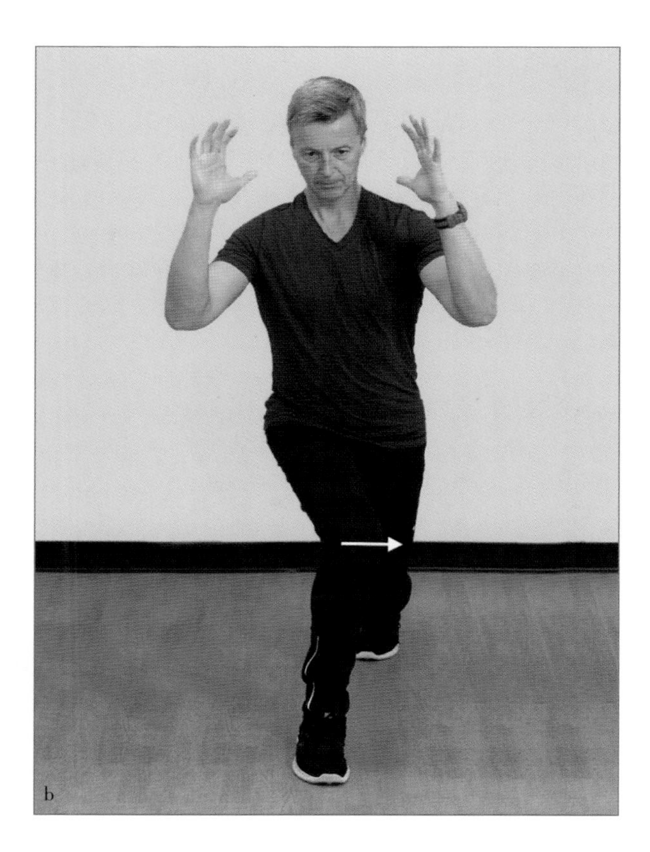

图 5.6 弓步模式：最佳对齐（a）；过度膝外翻（b）

髋、膝和踝关节屈曲。在降低身体重心时，应该保持与起始位相同的 TPC 对齐（胸廓位于骨盆正上方，骨盆处于中立水平位）。

在负重（或终末）位，前侧腿的髋、膝关节中间点和足第一、第二趾之间的点呈一直线（图 5.7b）。在这个位置不应该有过度身体摇摆或姿势失控。实际上，这时几乎所有的体重都应放在前侧腿上，只有不到 10% 的体重会转移到后侧腿上。

后侧腿的髋、膝、足应呈一直线，并且踝关节应该处于背伸位，足跟抬离地面。

- 利用前侧腿的臀肌复合体、腘绳肌和股四头肌，在固定脚上使自己的身体升高，回到起始位置。在整个模式中，TPC 或下肢对齐应保持稳定不变。

类似地，可以让练习者手握健身实心球、哑铃、杠铃或壶铃来提高训练难度。确保加载负荷不会影响个体模式中的对齐、呼吸和控制。后弓步也可以通过更大的跨步、身体更深地沉到前侧髋部和（或）更快的重复速度来进阶。

### 后弓步中功能障碍的常见表现

与前弓步模式一样，腰肌控制不佳的常见表现包括 TPC 对齐不良、骨盆中立位对齐不良、前侧腿髋关节共轴不佳，以及（间接导致的）下肢对齐不良。可以采取前弓步模式训练中涉及的策略和方法纠正对齐并恢复最佳模式。

后弓步往往还会产生另一个问题，就是练习者会将过多的体重转移到后腿上。这通常是因为他们没有将足够的体重放在前侧腿上，并且下沉不足而屈髋不够。提示他们将更多体重放在前侧腿。在后跨步时，让他们跨步小一点，并且只用后脚趾接触地面，而不是真的试图向后退步。他们也可以用手轻轻握住支持物保持平衡，以便专注于屈曲前侧腿。

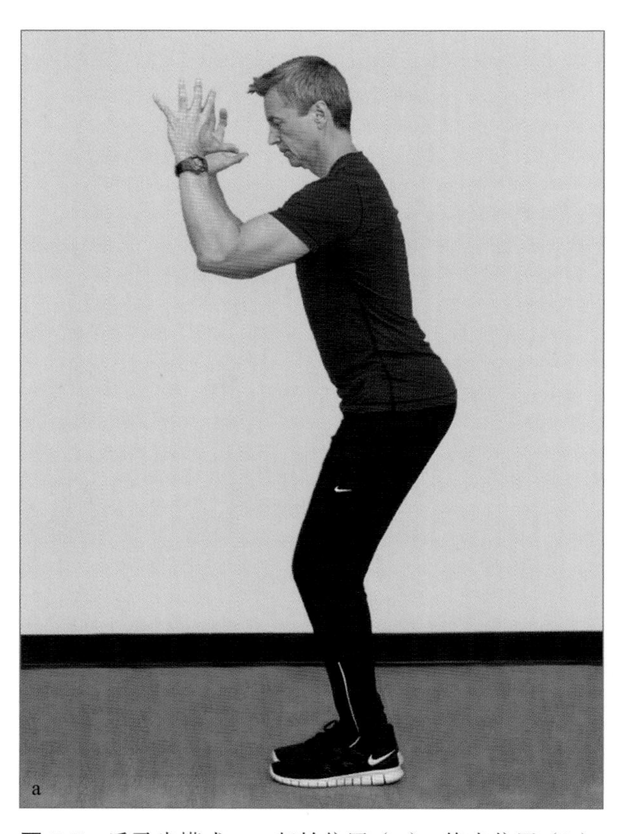


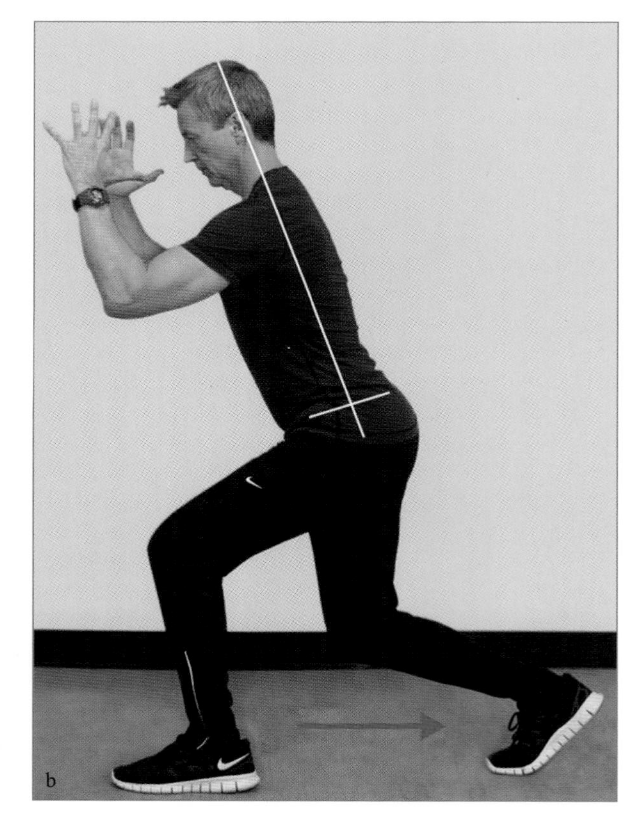


图 5.7 后弓步模式——起始位置（a）；终末位置（b）

## 其他弓步进阶

一旦练习者掌握了基本弓步，他们可以使用额外的运动平面（图 5.8 中冠状面和水平面弓步）和（或）加载负重来增加难度（图 5.9）。确保运动平面或负重不会影响练习者在模式中的对齐、呼吸和控制。

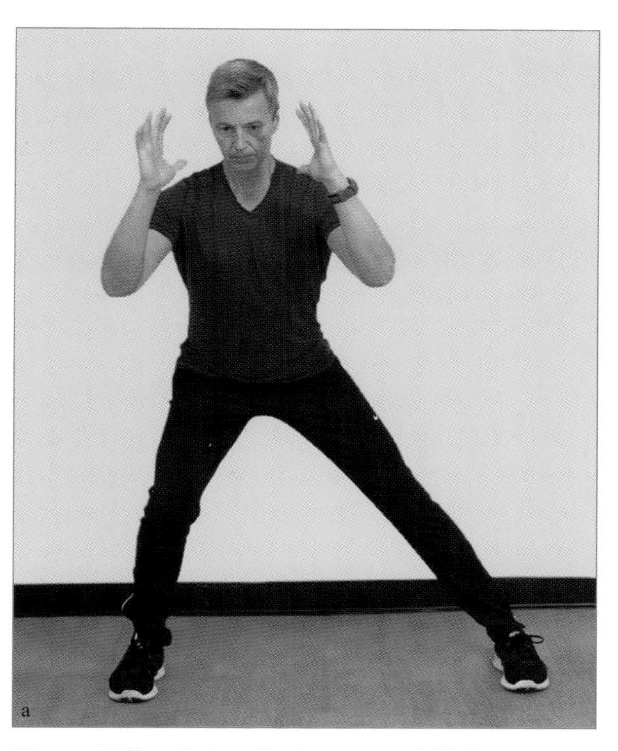

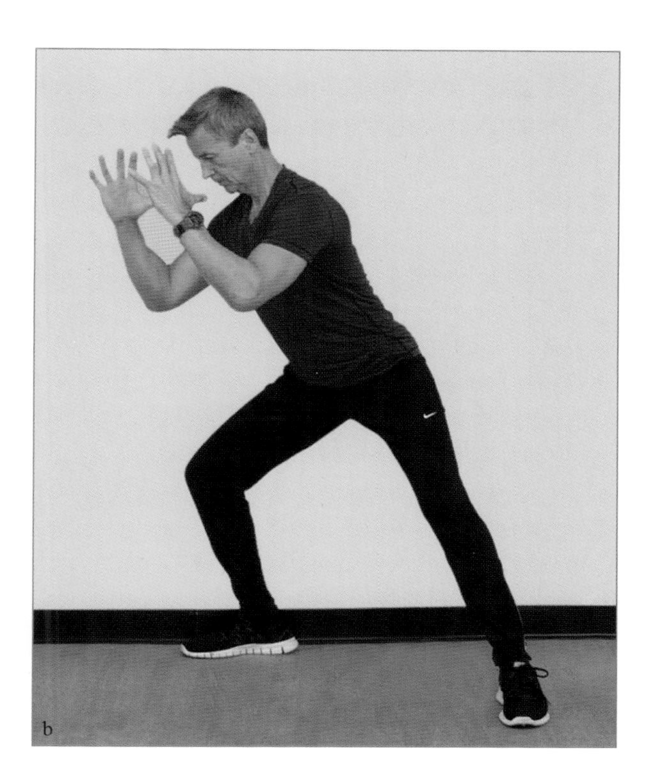

图 5.8　冠状面（a）和水平面（b）弓步模式进阶

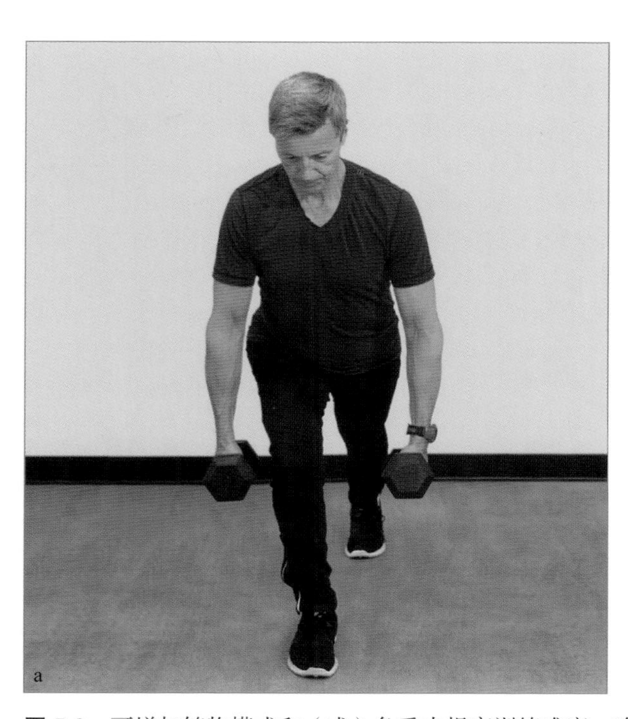

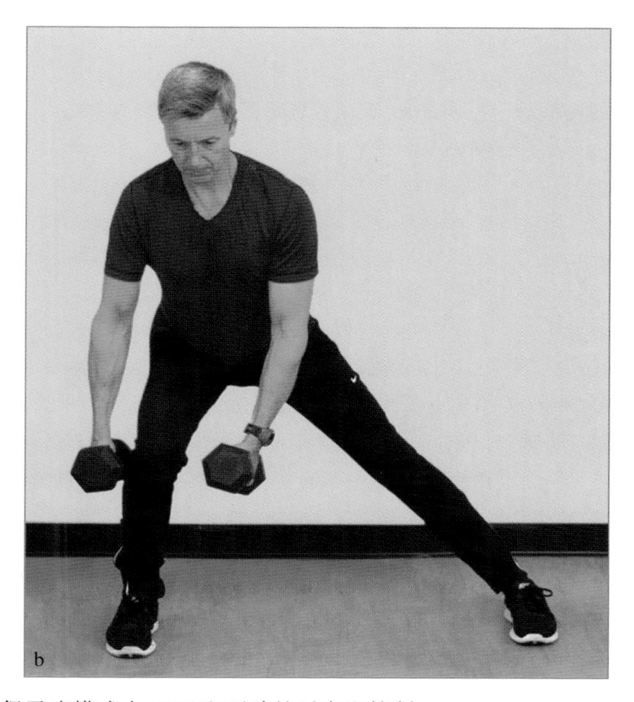

图 5.9　可增加够物模式和（或）负重来提高训练难度。确保弓步模式中 TPC 和下肢的对齐和控制

## 弓步模式中腰肌功能的总结

**躯干、脊柱和骨盆**

- 稳定胸腰联合部、腰椎和骨盆。
- 在前弓步和后弓步模式中保持 TPC 的中立位对齐。

**髋关节**

- 在弓步模式中使股骨头在髋臼共轴。
- 在模式的下降或离心阶段通过将股骨头稳定于髋臼内来辅助屈髋。
- 帮助控制过度的伸髋、脊柱伸展和后侧腿髂骨旋前。

## 总结：弓步

1．在弓步模式中，腰肌的作用是维持脊柱和骨盆的稳定，以使 TPC 处于中立位对齐。尤其是稳定和锚定胸腰联合部、腰椎和骨盆，帮助维持 TPC 的整体性。

2．腰肌轴向压缩腰椎（增加刚性），这有利于在弓步模式中维持腰椎前凸。

3．腰肌与臀大肌下束纤维在弓步模式的下降过程中（同时屈髋）共同作用使得股骨头维持在髋臼内共轴。这使得髋关节保持共轴，并直接使骨盆保持中立位或前倾位。

**在弓步模式中，腰肌功能非最佳状态的表现**

- 开始下降时腰椎前凸的生理曲线消失。
- 在下降过程中缺少股骨头向后滑动，导致脊柱屈曲和骨盆后旋（或侧倾）。
- 从前弓步模式返回起始位置时出现胸腰连结处的伸展。
- 在模式的任何阶段，出现骨盆不在水平位（冠状面骨盆倾斜）和（或）旋转（水平面运动）。
- 间接导致负重时前侧腿的下肢对齐失控。

# 第6章

# 身体的弯曲

## 主题

- 身体弯曲模式中的力学机制。
- 腰肌在弯曲模式中的作用
- 如何识别和纠正弯曲模式中非最佳控制的常见表现。

## 引言

躯干和脊柱能够自主弯曲几乎是人们在进行所有日常活动时的功能要求。例如向前弯腰从地板上捡物，举物过头顶或步行，都需要一定程度的弯曲，并需要躯干、脊柱、骨盆和（或）髋的配合。

当你弯腰从地板或橱柜底层取一些比较轻的物品时，不需要总是下蹲或用弓步。在这些情况下，弯曲和（或）髋关节铰链——另一种向前弯曲的形式——是安全有效的替代方法。将手臂举过头顶到橱柜高层取物、扔球或者把孩子举过头顶这些动作都需要脊柱伸展或向后弯曲的能力。为了有效地行走和跑步，人们要根据需要在步行周期中的不同位置使脊柱和骨盆能够向前、向后变化和侧弯。在一个步行或者跑步时不能最佳弯曲脊柱、骨盆和（或）髋部的人身上很容易看到一些特征，这是因为他们的步态非常僵硬、不协调。

本章将研究各种类型的弯曲运动。“弯曲”一词包含了脊柱和（或）骨盆–髋关节复合体几种不同的运动（有时是运动的组合）。脊柱和骨盆–髋关节复合体可以向以下方向弯曲：

- *前向*：身体向前弯曲时，脊椎节段性运动，脊柱弯曲和骨盆相对于股骨头旋前。当胸腔–骨盆圆柱（TPC）保持稳定时，髋关节前屈，此时骨盆相对于股骨头旋前。
- *侧向*：身体从直立位置侧向弯曲时，脊柱侧弯，骨盆保持相对中立位或侧向倾斜（冠状面运动）。
- *后向*：身体向后弯曲时，脊柱伸展，骨盆相对于股骨头后旋（在第7章中将讨论腰肌在身体向后弯曲中的力学机制和功能）。

在第1章曾讨论过髋关节的运动。

**腰肌在弯曲模式中的作用**

腰肌通过两种主要的方式在身体的弯曲模

式中发挥作用：

1. 身体向前弯曲时——脊柱可以弯曲或者保持中立位（图 6.1）。

- 脊柱弯曲。腰肌将稳定并有助于腰椎的节段性屈曲。这将有助于确保在脊柱前屈时，每一个脊椎节段都能参与运动过程。同时应该注意避免脊柱活动范围的末端（在关节活动范围内肌肉无法稳定关节的点）和重复运动，但脊柱弯曲是伸展和活动脊柱结构的必要模式。
- 脊柱中立位对齐。身体向前弯曲是通过保持胸腔－骨盆圆柱中立位对齐和只屈曲髋关节来实现的。髋关节铰链（简称铰链）是指骨盆相对于固定的股骨头产生旋前。从本质上来说，髋铰链是闭链运动的髋关节屈曲；腰肌帮助稳定脊柱和骨盆，从而保证了股骨头在髋臼内共轴；这样屈曲或铰链就会严格地由髋关节而不是通过脊柱屈曲来完成。对于有腰痛的人来说，当其身体前屈时，髋铰链就是以一种安全的模式使用髋关节和“节约脊柱的使用”（限制脊柱活动）。

2. 在侧向弯曲时——从直立位开始，腰肌可以促进脊柱的节段性侧弯。但为了避免侧弯时脊柱关节承受过度压力，腰肌更多的作用是减速。例如，向右侧弯曲时，左侧腰肌离心延长收缩，此时右侧腰肌相对被动缩短。但如果在进行抗阻力运动，比如在用身体单侧搬运活动时，对侧腰大肌则更可能积极协助保持脊柱处于直立位。

### 提高身体弯曲能力的训练

以下部分将会描述一些运动模式，用于改善在执行身体弯曲时脊柱及骨盆－髋关节复合体的参与方式：

- 身体向前弯曲——前屈，髋铰链和卷腹模式。
- 身体向侧方弯曲——侧弯，携物模式。

## 向前弯曲

由于许多日常活动都需要身体向前弯曲，对于那些目前还没有经历过或没有发生过与脊柱弯曲相关问题的人来说，训练他们如何采用最佳前屈模式是有益的。一般来说，我们仅在身体负荷自身重量时才采用这种运动模式；因为在过度负

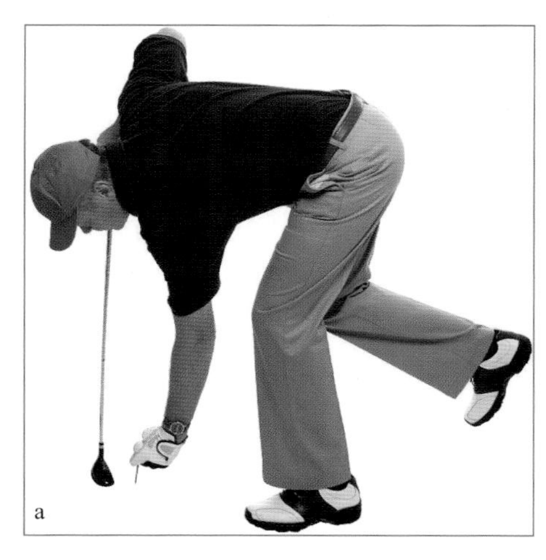
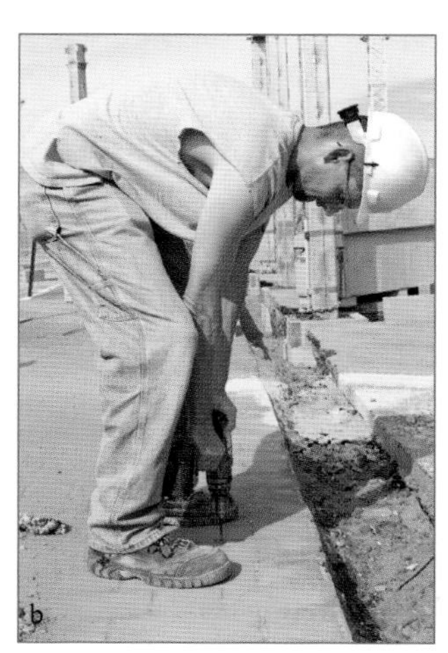
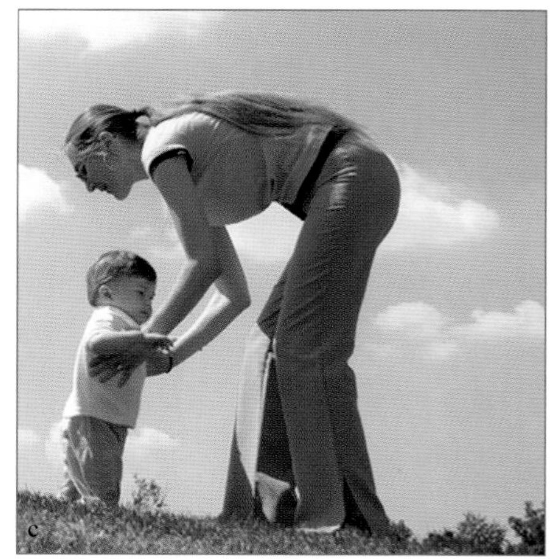

图 6.1 各种方式的向前弯曲：高尔夫球手（a）主要使用髋铰链的弯曲模式，而建筑工人（b）主要使用脊柱弯曲，髋参与少，母亲弯腰去抱孩子（c）使用髋铰链与脊柱弯曲相结合的动作形式

## 临床应用：身体向前弯曲时脊柱前屈的注意事项

髋关节以多大的程度参与身体向前弯曲的动作取决于完成动作本身所要承受的负荷（负荷越大，脊柱屈曲应该参与得越少），同时也取决于个体完成动作的习惯或自我习得的弯曲方法。理想情况下，身体向前弯曲时骨盆能够大幅度前倾以减少对脊柱过度屈曲的需求。

尽管在身体向前弯曲时脊柱应当屈曲，但有些人不能良好地耐受脊柱屈曲，并会在保持脊柱长时间屈曲时感到不适；例如，以垂头丧气样坐姿坐于软椅上或弯腰刷牙时。

对于不能耐受脊柱屈曲的人，如那些在身体向前弯曲包括脊柱屈曲至末端范围或者使脊柱长时间处于被屈曲位时，不能耐受和承受功能紊乱/疼痛的人群，在身体重复地向前弯曲时保持脊柱处于较为中立的位置是更为安全的方法。

临床上发现，绝大多数人在身体向前弯曲时在保持骨盆适当地前旋（前倾）方面存在明显的受限。因此，致力于提高骨盆前倾的能力同时限制脊柱的屈曲范围成为大多数人训练项目中的重要组成部分。除非个体能够展现恰当的髋铰链运动模式，否则我们一般不会训练他们的脊柱屈曲能力。

荷下，脊柱弯曲所带来的风险大于益处。

### 建立身体向前弯曲模式

- 开始时双脚分开与髋同宽，膝关节伸直。体重应由足部三点力学支撑，即大部分的压力会放在第一趾跖关节（或踇趾一侧），第五趾跖关节（或小趾一侧）和足跟部。髋、膝、踝和足跟应该互相对齐，这样一条直线会贯穿髋关节、经过膝关节中部及第一和第二足趾间。
- 躯干在骨盆上对齐，本质上是TPC的堆叠，脊柱应处于相对中立位对齐，胸廓下口应朝向脚而不是向前。骨盆应处于前倾位，此时髂前上棘（ASIS）在耻骨联合的稍前方。
- 首先缓慢地屈曲头和颈，使下颌靠近胸前，同时使脊柱完成缓慢的、节段性的屈曲（图6.2a）。以缓慢的速度开始运动很重要，这样当屈曲通过脊柱不同区域时，练习者就能感知并控制其脊柱运动。
- 练习者脊柱屈曲的区域移动到腰椎时，他们会使骨盆前旋以便继续前屈运动（图6.2b）。
- 当练习者的脊柱屈曲达到不需要用力屈曲的活动末端时，就应让脊柱开始逆向的运动，首先后旋骨盆，然后节段性地伸展腰椎、胸椎和颈椎，直到身体回到起始位。在整个运动中，TPC处于中立位对齐。

### 身体功能障碍的常见表现

在身体向前弯曲模式中，有两个常见表现提示腰肌没有适当地参与运动。

1. 脊柱没有执行节段性运动。在脊柱运动时其胸腰段和（或）腰椎经常保持在伸展位，这是因为竖脊肌张力较高使脊椎前凸和（或）因为腰肌被抑制无法参与脊椎屈曲运动。

2. 骨盆无法旋前。浅层臀大肌、腘绳肌和（或）浅层腹肌高张力，会限制骨盆旋前。练习者将通过胸椎或腰椎的过度屈曲来代偿骨盆旋前的不足（图6.3）。这一姿势和运动策略将会抑制腰肌，使椎间盘和关节负荷过大，并使错误的脊柱屈曲模式持续下去。

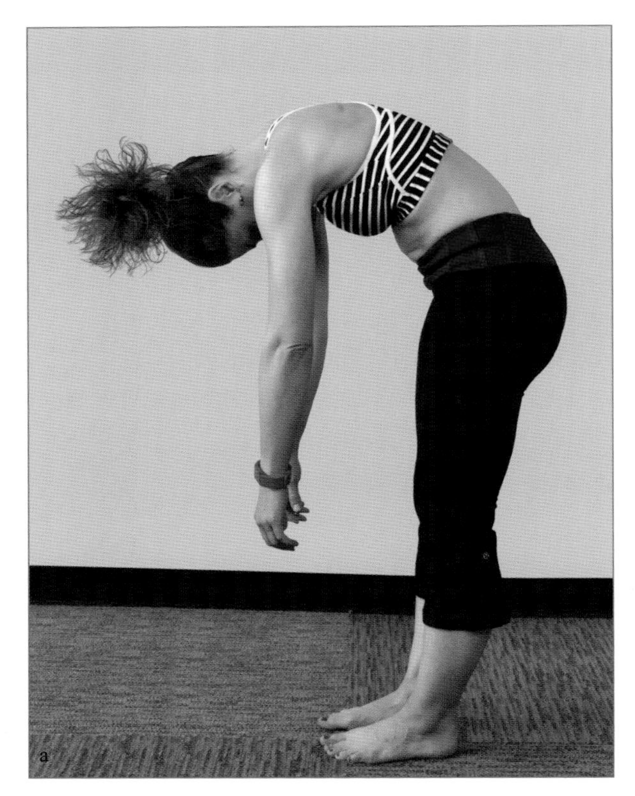


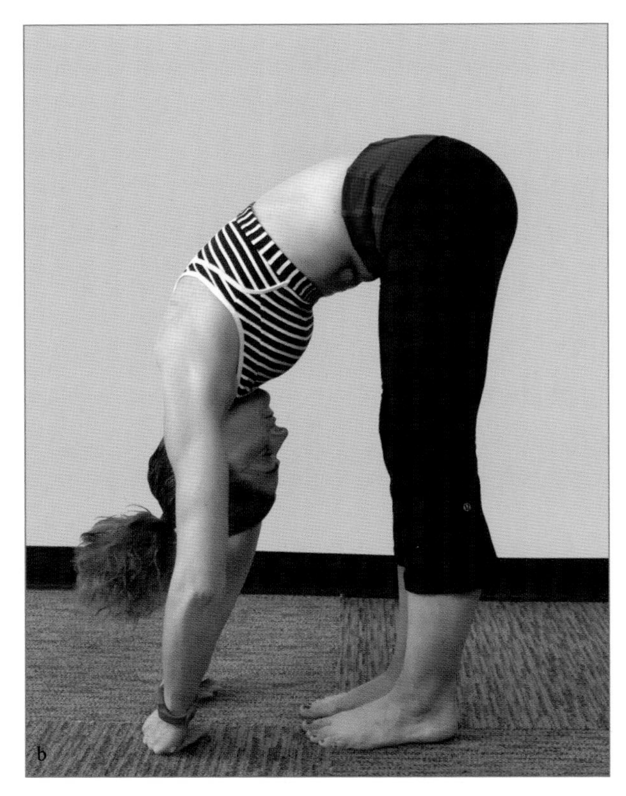


**图 6.2** 前屈：开始脊柱弯曲（a），然后继续向前弯曲，骨盆前倾（b）。在理想情况下，在向前弯曲模式中大部分屈曲应该发生在髋部，而不是脊柱

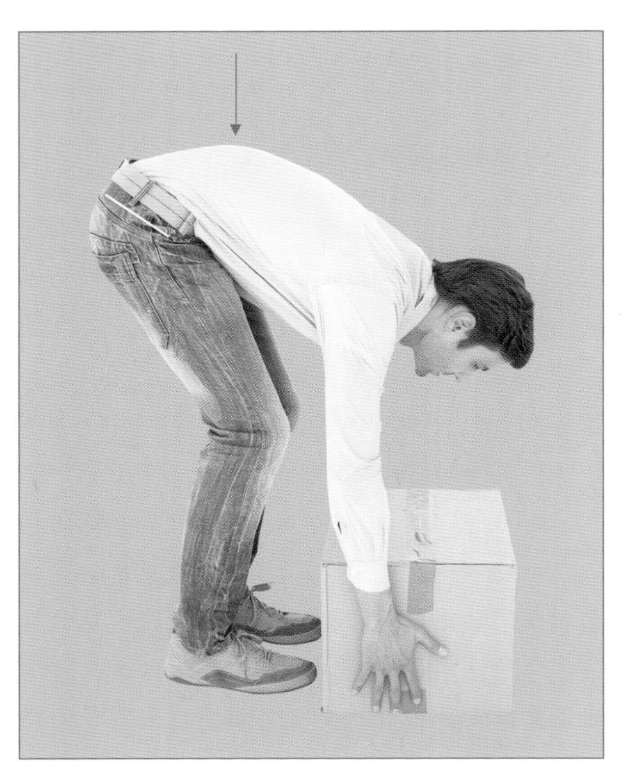

**图 6.3** 非最佳向前弯曲：骨盆前倾的能力下降，因此他通过胸腰椎区域过度屈曲代偿以够到盒子

**改善身体向前弯曲模式的纠正性训练策略**

- 放松和（或）延长肌筋膜以减轻活动受限。自我肌筋膜松解、手法治疗放松及相似的策略可以有效地松解竖脊肌（其限制脊柱节段性屈曲）或臀大肌、腘绳肌、髋后侧肌群或腹肌（限制骨盆旋前）（图 6.4）。松解肌筋膜后应配以某种运动模式以激活腰肌及脊柱节段性运动和骨盆的控制能力，例如骨盆倾斜（第 2 章）、支持式下蹲（第 4 章）或髋铰链模式（第 7 章）。
- 自我监测和限制骨盆运动。帮助练习者自我监测骨盆的运动范围，是训练骨盆最佳运动的极佳方式。
  - 练习者将手置于骨盆上，拇指放在髂后上棘，其余手指朝向髂前上棘。

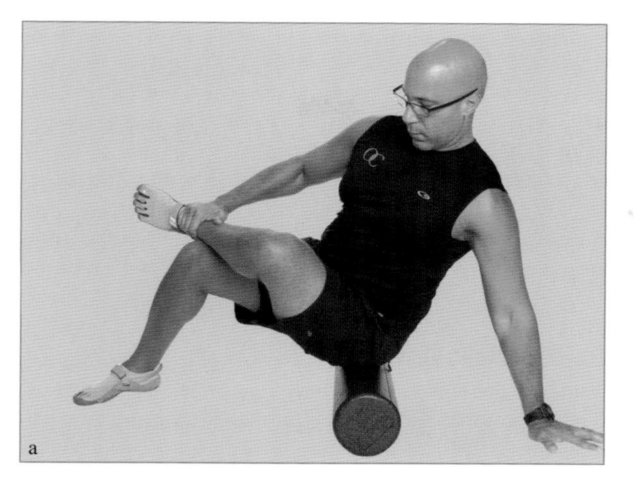


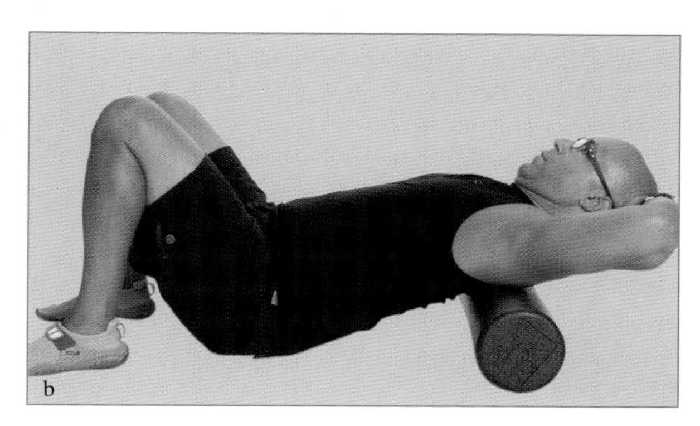


**图 6.4**　放松髋后部肌筋膜（a）和竖脊肌（b）

- 当脊柱屈曲和骨盆旋前时，手能监测骨盆的运动。当感觉到骨盆不再移动时，停止运动并开始做该模式中的逆向运动，直到回到起始位置（图 6.5）。
- 提示练习者放松和（或）延长肌筋膜以减轻活动受限。可以帮助练习者放松以下身体部位。
  - 竖脊肌：提示语为“让肌肉放松”或“让肌肉延长”。
  - 髋后侧肌肉：提示语为“让肌肉放松”或“让肌肉延长”，或“让尾骨延长髋后方”，通过放松臀肌和（或）腘绳肌来达到放松的目的。
  - 髋关节旋转肌群：提示语为使两侧坐骨结节或坐骨之间放松或“变宽”。
  - 腹肌：当执行骨盆旋前时，提示他们采用腹式呼吸来放松腹部。

## 髋铰链

髋铰链模式是每个来我们诊所的患者需要学习的基本模式之一。原因正如上文所说，在身体向前弯曲时很多人无法充分使用髋部。无法使骨盆充分地旋前（实质上是直立位时不能充分屈曲髋关节）是导致腰椎超负荷的最重要原因之一。由于在执行髋铰链模式时脊柱始终保持在中立位，这个运动模式成为人体从低处抬高重物的最安全方法。

### 建立髋铰链模式

- 开始运动时，胸－盆腔圆柱和下肢的对齐和在身体向前弯曲模式中的要求完全

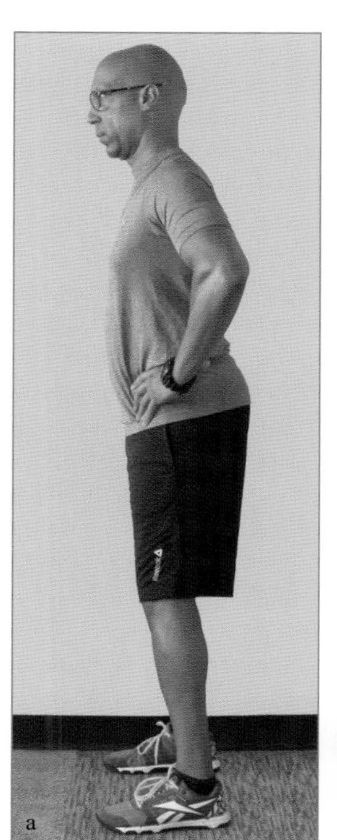


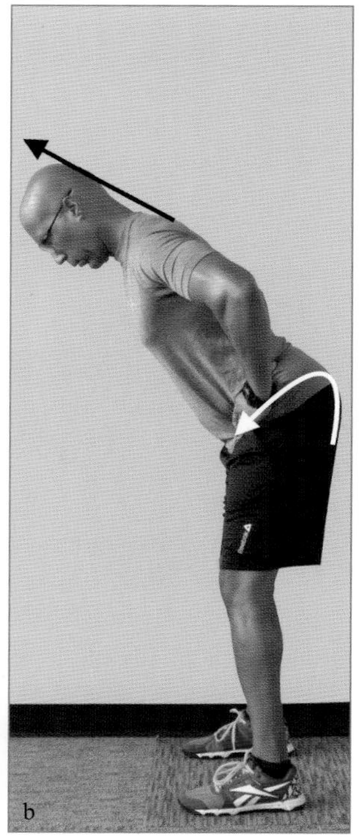


**图 6.5**　身体向前弯曲时，通过手监测骨盆的运动

一致。将手放在骨盆上，可以监测自己的骨盆运动。

- 此模式由骨盆相对股骨头旋前开始。在保持 TPC 和下肢对齐（图 6.5b）的情况下，应尽可能地使骨盆旋前（骨盆前倾）。在执行整个动作模式时，应提示练习者想象保持从头顶至整个躯干的“延长”感（图 6.5b，黑箭头）。
- 当髋部（骨盆前屈）不能参与更多的运动时，练习者就应该轻柔地收缩臀肌和腘绳肌将身体拉回到起始位置。
- 虽然常见的提示是指导练习者在执行髋铰链模式最高点时收缩臀肌，但这将引起骨盆后旋，并使股骨头在髋臼内向前移动。练习者应该保持臀肌的主动收缩；但是随着身体返回到起始位置，应避免臀肌的过度收缩。

观看髋铰链模式视频，请访问 www.IIHFE.com/the-psoas-solution。

一旦练习者熟练地掌握了髋铰链运动模式，他们就可以通过杠铃（图 6.6）、哑铃或壶铃加载负荷以增加难度。虽然随着负重的变化骨盆将会向后移动，但当身体下降时骨盆应旋前（前倾）。

### 髋铰链功能障碍的常见表现

在通常情况下，练习者的腰椎和骨盆–髋复合体缺乏稳定性和（或）臀大肌、腘绳肌和髋后侧肌群不能保持适当的长度使得骨盆无法达到完全旋前。在执行髋铰链运动时，腰肌不能最佳参与运动的最常见表现是不能实现骨盆充分旋前及下腰椎出现过度屈曲。

### 改善髋铰链模式的纠正性训练策略

- 改善腰肌在稳定 TPC 和髋部的功能。在第 4 章中描述的快乐宝贝和死虫动作两

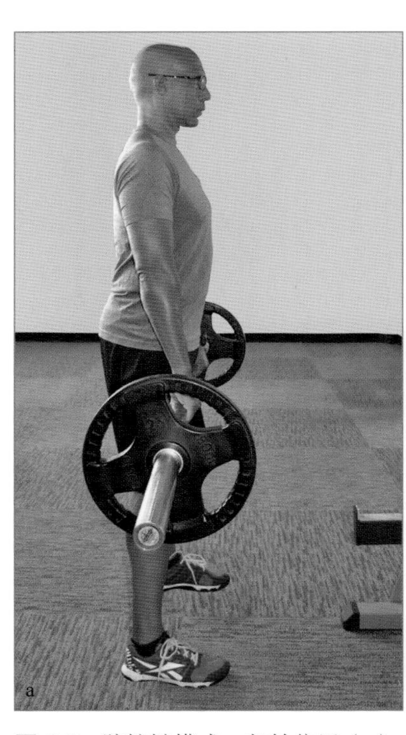


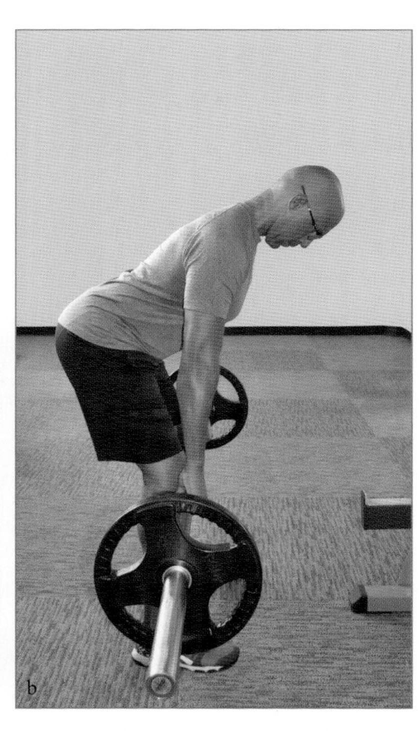


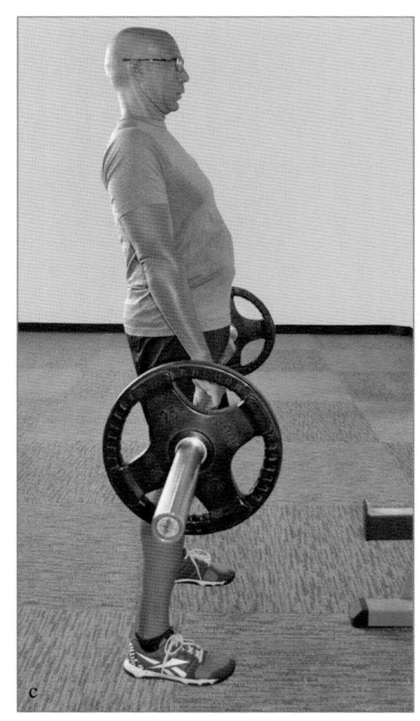


图 6.6　髋铰链模式：起始位置（a）；终末位置（b）；如果在这个模式站起回到起始位置时提示练习者去“收紧臀肌”或“使骨盆向前移动”，会导致胸腔过伸和骨盆的后倾（c）

种运动有助于恢复腰肌功能，并改善腰肌在髋铰链模式中的功能。

- 自我监测和限制骨盆的运动。指导练习者自我监测骨盆的运动范围是训练骨盆最佳运动的最简便方式。请参阅前文关于如何自我监测骨盆运动的内容。也可采取支持式髋铰链运动，即将手放在墙上，然后专注于向后坐到髋。重点仍然是骨盆向前旋转或骨盆相对股骨头旋前。
- 支持式髋铰链运动：保持支持式髋铰链模式的最佳对齐（图 6.7a、b），也就是说练习者可以在执行骨盆旋前的同时保持脊柱中立位对齐；许多练习者表现出较差的骨盆前倾执行能力，通过脊柱过度屈曲来代偿（图 6.7c）。练习者较差的髋部活动能力或骨盆相对股骨头旋前能力下降，这两者是导致腰痛和脊柱退行性病变的常见原因。
- 放松和（或）延长肌筋膜以减轻活动受限。自我肌筋膜松解、手法治疗放松及相似的放松策略可以有效地放松肌筋膜（浅层臀肌、腘绳肌、髋后侧旋转肌群、腹肌）的限制，从而减少对练习者骨盆旋前能力的抑制。放松肌筋膜后应配合一定的运动模式以激活腰肌及改善 TPC 的稳定性，例如快乐宝贝和死虫动作模式。
- 放松和（或）延长肌筋膜以减轻活动受限。提示练习者在做骨盆旋前时放松髋后侧［“延长臀肌和腘绳肌”和（或）“让双侧坐骨结节分得更开”］和（或）腹肌（提示练习者放松紧张部分的同时采取腹式呼吸）。

**运动进阶**

分腿站立式髋铰链模式是很好的运动，但很少被用于双侧运动模式的进阶。这种模式是一种简单的方法，用以展现个体身体向前弯曲时两侧之间的不对称性。与双侧对称向前弯曲运动相似，练习者首先将手放在骨盆上来监测骨盆的旋转，仅在感受到骨盆可以继续旋转时持续执行向前弯曲动作（图 6.8）。与双侧对称向前弯曲运动相似，可以通过哑铃、壶铃、杠铃或拉力器对此运动模式加载负荷。

练习者一旦能够熟练掌握分腿站立式髋铰链运动，就可以进阶到单腿式髋铰链模式（图

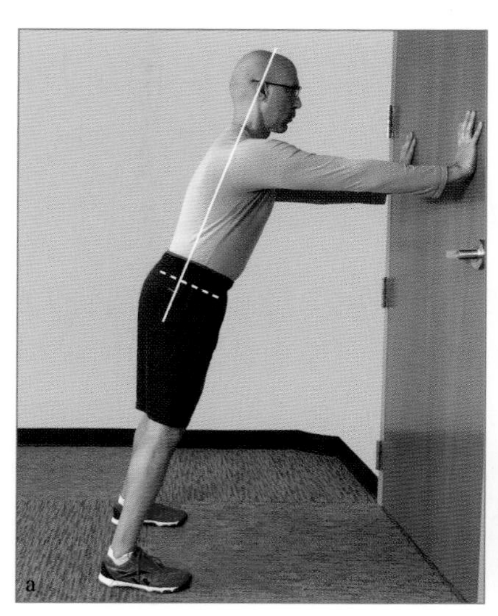

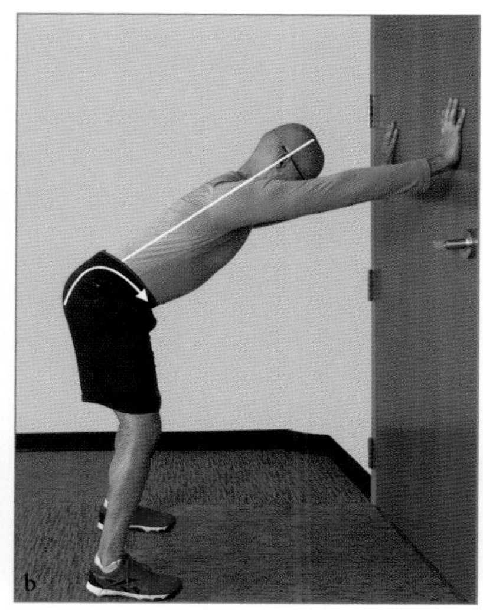

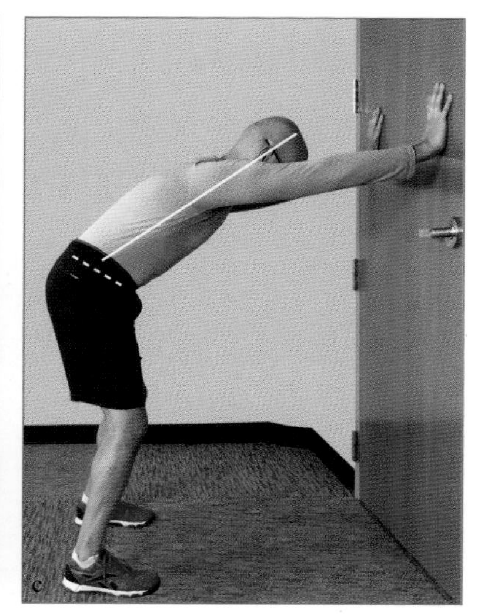


图 6.7 支持式髋铰链：开始（左）；末端（中间）；骨盆旋前不佳，导致腰椎屈曲（右）

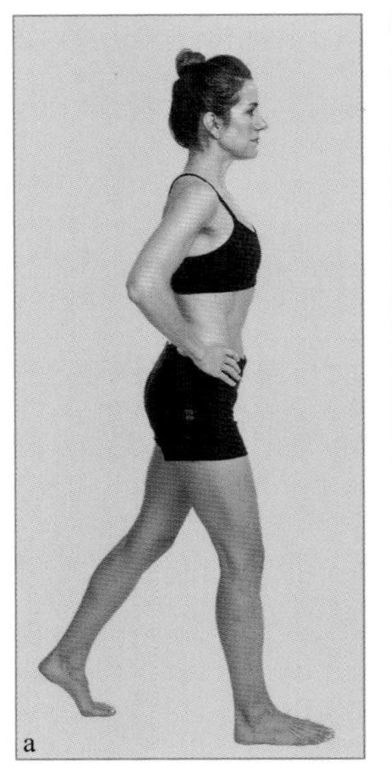
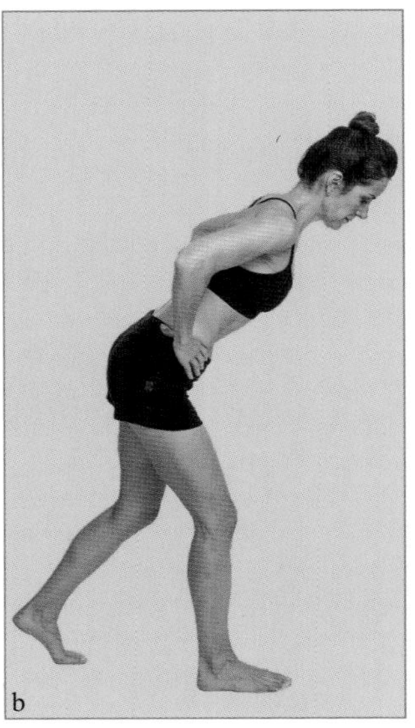

图 6.8　分腿站立式髋铰链：双手放在骨盆上，这样就能监测到骨盆的旋转（倾斜）

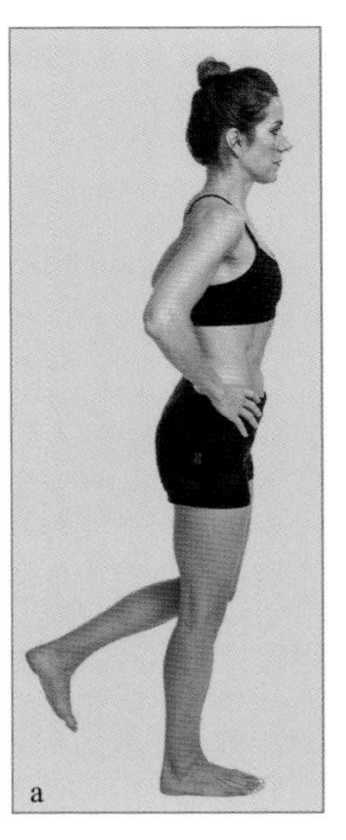
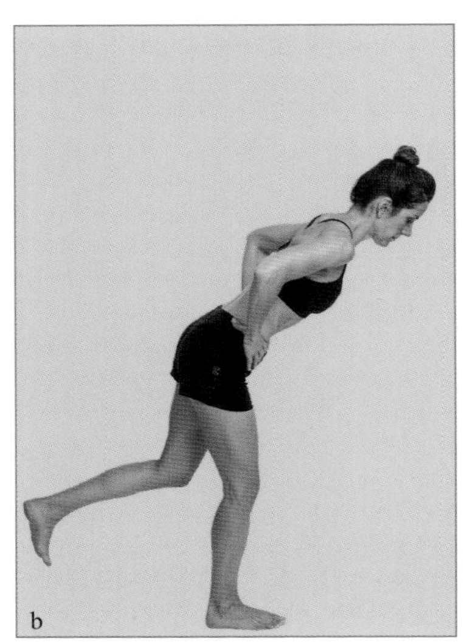

图 6.9　单腿髋铰链（侧面观）

6.9a）。在进阶到单腿式髋铰链之前应具有最佳分腿站立式髋铰链能力，并能够保持每条腿单腿站立无代偿至少 30 秒。在确保执行单腿式髋铰链时身体能够良好地对齐和控制的前提下，就可以增加负重或够物变换模式。

练习者在做铰链运动前必须在单腿站立时能够保持最佳对齐和控制。此外，确保在执行向前铰链运动时骨盆旋前并保持躯干中立位对齐（图 6.9b）。

观看分腿站立式和单腿式髋铰链视频，请访问 www. IIHFE.com/the-psoas-solution。

单腿髋铰链合并够物是铰链模式的进阶模式。注意，练习者在向前够物时应该能够保持身体的对齐（图 6.10a，b）。对于无法完成良好的髋部分离运动的练习者，由于他们执行的运动超出了身体能够良好控制的运动范围（图 6.10c），因此在运动中骨盆旋转和（或）侧向倾斜是很常见的。在这种状态下执行运动模式将会使非最佳运动模式持续存在，这也是下背、骨盆、髋部和膝部问题的常见诱因。

单腿髋铰链合并抗阻够物——练习者在进阶到单腿髋铰链的负重变换模式之前，必须能够保持良好的身体对齐和控制能力。这种运动的负重模式可以通过如上所示的拉力器、哑铃或健身球的加载来完成（图 6.11）。无论负重模式怎样，力学原理都是相同的。

## 卷腹

对于没有脊柱疼痛或功能障碍史的练习者来说，为了训练脊柱节段性屈曲的能力和增强腹肌在脊柱屈曲时的作用，卷腹模式是一种行之有效的训练方法。这种运动有助于提高在脊柱弯曲过程中腰肌和腹肌的协调能力；也可以作为一种延展身体后侧肌肉和筋膜链的安全方法。

### 建立卷腹模式

- 仰卧位，双腿伸直，肩关节屈曲以便掌心向下（图 6.12a）。头和颈部处于中立位对齐，TPC（如前文模式所描述）也要保持对齐。有些人需要把双腿固定住，这样他们才可以在腿不抬离支持面的情况下弯曲躯干和脊柱。但尽量不要让练习者过度依赖这种稳定方法；如果他们需要过多地固

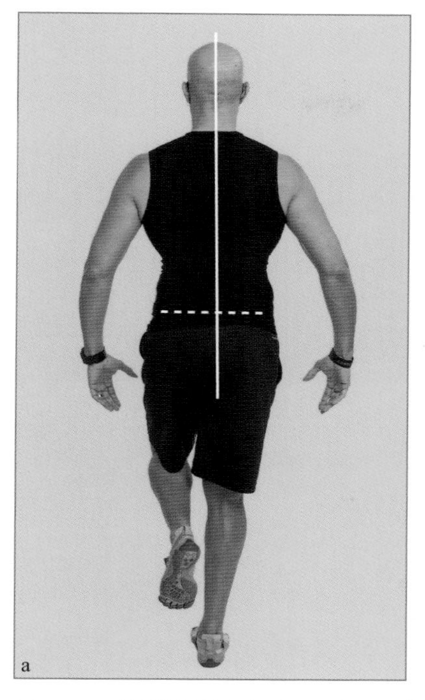

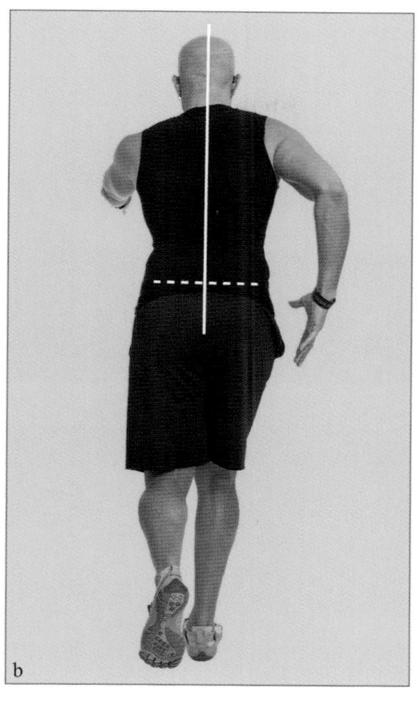

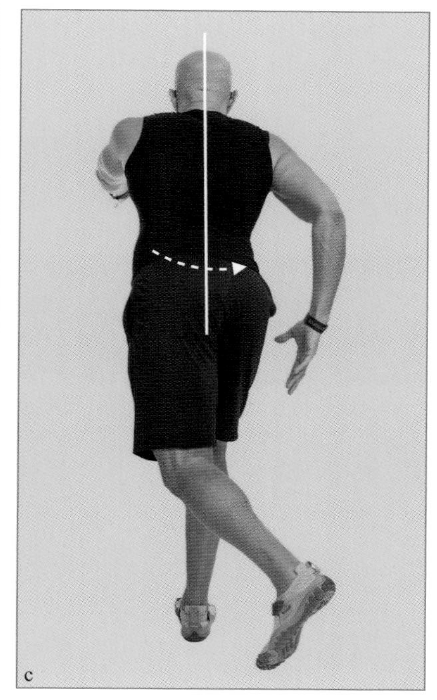


**图 6.10**　单腿髋铰链（后面观）：在练习者进行铰链运动和向前够物时保持 TPC 对齐（a，b）；许多人会因髋铰链模式不佳失去 TPC 对齐，并通过脊柱旋转（c）进行代偿

定以完成这个动作，那么就应该使用下面描述的退阶运动模式。

- 个体首先通过下颌靠近胸部开始轻柔地屈曲头和颈部，由颈椎开始，一个节段一个节段地屈曲脊柱（图 6.12b，c）。重要的是，患者最初的动作要缓慢，这样他们就可以感受和提高对颈椎、胸椎和腰椎屈曲的控制能力。
- 一旦练习者的脊柱屈曲通过胸椎并到达腰椎后，应该让骨盆旋前参与到继续向前弯曲的运动中（图 6.12d）。
- 当练习者脊柱屈曲达到最大的关节活动范围，同时又没有过度用力使脊柱屈曲至活动范围末端时（即骨盆不再继续旋前时）（图 6.12g），就应让其脊柱开始相反的运动，首先后旋骨盆，然后节段性地伸展腰椎、胸椎和颈椎，直到身体回到起始位。在整个运动中，TPC 处于中立位。确保练习者通过腰肌和腹肌的离心收缩来控制这一逆向运动。不要简单地将后背下落，回到仰卧位。

对于那些已经能在全范围内完成卷腹的练习者，如果想增加运动难度，可以在执行动作的过程中用手抓握健身球或哑铃来增加阻力。因为过度负荷和（或）反复的脊柱屈曲会增加受伤的风险，特别是对于那些有椎间盘损伤或其他脊柱软组织、关节问题的练习者，负重卷腹模式时要小心。

#### 卷腹中常见功能障碍表现

腰肌没有最佳地参与卷腹模式的最常见表现是腰椎无法进行节段性屈曲和骨盆旋前受限。练习者经常出现腰肌受到抑制，这意味着腰肌因此将无法恰当地使脊柱节段性屈曲。就像前面所述的向前弯曲模式，腰椎和骨盆稳定性不足和（或）臀肌、腘绳肌和髋后侧肌群缺乏良好的延展性，将限制练习者执行骨盆充分前旋的能力。

这些练习者将通过以下 3 种方式的一种来

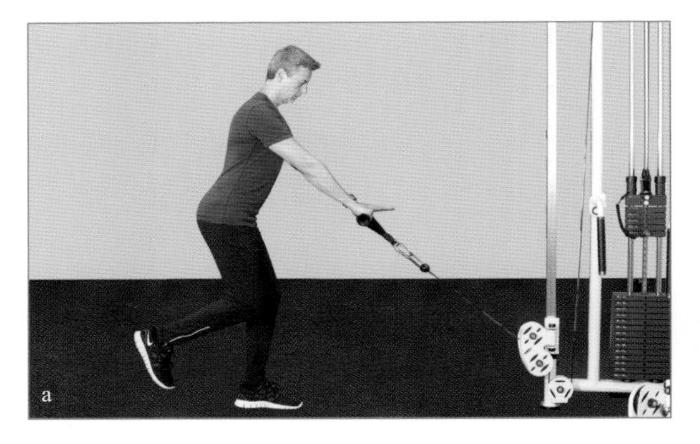

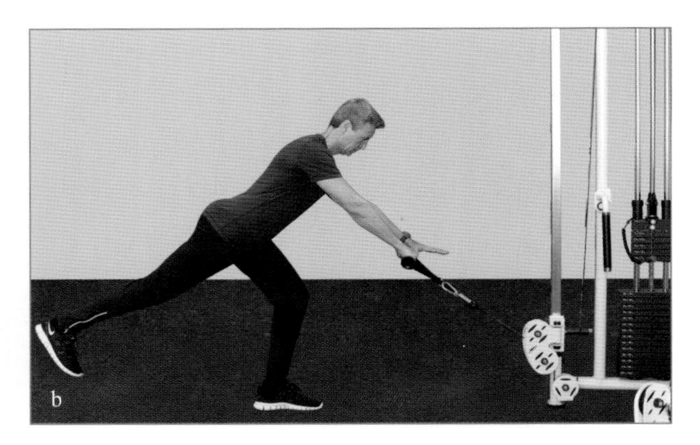

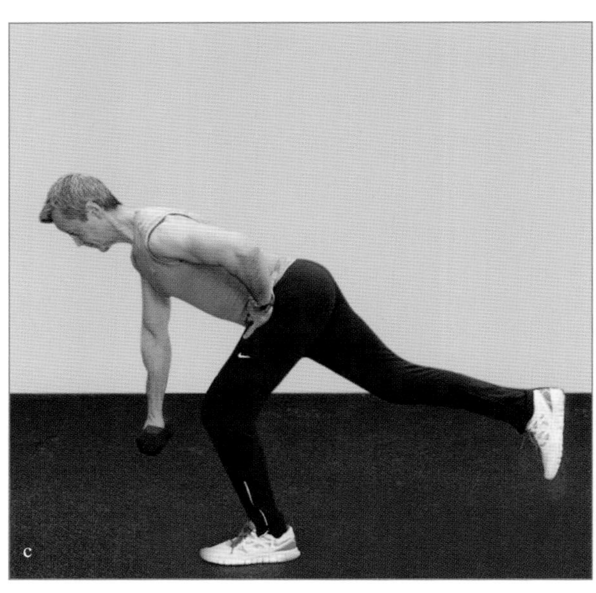

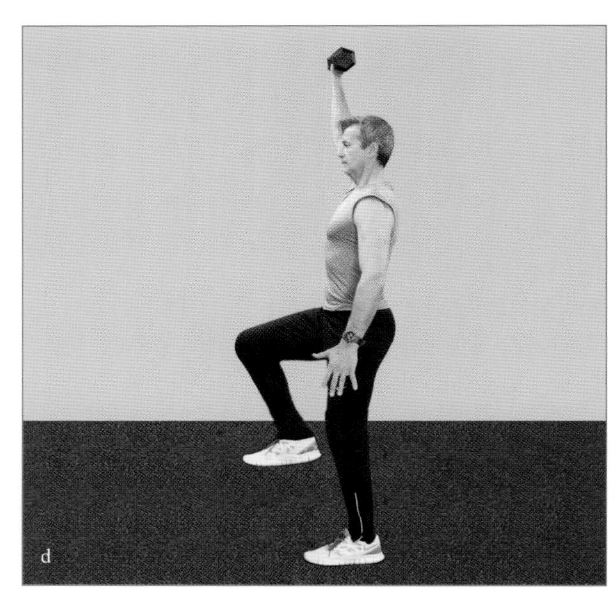

图 6.11　单腿髋铰链并抗阻够物：拉力器（a，b）和哑铃加载负荷（c，d）。

代偿这种运动的不足。

- 在开始卷腹运动时，其胸椎和（或）下腰椎过度屈曲。
- 练习者表现出腹肌过度激活和骨盆后旋，同时使脊柱变平直（屈曲）贴到支持面上。
- 练习者执行卷腹运动接近终末位时，存在骨盆后旋（倾斜）而不是前旋。

#### 改善卷腹模式的纠正性训练策略

- 放松和（或）延长肌筋膜以减轻活动受限。自我肌筋膜松解、手法治疗放松及类似的放松策略可以有效地放松竖脊肌

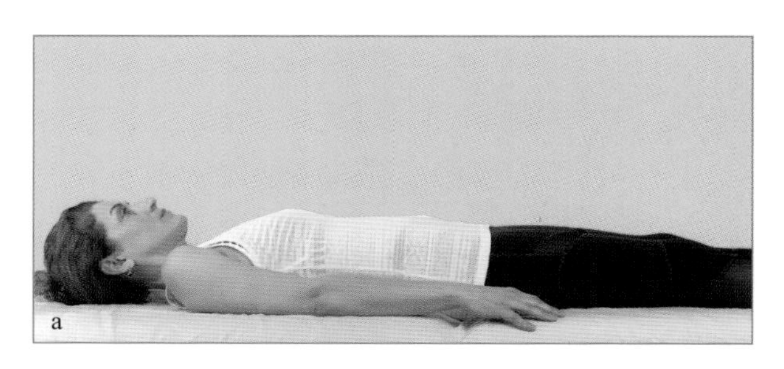

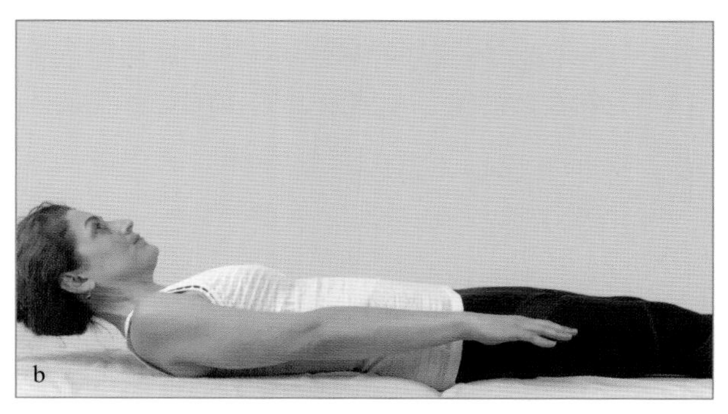

（特别是在 TLJ 附近）和髋复合体后侧的限制，这两者引起的限制会抑制练习者完成脊柱节段性屈曲和骨盆前旋的能力。

- 改善腰肌功能，建立脊柱节段性运动。在开始教授并训练脊柱节段性运动和骨盆旋转概念时，使用关节相连的桥式运动模式（即骨盆倾斜模式，见第 2 章）是一种较简单且负荷更小的运动模式。一旦个体通

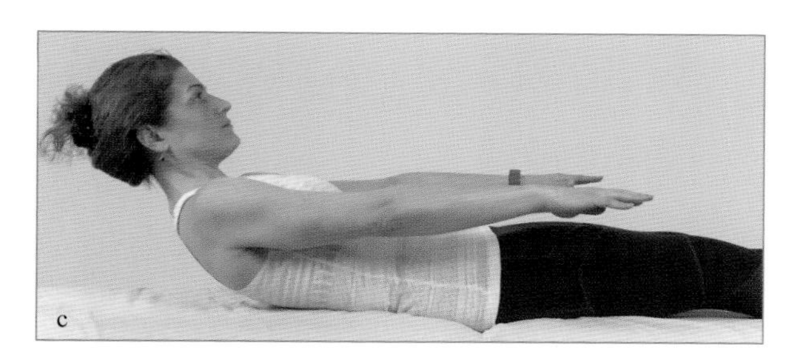

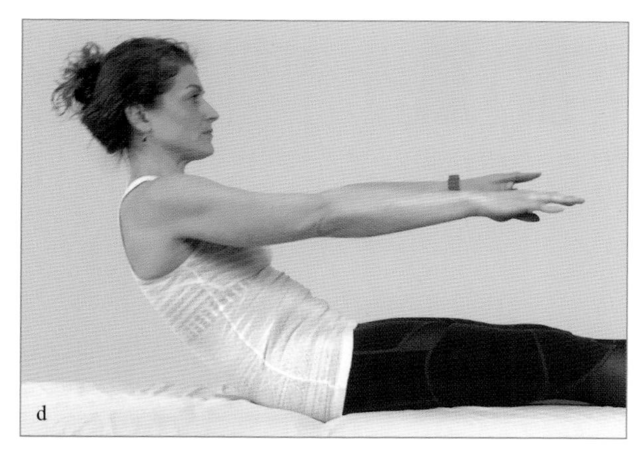

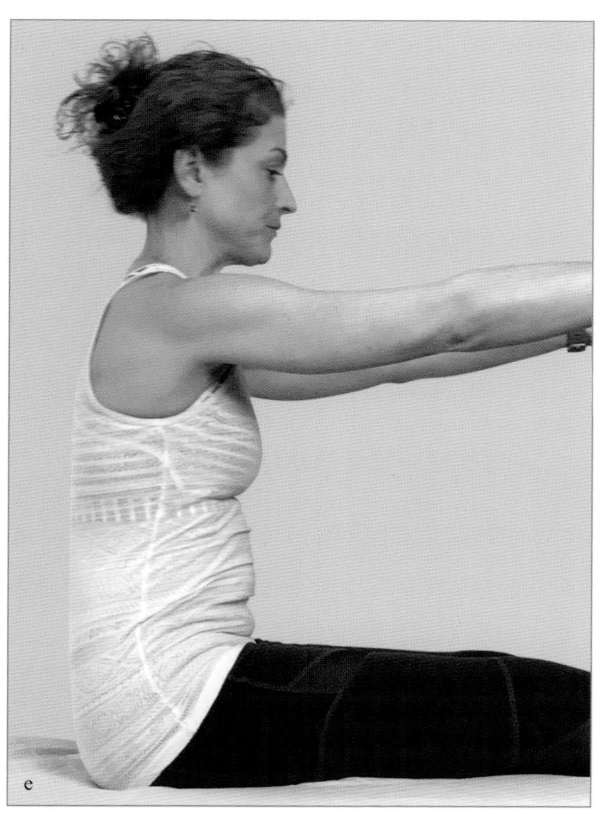

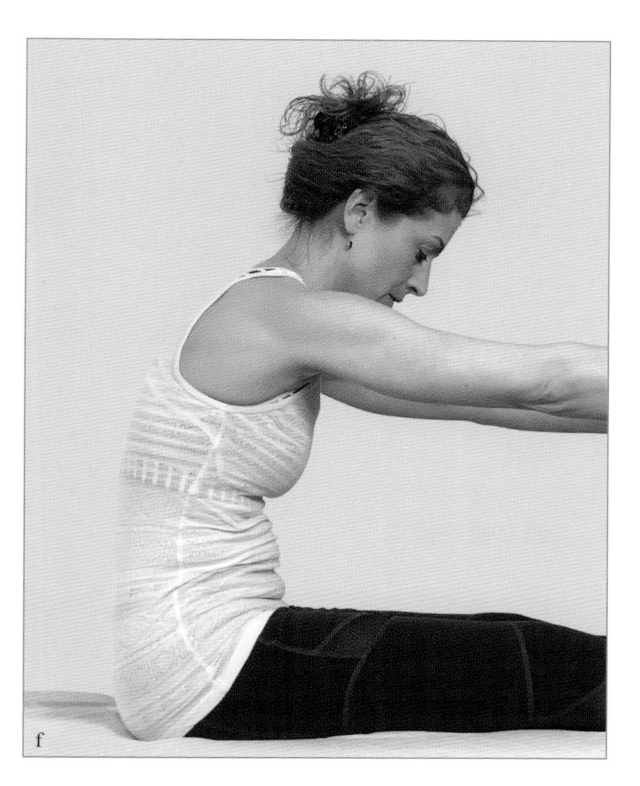

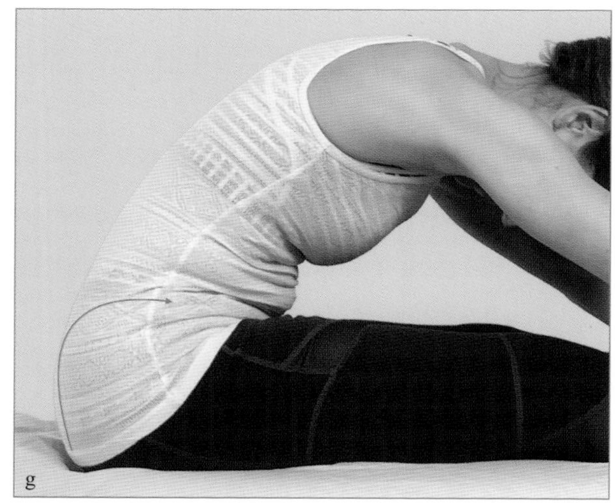

图 6.12　卷腹模式：随着练习者向前卷腹，骨盆应该持续前旋。由于练习者会通过腰椎过度屈曲来代偿，如果他们在卷腹运动终末位不能持续使骨盆前旋，那就不要让他们执行这种运动模式。在练习者卷腹的逆向运动将身体放回支持面的过程中，应首先后旋骨盆，然后节段性伸展脊柱使身体回到起始位置

过桥式运动掌握了这个动作，就可以使用类似的提示来帮助他们建立卷腹的最佳运动模式。

- 限制运动范围和（或）使用辅具。在指导练习者做卷腹运动模式时，从屈曲头、颈和上胸椎开始，而不要试图移动整个脊柱。让练习者在前方手握一根弹力带或拉力器，这样能让他们利用手臂来分担蜷曲时身体的重量，这有助于将身体卷曲得更多。当在卷腹模式中建立协调性时利用重力来辅助运动的一种方法是，从头和 TPC 相对腿稍微抬高开始（例如仰卧在一个小角度斜面上）。

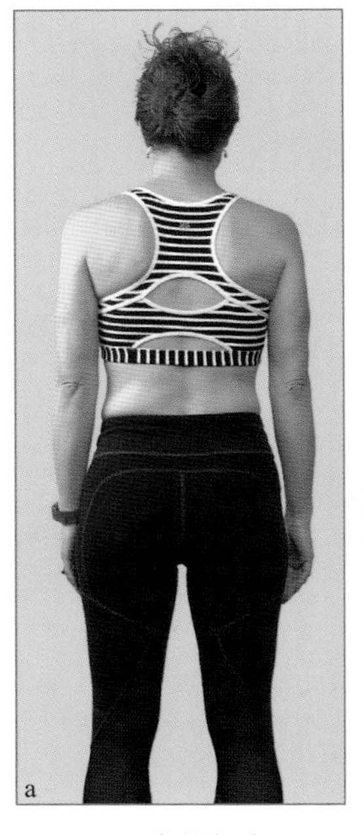


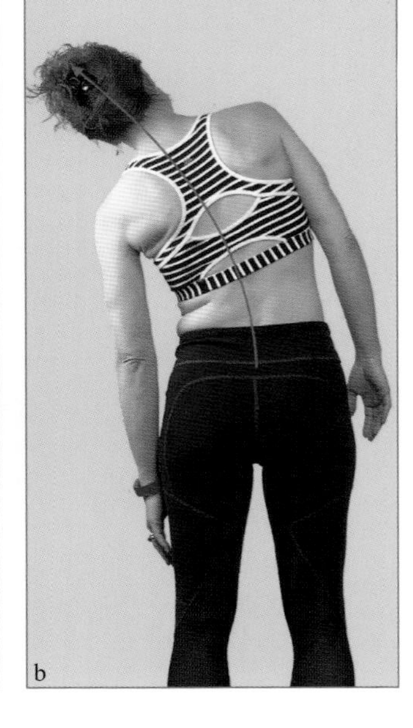


图 6.13　脊柱侧弯

## 侧屈

### 建立侧屈模式

- 从站立位开始，双足与肩同宽（图 6.13a）。TPC 保持在中立位对齐，体重应由足底三点支撑——大部分压力将在第一趾跖关节（或蹋趾侧）、第五趾跖关节（或小趾侧）和足跟上。髋、膝、踝和足跟应相互对齐，保持髋关节、膝关节中间及第一和第二趾之间的点呈一直线。
- 想象脊柱尽可能伸长，并在整个模式中保持这种伸长的感觉。一个极佳的提示就是让练习者想象有一根线轻柔地把他们向上拉并越过放在他们体侧的桶。
- 深吸一口气，吸气感要传递到手，然后呼气同时将身体缓慢地向一侧弯曲，并保持躯干和脊柱（见图 6.13b 中箭头）的延长状态。
- 吸气并同时让身体返回到起始位置，然后向另一侧重复同样的动作。应该感觉到在身体侧屈时，躯干和脊柱正在伸长，并在让身体返回到起始位置时仍试图保持伸长状态。

除非特殊的运动或职业要求，否则不推荐采用抗阻侧屈，因为它容易使腰方肌过度激活并以非最佳侧屈方式使腰椎承受过度负荷。临床上作者发现，在执行侧屈模式时，大多数人通常很难保持中立位对齐，更不用说以自身体重执行单纯的身体侧弯运动了。因为有太多的可供选择方案来训练脊柱的运动，只有当个体掌握了良好的身体对齐和侧屈控制能力并且有特定的需求时，作者才会让客户采取该种训练（抗阻侧屈）。训练侧弯的控制能力，可参见下面的携物模式，对于大多数人来说这是一个较为安全的可供选择方案。

#### 身体侧屈中常见的功能障碍表现

与向前弯曲运动相似，在执行侧屈模式时，显示腰肌非最佳地参与运动，以及腰方肌和（或）竖脊肌过度激活的常见表现是脊柱节段性运动缺失。这就产生铰链运动，即脊柱侧屈时某个节段区域占优势，而不是使用整个脊柱共同完成侧屈运动（图 6.14）。

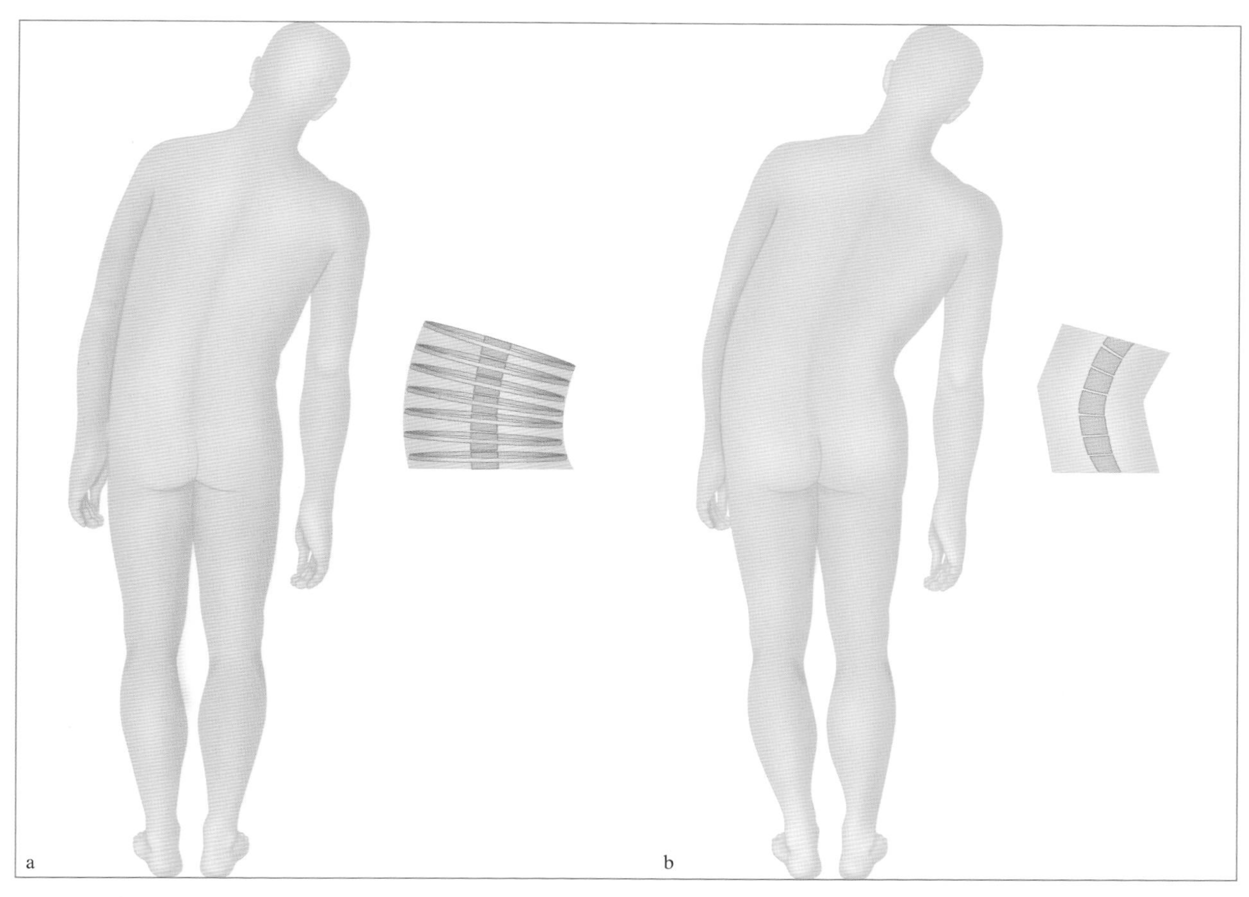


**图 6.14** 侧屈：最佳侧屈运动（a），侧屈时整个脊柱伸长；非最佳侧屈运动（b），在脊柱的某个节段出现铰链运动或分段弯曲（侧屈），而不是在运动中伸长和使用整个脊柱

### 改善侧屈运动模式的纠正性训练策略

- 放松和（或）延长肌筋膜以减轻活动受限。自我放松肌筋膜、手法治疗放松及类似的放松方法可以有效地缓解竖脊肌和（或）腰方肌的紧张，否则会限制个体执行脊椎节段性屈曲的能力。
- 改善腰肌的功能，建立脊柱节段性运动。练习者可以把 TPC 想象成一手风琴或者一个弹簧，随着侧屈 TPC 也被延长了。另一种方法是想象腰肌在侧屈的对侧（即身体向左侧屈时，右侧的腰肌）保持各节脊椎的连接。当侧屈时，随着脊柱的延长，腰肌持续保持着脊柱节段间的连接。练习者也可以想象躯干如同一个桶的侧面发生弯曲；这个方法有助于促进整个脊柱的伸长，而不是在脊柱的某一节段区域产生铰链运动。练习者还可以想象在相邻的椎体之间有气囊（或空间），在身体侧屈时不要挤压气囊。
- 使用三维呼吸。侧屈到刚刚受限制的范围；然后进行 1~3 次呼吸并将气体吸向脊柱受限的区域，同时想象将脊柱节段间延长或在脊柱节段间保留空间，最后再将身体恢复到起始位置。随着每组呼吸延长脊柱，练习者就可以进一步地弯曲，同时仍要确保整个脊柱处于延长状态。

## 携物模式

虽然从技术上讲携物运动不算是一种侧弯模式，但它（也称为“农民步行”或“携带行李”）是建立 TPC（核心）稳定和强化力量的极佳模式（图 6.15）。虽然人们执行这个运动是为了训练整体 TPC，但这个运动模式会特别训练到对侧（携带重物侧的对侧）核心稳定肌（腰肌、腹肌、竖脊肌）的稳定性，从而可以良好地控制由于单侧携物导致的潜在性脊柱侧屈。实际上，这个训练是一个对抗侧屈的运动模式。此模式可加载哑铃、壶铃或其他可携带的物品。

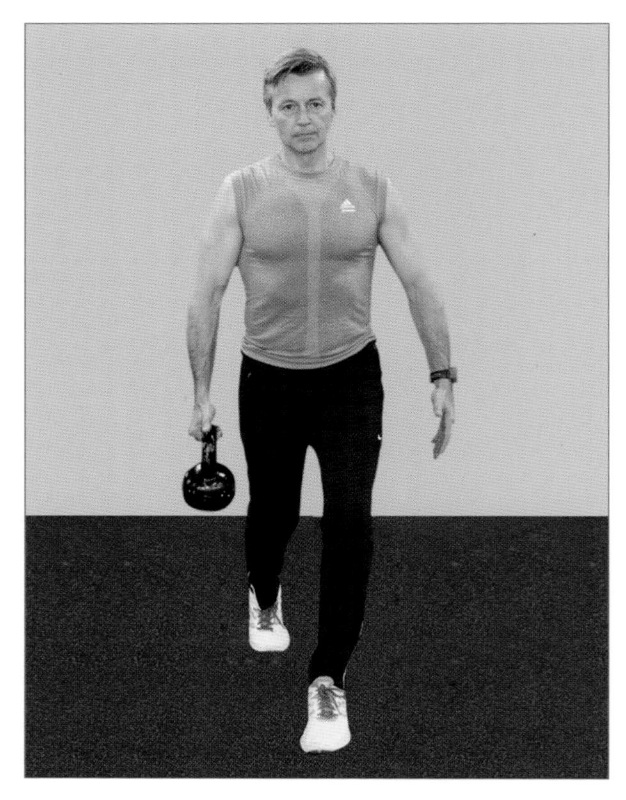

**图 6.15** 单侧农民携物：与大多数核心训练模式一样，应该保持 TPC 对齐，并保持躯干和脊柱处于延长状态。携带物品的重量不应该超过躯干、脊柱或肩部稳定性所能负担的能力

### 小结：在身体弯曲模式中腰肌的作用

**躯干、脊柱和骨盆区域**

- 稳定 TLJ、腰椎和骨盆，以协助在脊柱向前弯曲和侧屈运动中的脊柱节段性运动。
- 稳定脊柱、骨盆和髋部，以支持在脊柱向前弯曲和髋铰链模式中骨盆相对于股骨头的旋前运动。
- 在髋铰链模式中保持腰椎和骨盆的中立位对齐。

**髋部区域**

- 腰肌作为一种功能性的协同肌，与臀大肌一起在向前弯曲和髋铰链模式中保持股骨头在髋臼内共轴。

### 总结：身体的弯曲

1. 向前弯曲（前屈）过程。

- 站立位，当躯干和脊柱屈曲时，腰肌可能会辅助脊柱节段性屈曲。从这个作用上来讲，腰肌起到脊柱节段性控制的作用，以使得脊柱平稳而协调地完成向前弯曲。
- 仰卧位，如卷腹模式，腰肌在完成腰椎节段性屈曲的运动中发挥了非常积极主动的作用，再次使得脊椎平稳而协调地完成运动。
- 在髋铰链模式中，腰肌将有助于保持 TPC 对齐和骨盆相对股骨头旋转时髋关节共轴。

2. 在身体侧屈时，同侧腰肌可协助脊柱完成节段性侧屈；对侧腰肌离心性收缩，以达到限制和（或）减慢脊柱的侧屈。

3. 在单侧携物模式下，对侧腰肌和腰方肌起到稳定脊柱保持其中立位的作用。

**在弯曲模式中，腰肌非最佳发挥作用的表现：**

- 向前弯曲：保持脊柱处于后伸位（脊柱前凸），使脊柱无法执行节段性屈曲。
- 髋铰链模式：腰椎屈曲和（或）骨盆后旋。
- 侧屈：在一两个脊柱节段处过度侧屈或产生铰链运动，无法维持脊柱的延长状态。

# 脊柱和髋的伸展

## 主题

- 在脊柱和髋的伸展模式中，腰肌功能的力学机制和作用。
- 在脊柱和髋的伸展模式中，腰肌发挥最佳功能。
- 在脊柱和髋的伸展模式中，如何识别腰肌非最佳活动的常见表现。

## 引言

在日常生活中，人体需要具备伸展和抵抗重力的能力，否则身体就会被拉向地面。脊柱和髋部的伸肌——竖脊肌、臀肌和腘绳肌——常被称作抗重力肌，同时负责调节内脏压力。这些肌肉的存在使人体能够维持直立。另外，脊柱的伸展可以让人们触碰到头的上方，并允许人体向后弯曲完成很多日常活动。脊柱的伸展同时也使身体肌肉动力链的前链（包括胸肌、腹肌、腰肌和髋屈肌群）储能增加，这样使人体能够完成摆动、抛扔或投掷物体的动作，及进行更多体育和娱乐活动。

每一个躯体后弯、把孩子举过头顶和跳跃的动作都需要脊柱和髋部的伸展（图 7.1）。

本章中，当我们讨论脊柱伸展时，伸长（elongation）、延长（lengthening）这两个术语会经常被提到。伸长或延长涉及人体保持关节共轴和调节内脏压力的能力，因此当人体伸展或向后弯曲时伴随着脊柱的伸长或延长。最优化的脊柱伸长才能确保其每个节段都能够参与其中，而不仅仅依靠脊柱的某一个区域为主来完成动作。

它是一种将胸腔悬吊于骨盆上方，调节内脏压力并保持关节对齐和控制的能力，这使得竖脊肌群能够伸展脊柱。非最佳的关节对齐或控制、内脏压力调节和（或）肌筋膜系统过度压缩最终会导致躯体在脊柱伸展过程中出现代偿性运动。

人体伸髋的能力是在执行正常步态时所必需的，包括行走、跑步、冲刺跑，一些其他活动如跨步跑、单腿跳和跳跃也同样需要髋的伸展能力。当个体不能够最佳地伸展髋关节时，生活中的许多活动将会受到影响（图 7.2）。

### 腰肌在脊柱和髋的伸展中的作用

安全有效地完成脊柱和髋的伸展动作需要腰

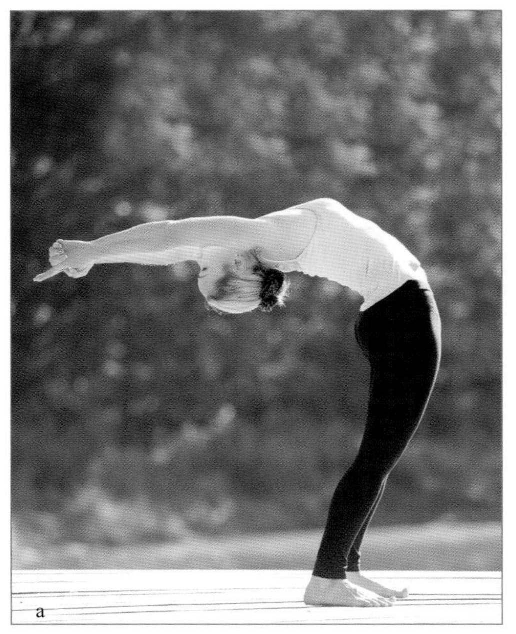
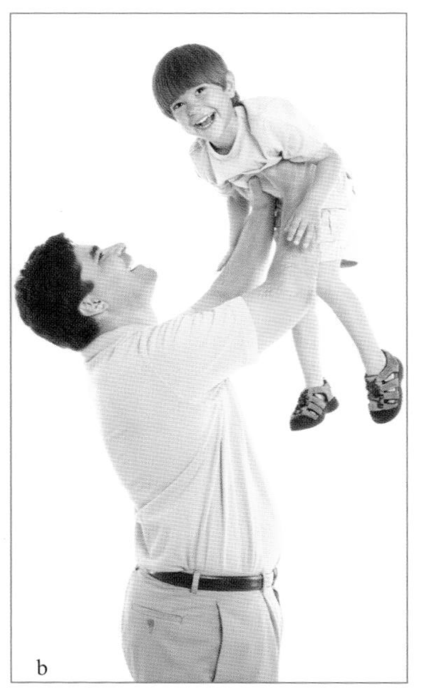
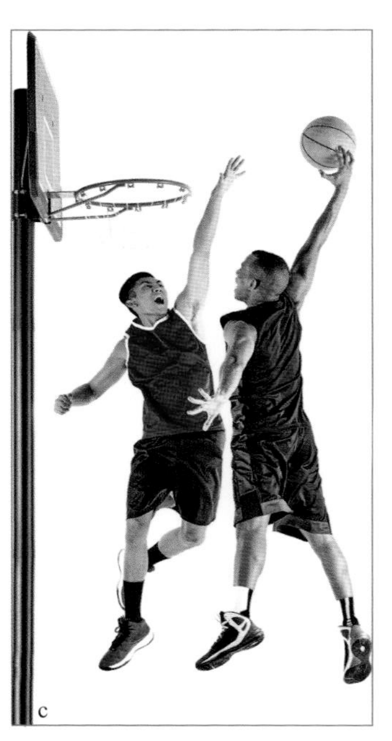

图 7.1　瑜伽中向后弯曲、将孩子举过头顶及需要脊柱和髋关节伸展能力的体育运动

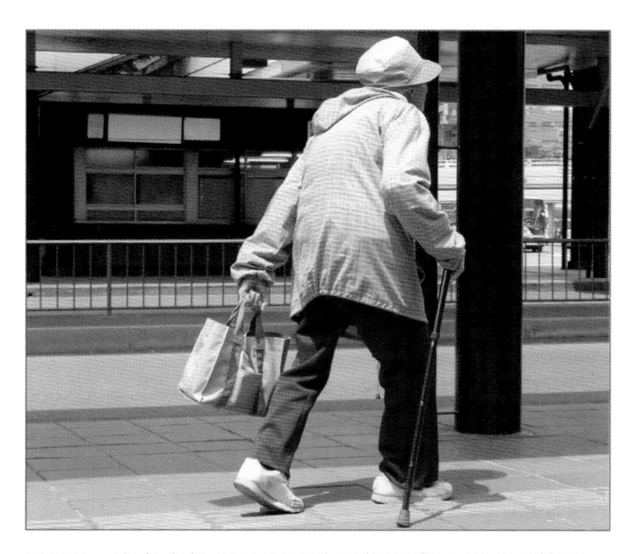

图 7.2　这名女性正处在骨盆后倾和脊柱屈曲的体态，这是在椎管狭窄患者中常见的姿势。这种姿势限制了她左髋完全伸展的能力，而伸髋不足将需要脊柱或下肢的代偿

肌发挥最佳功能。如要很好地理解这块肌肉的作用，知道什么是这些区域的理想运动就很重要。当人体由直立位或站立位向后弯曲时：

- 脊柱伸长并在伸展过程中保持关节共轴；
- 骨盆相对股骨头后旋；
- 髋关节仍保持共轴。

腰肌负责稳定下胸椎和腰椎的前侧，同时固定骨盆，这样使得脊柱在向后弯曲时能够伸长（图 7.3）。当腰肌不能稳定脊柱并使脊柱伸长时，脊柱后方的关节和软组织将会承受过多的压力。

我们常常见到，当脊柱伸长能力不足时会引起代偿性的过伸。在这种情况下，当躯干伸展或后弯时，在脊柱过度活动的节段会呈现铰链运动；这个过度活动的位置经常会有不适感，并常常导致脊柱退行性病变的过早出现。

腰肌在髋关节伸展中也起着重要的作用。某些活动和训练（如下文例子中所示，当由蹲位举起重物或抓举时）需要脊柱和骨盆保持在中立位（腰椎前凸和骨盆前倾）或伸展后返回中立位。当髋关节伸展时，股骨头应该在髋臼内保持共轴。在这种情况下，腰肌作为功能性的协同肌与髋部其他肌肉一起维持着髋关节共轴。在此模式下，腰肌同样有助于维持脊柱和骨盆的对齐。

然而，诸如步行、跑步和（或）爬上楼梯这些活动，需要髋伸侧的骨盆旋前。在步行时，

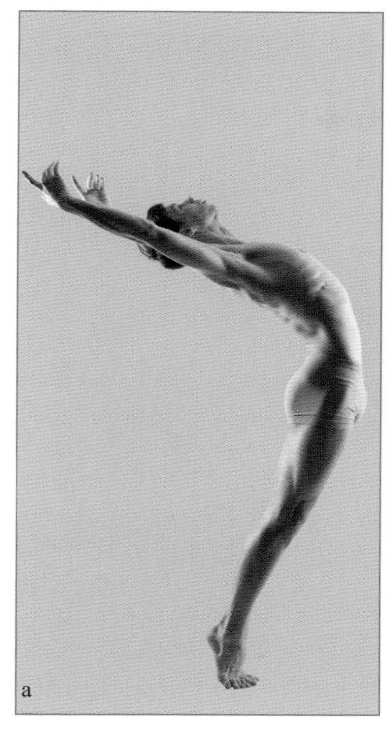
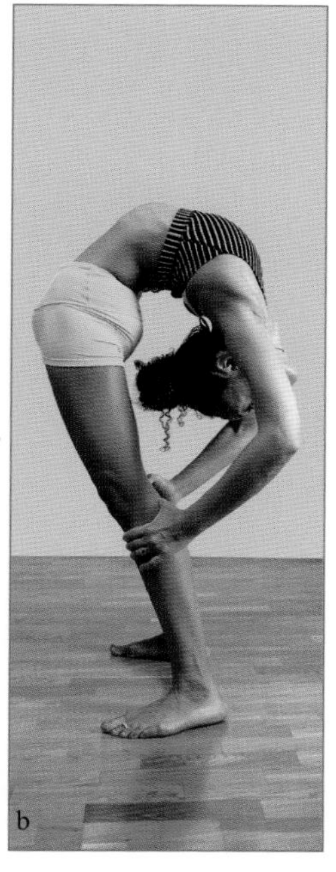

图 7.3 舞者能够很好地保持 TPC 对齐（a）并在伸展髋和骨盆时很好地延长脊柱。例如受过良好训练的瑜伽从业者伸展脊柱到最大程度［b 图，由 Alessandro Sigismondi 提供并授权使用，Model Laruga Glaser（larugayoga.com）］

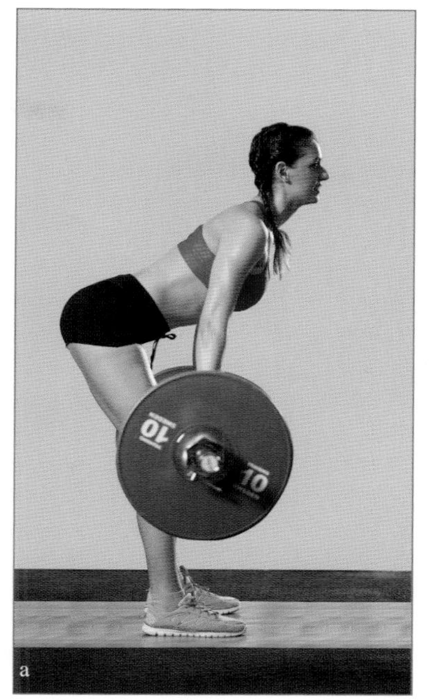

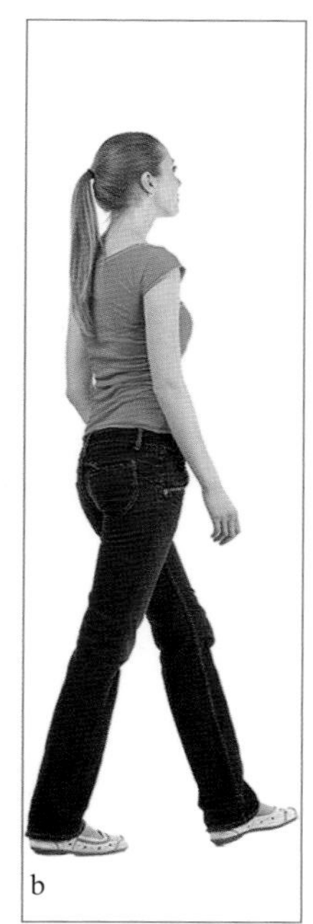

图 7.4 在硬拉时（a），腰肌有助于维持骨盆和脊柱的中立位对齐，同时腰肌的离心延长在一定程度上限制了脊柱和髋的伸展，也防止了在行走时后侧腿的骨盆前旋（b 图中的右腿）

腰肌离心性延长以控制骨盆的过度前旋和髋后伸的幅度。腰肌限制了髋后伸的幅度，从而防止了股骨头向前平移和脊柱的过伸，反过来也避免了腰椎的过度挤压（图 7.4）。下一节将讨论改善脊柱伸长的策略。

## 俯卧位延长

如上所述，要达到脊柱后伸运动最佳化，脊柱的伸长或延长的能力是先决条件。Sara Fisher, IMS（Integrative Movement Specialist™, 整合运动专家）和 Jenice Mattek, LMT（Licensed Manual Therapist, 认证手法治疗师）、IMS，所给予恰当命名的“俯卧位延长”与单纯地训练脊柱伸展相比较，可能是建立脊柱伸长能力最有效的模式。除此以外，俯卧位延长也被用于帮助人们增强三维呼吸模式；俯卧位延长对于主动减轻腰椎压力也较为有效。在临床上，对于存在腰椎间盘源性疼痛和有小腿放射症状的人来说，俯卧位延长是首选训练模式之一。

但为什么不简单地利用常见的训练方法，如超人式和过伸练习来改善脊柱伸展呢？在讨论俯卧位延长的细节前，有必要回答问题。这些训练方式存在几个问题，特别是有以下一些趋势。

- 指导脊柱伸展时，练习者没有关注脊柱的伸长，特别是在一些已经存在过度脊柱后凸的人群中（图 7.5），这将导致非最佳脊柱伸展模式的持续存在。
- 如果人们伸展脊柱时无法很好延长脊柱，会使脊柱产生过多的铰链运动或产生脊柱分段式伸展，一般来说这种问题多会在脊柱的胸腰区域发生（图 7.6 中箭头所示的 TLJ 过度伸展）。
- 竖脊肌过度发达，结果导致下胸段和腰

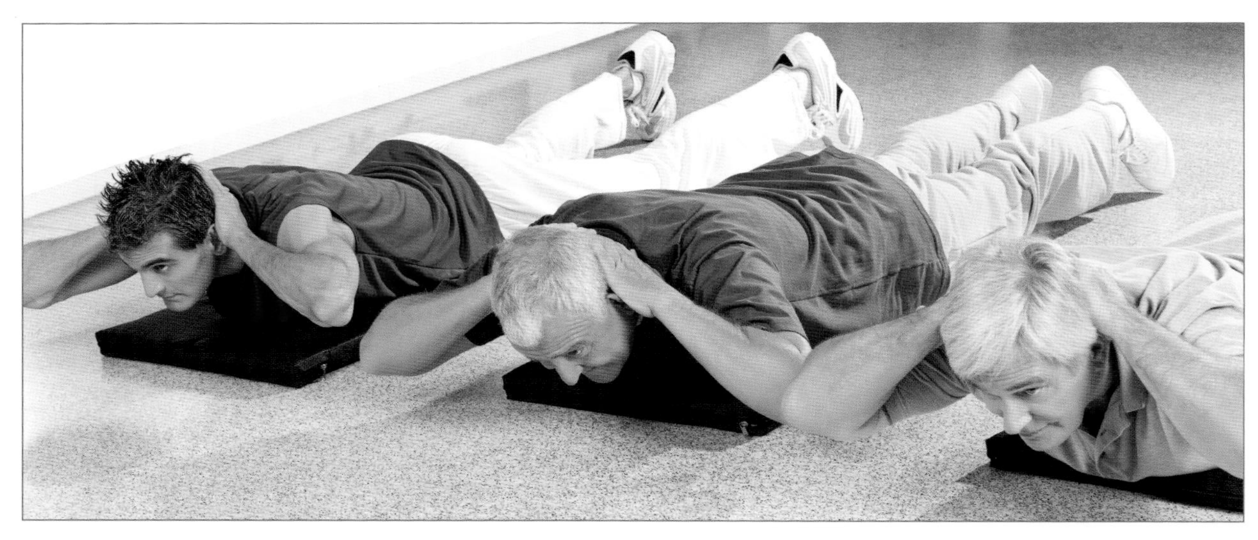

图 7.5　脊柱伸展能力受限者在进行背部伸展时，会通过过度伸展颈部和（或）TLJ 来代偿

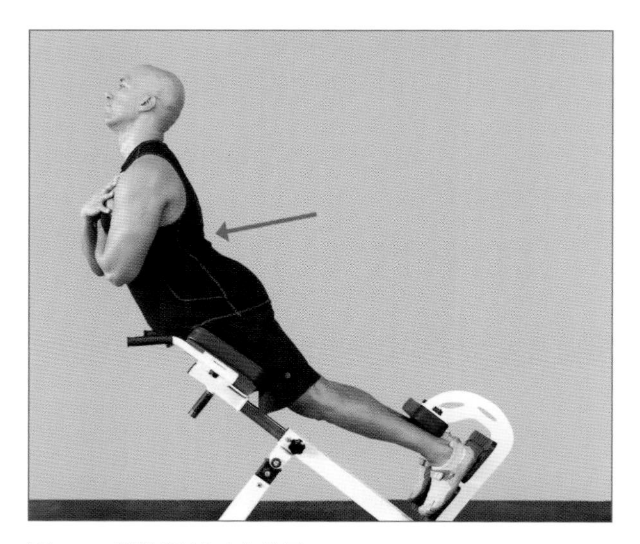

图 7.6　脊柱腰部过度伸展

椎的过度挤压，这将再次引起非最佳脊柱伸展运动模式的持续存在。

- 过度牵伸、腰肌和腹壁肌群抑制，导致身体处于直立位时胸廓位于骨盆的后方，这将使腰肌和腹壁肌群的功能进一步受到抑制。
- 如果经常在过强阻抗、过大幅度和过高速度的条件下进行这些运动，将阻碍个体建立对 TPC 位置的感知和控制能力，还会使腰椎产生过度的负荷。

而且，在做这些运动时过度发达的竖脊肌会抑制躯体后侧参与呼吸运动的能力。这就限制了膈肌后侧的使用，增加了激活深层肌筋膜系统的难度，结果对姿态控制和运动造成了负面影响（Osar 2015）。

但是，随着最佳 TPC 稳定和伸展策略的获得，在人们能够良好地控制体态后，再进行超人式和过度后伸练习时就不会发生前面提到的问题。俯卧位延长模式能够帮助人们建立安全有效地进行上述运动所需的位置感和控制能力。

#### 建立俯卧位延长模式

- 首先采取俯卧位（面部向下），前臂放于支持面上，双手放于耳侧，双掌保持平直。将毛巾或长枕放于前额下作为支撑，这样会形成一个相对舒适的体位（图 7.7）。练习者将集中注意力保持前胸廓下部和骨盆与支撑面接触。在执行运动模式过程中，躯体是否能保持理想对齐，提示了腰肌和深层肌筋膜系统是否能够良好地维持 TPC 的姿势控制。

为了在运动中形成最佳 TPC 和肩关节对齐，一个很有帮助的语言提示是：“保持你的肩部前方打开，尽量伸长头后部，就好像你正被

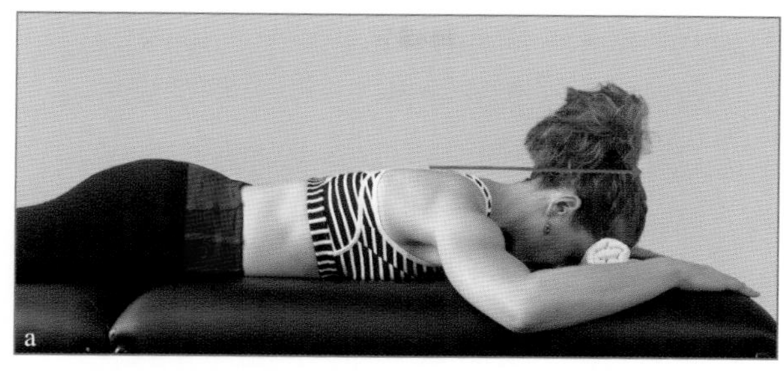

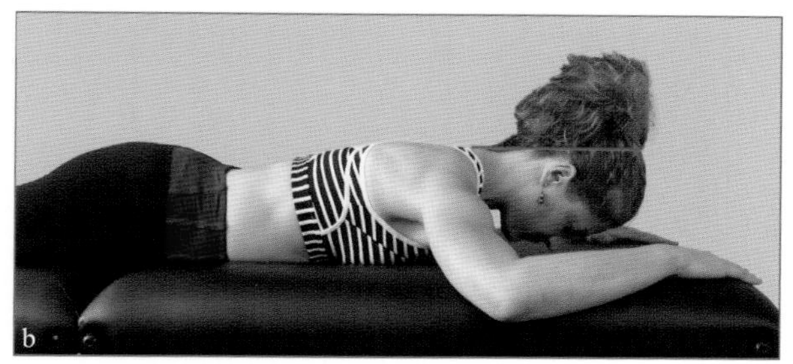

**图 7.7**　俯卧位延长：无论头部是在支持面上（a），还是从支持面上抬起（b），保持头后部延长的感觉

轻柔地向前拉动。”

- 随后开始三维模式呼吸，即专注于吸气向下充盈到盆底，到胸廓后方。促进最大吸气的有效语言提示是让练习者“由上至下吸入气体，使气体充满 TPC”。正如在呼吸训练章节（第 2 章）中讲到的，不应用力或急促地呼吸，要确保由鼻子吸气、嘴呼气。

观察练习者，他们的呼吸应该轻柔而连贯或由骨盆向头部移动。想象有一根线由头后部轻柔地向前牵拉，同时在尾骨处轻柔地向后牵拉，这样可以使脊柱尽可能地延长（如图 7.7 中箭头指示）。以这样的方式完成 3 ~ 5 组呼吸，每组 3 ~ 5 次。

- 一旦练习者对之前的步骤能够熟练运用，他们就可以开始轻柔地将头部抬离支撑面（图 7.7b）。当练习者的头部离开支撑面时应该延长颈部时，他们使用前文中描述的吸气方式，同时保持头、颈和上胸段背侧的长度，在将头部放回支撑面时呼气。

为了增强颈部和上胸部的深层肌筋膜系统（深层颈屈肌群和多裂肌）的耐力，练习者应该使头部保持在这个位置上呼吸几次，同时持续地将注意力集中于保持脊柱的长度。在这样的位置和感觉下完成 3 ~ 5 组呼吸，每组 3 ~ 5 次。

观看俯卧位延长模式视频，请访问 www.IIHFE.com/the-psoas-solution

#### 俯卧位延长模式中常见功能障碍的表现

有 3 种常见的现象表示在执行俯卧位延长模式时腰肌没有最佳地工作。

1. 在开始时 TPC 对齐不良。很多个体以胸腰段伸展开始此模式。这里有几个帮助恢复最佳对齐的方法。

   a. 延长脊柱的胸腰部和腰椎区域，减轻它们的压力。如果你选择把手放到练习者身上，请轻柔地双侧交替牵引每侧下肢 2 ~ 3 次。你也可以轻柔地触到胸廓前方，并轻柔地将胸廓向骨盆方向牵拉。

   如果你选择不把手放到练习者身上，那就让他们沿着治疗床或地面轻柔地交替延长或伸够双下肢。每侧下肢完成这个延长训练 2 ~ 3 次，将有助于在开始进行俯卧位延长模式前延长脊柱。

   b. 放松胸腰段的竖脊肌。使用手法治疗和（或）自我筋膜松解处理高张力的竖脊肌。练习者应将空气吸入胸廓下部后方促进放松。在进行俯卧位延长模式前还可以使用双腿支撑快乐宝贝姿势，然后完成 2 ~ 3 组的三维呼吸训练，此时需注意通过呼吸来延长 TLJ。

   c. 提示腰肌和腹壁肌群相互联系。在俯卧位，语言提示对于建立更为理想的 TPC 对齐会十分有效。请将下面的提示方式与三维呼吸整合在一起运用，选择一种练习者最能接受的方式。

   - 针对腰肌的提示：“想象从脊柱的前

面到骨盆的前方有一条线连接，从头后部延长时保持此连接，就好像你被轻柔地拉向前方。”

- 针对腹壁肌群的提示：“想象有一条线连接胸廓和骨盆的前面，从头后部延长时保持此连接，就好像你被轻柔地拉向前方。”
- 针对骨盆的提示：“想象骨盆很重，放在支撑面上，有一条线连接着尾骨并轻柔地将骨盆拉向脚的方向，同时从头部后方延长，就好像你被轻柔地拉向前方。”

2. 过度使用脊柱伸展。很多人仅依靠竖脊肌来完成躯干抬高动作，而没有伸长或延长脊柱。竖脊肌的过度激活常常是进行过多的与伸展相关训练的结果，如超人式和过伸练习。

提示练习者吸气充盈背部，想象 TPC 是一个正在充气的圆柱体或一个圆柱体球，而不是用背部的肌肉抬起躯干。让他们在小范围内活动，主要集中于头后部、颈部和胸廓上部的抬升和延长，而不是朝向天花板抬高身体。把手指放到练习者的头后方，这样有助于让他们动态地识别或感知到他们正在延长躯干或沿着你手指引的方向进行伸展。

3. 头部和（或）颈部的伸展。我们常常会见到练习者仅仅在枕下和（或）颈部伸展，而没有脊柱的延长。可使用与上述相似的引导方法，在降低活动幅度同时让他们关注呼吸，目的是延长脊柱，而不是试图将头抬离毛巾的支撑。

## 向后弯曲

在技术上，向后弯曲练习不是一种练习模式，而更像训练一种生活中所需功能模式的方法。这一模式会帮助人们使用整个脊柱去过头够物、抬高物体和（或）完成向后弯曲的动作，而同时对脊柱产生最小的压力。

俯卧位延长模式有助于为脊柱伸展做准备，通过这个运动人们可以学会如何伸长或延长脊柱，而不是单纯地执行向后弯曲的动作。就像本章引言部分阐述的，不能执行脊柱的延长将导致脊柱压力过大，并且通常都会产生一个代偿性的脊柱活动过度区域，或称作脊柱“铰链”。

### 建立向后弯曲模式

- 由中立位开始，双脚并拢站立，双手放于身体两侧（图 7.8a）。
- 首先从三维呼吸开始。当开始呼气时，慢慢地节段性地伸展头、颈和上、中、下胸段，这个过程中就好像被轻柔地拉向高处（图 7.8b 箭头所示）。
- 如果脊柱活动度较好，可以继续伸展腰椎，同时使股骨头上方的骨盆后旋。此时他们的竖脊肌或臀部肌肉不应该过度激活。
- 在下一个吸气时，应节段性进行此运动的逆向运动（自骨盆开始），并返回到起始位置。

当能够很好地完成伸展时，脊柱应该形成

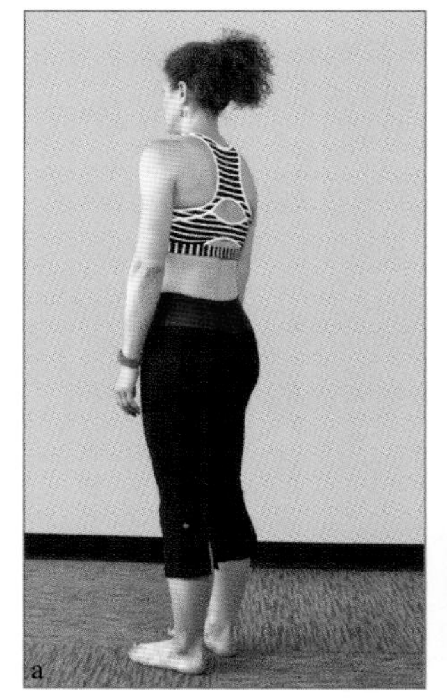


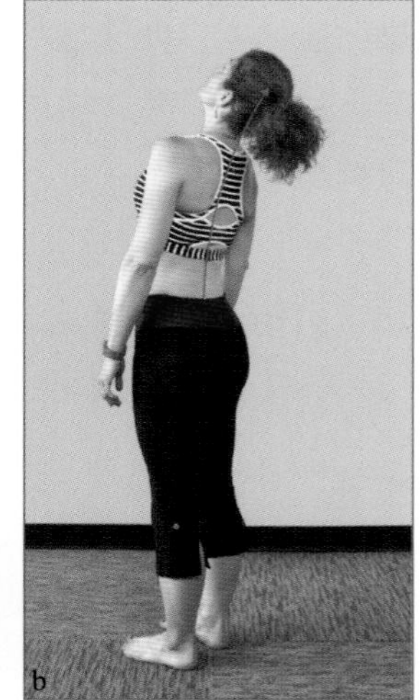


图 7.8 向后弯曲时保持整个脊柱的延长

一个圆滑并且协调的曲线，而不应该有任何脊柱后侧受到压迫的感觉。

#### 向后弯曲中常见功能障碍的表现

有两个常见的现象表明在向后弯曲模式中腰肌功能非最优化。

1. 脊柱胸腰段过伸。当练习者不能很好地完成脊柱伸长或延长时，脊柱的某个节段很容易出现过伸或铰链现象。这个由于代偿产生的铰链现象可以发生在脊柱任何一个节段，TLJ 是最常见的部位。一般认为这个问题产生的原因是个体不能适当地伸长脊柱，或是由于胸椎过度后凸从而限制了这个节段参与脊柱活动所致。

如果客户不能很好地延长脊柱，应该提示在伸展时结合腰肌和（或）使整个背部脊柱延长。让客户利用呼吸使 TPC 从上到下均充盈，以辅助在伸展时使脊柱伸长。在客户拥有良好的控制能力后，才能在训练时增大脊柱的活动范围。客户最好在能够良好控制的范围内运动，而不是用力使自己在更大的范围内活动，否则会引起躯体的代偿运动。

如果客户的胸椎过度后凸，就不应让他用力做脊柱伸展运动，否则易对已经处于伸展位的脊柱节段造成过度压迫。脊柱过度后凸患者用力伸展脊柱并不能增加脊柱的活动范围；相反，应该在脊柱伸展前通过猫－驼式运动或自我肌筋膜松解等来松动脊柱。然后，先重点练习俯卧位延长模式，直到获得脊柱胸段伸展所需要的更大的胸椎活动性。

2. 骨盆旋前伴胸椎向后移。一些练习者在伸展胸段脊柱时只是单纯地向前旋转骨盆，而不是向后伸展脊柱。应该提醒这些人保持 TPC 的良好对齐，当脊柱后伸时应向高处延长脊柱。指导练习者将双侧拇指放在胸廓前下缘，其他手指放在双侧髂前上棘。这样，当向后伸展脊柱时，就能监测胸廓前下缘与髂前上棘之间是否保持连接。

## 髋铰链桥

桥式运动是在康复和训练项目中最常应用的运动之一。桥式的一些改良版使这个运动几乎被应用于每个针对腰部、髋部功能障碍和臀大肌的康复项目。

#### 腰肌在髋铰链桥模式中的作用

在第 2 章中我们讨论了关节桥式运动模式。本章将讨论桥式模式改良版——髋铰链桥。在髋铰链桥模式运动中，腰肌起着两个主要作用。

1. 稳定腰椎和骨盆。

2. 保证股骨头在髋臼内共轴，以确保单纯地髋关节伸展。

桥式运动通常被用于改善髋关节伸展，这也是髋铰链桥的一个益处。但桥式运动模式应该只用于关节活动相对控制较好的范围内，改善保持骨盆中立位的能力。在训练中，如果练习者过多地被提示去尽力收缩臀肌，尽可能地抬高骨盆，则这种训练会出现以下三个问题。

1. 过度收缩臀肌，导致骨盆后旋，从而使腰椎过度屈曲。

2. 臀肌过度激活，引起股骨头在髋臼内前移。

3. 这个方法会造成 TLJ 过度后伸。

上述这些问题抑制了最优化应用腰肌和臀肌。因此，在直立位鼓励恰当使用腰肌和臀肌时，目前已经很少使用上述提到的提示方法。

髋铰链桥式用于帮助练习者获得腰肌与臀大肌间最佳的协调性激活，同时也要确保练习者在执行整个过程中保持 TPC 中立位对齐。进行髋铰链桥式运动的目标在于：

1. 激活臀大肌，但不要提示肌肉过度激活。

2. 保持骨盆的中立位（骨盆轻微前倾）对齐。

3. 确保在运动中，活动仅出现在髋关节处。

### 建立髋铰链桥模式

- 取仰卧位，双侧肘、髋和膝关节屈曲。双侧髋、膝、踝和足应保持一条直线并与髋同宽。TPC 应对齐良好，脊柱曲度应保持在中立位（图 7.9a）。头的后方可以有一个小的支撑物以保持头部对齐良好；但要确保头不能抬得过高，否则在身体运动时任何一个动作都会导致颈部过度弯曲。
- 开始时先进行几次三维模式呼吸。在吸气时，抬高骨盆，离开地面保持 1 ~ 2 秒。通常提示练习者向双足的方向抬高骨盆（保持脊柱伸长的感觉）（图 7.9b）。只要他们能够维持骨盆和脊柱的相对中立位对齐，就应尽可能地抬高骨盆。注意，这个运动的目的是单纯训练髋关节屈曲和伸展，并不是骨盆后旋或脊柱的活动。可以通过双侧手臂离开支撑面来提高动作的难度。
- 随后将骨盆放回支撑面，在整个运动过程中躯体的对齐保持不变。也就是说，在骨盆降低过程中，应始终保持骨盆轻微的前倾位。

如果臀肌被正确地使用，髋的后侧应该是丰满充盈的。当臀肌过度收缩时，就会出现明显的凹陷现象，这个现象可以通过触摸髋外侧感知到。如果做此运动感觉比较舒适，可以指导练习者感受什么是臀肌的正确激活；可以让他们触摸自己的臀肌，这是重要的触觉提示，可使其知道在进行这个运动时自己做的是否正确。

### 髋铰链桥中常见功能障碍的表现

有 3 种常见表现显示在做髋铰链桥式运动时，腰肌处于非最佳功能状态。

1. 在开始时 TPC 对齐不佳和（或）TLJ 过度伸展。很多人执行此运动是从 TLJ 伸展和（或）胸椎非最佳对齐位（过度后凸或前凸）开始的。开始此运动之前，应让练习者在快乐宝贝支撑体位进行三维呼吸模式训练，以使 TPC 对齐良好。在练习者过度使用胸段的竖脊肌向高处提拉胸廓时，注意胸腰段后伸动作（图 7.10 箭头）。提示练习者将双侧拇指放在胸廓前下缘，其他手指置于双侧髂前上棘，确保在执行动作过程中保持胸廓与髂前上棘之间的距离不变。在保持 TPC 对齐良好的情况下让练习者抬高骨盆。

2. 骨盆后旋和（或）腰椎屈曲。通常是因为人们之前以这种错误模式训练的结果。指导练习者采取与之前稍微不同的方式运动，在整个过程中不应出现骨盆的旋转或脊柱的活动。如果你可以把手放在练习者身上，在整个运动过程中可以轻柔地握持和引导他们的骨盆运动，这样他们就能够感知到如何抬高和放下骨盆，而不会出现骨盆后旋。

3. 臀肌过度激活导致股骨头向前平移。这是另外一种在过往训练中养成的不良习惯，是由于被提示要收缩或紧绷臀大肌而引起的。应

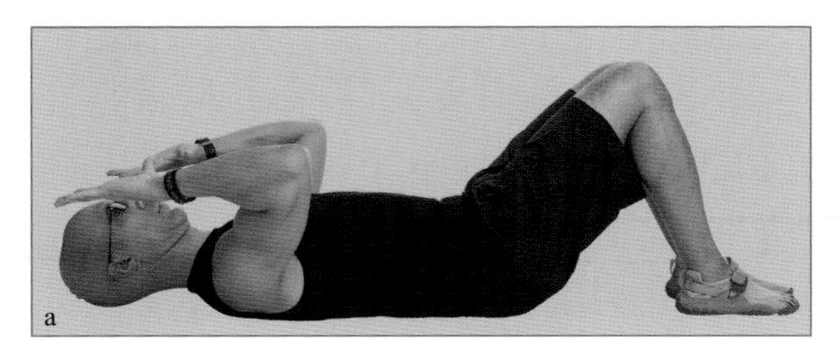

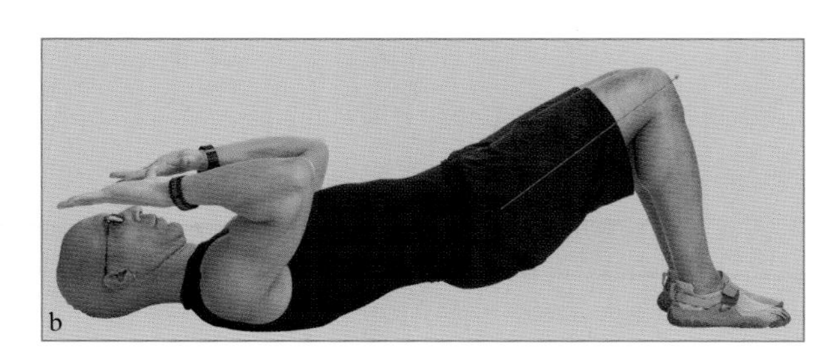

图 7.9 髋铰链桥：起始（a）；提示保持 TPC 对齐，并将骨盆向足部方向抬起（b）

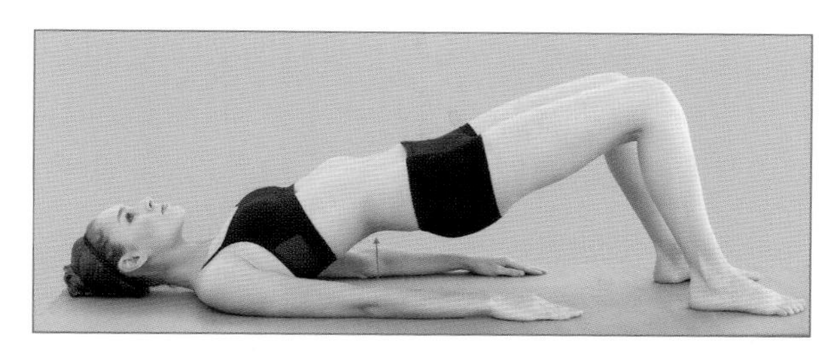

图 7.10　在髋铰链桥中胸腰部伸展

该提示练习者放松，更多关注抬高骨盆这个动作本身。另外，指导他们尽可能地抬高骨盆，但前提是不要过度收紧臀肌和出现髋与骨盆对齐的改变。

## 行军桥和单腿髋铰链桥

一旦个体掌握了双腿髋铰链桥模式，练习者就可以进阶到行军桥或单腿髋铰链桥模式，这就增加了臀肌控制伸髋和骨盆旋转的需求（图 7.11）。

在行军桥中，要确保 TPC 移动最小甚至没有，并要在这两个版本的运动模式中保持骨盆水平。

观看髋铰链桥式和行军桥式视频，请访问 www.IIHFE.com/the-psoas-solution。

## 臀推

近来，臀推训练已经被整合到大多数的力量和健身训练项目中（图 7.12）。臀推训练是一种桥式运动的改良版，杠铃被放在骨盆上，而臀部推动骨盆向上。

该项训练已被引进作为训练臀部和躯体后动力链（包括小腿三头肌、臀肌、腘绳肌和竖脊肌）的首选运动之一。尽管这种运动模式对臀部的训练无可争议，但最令人关心的是这种运动对髋关节功能的影响。

在作者评估的患者和运动员中，几乎每个人在做这个动作时都会出现以下几个问题。

1. 臀肌和髋后肌群的过度激活或绷紧。这

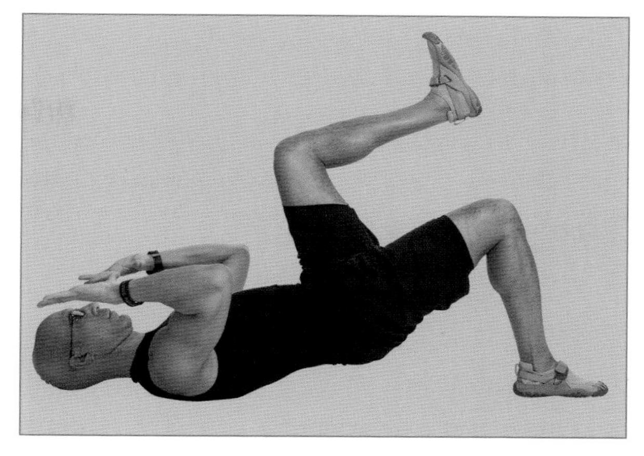

图 7.11　行军桥和单腿髋铰链桥进阶：在进行行军桥变化模式时保持 TPC 对齐

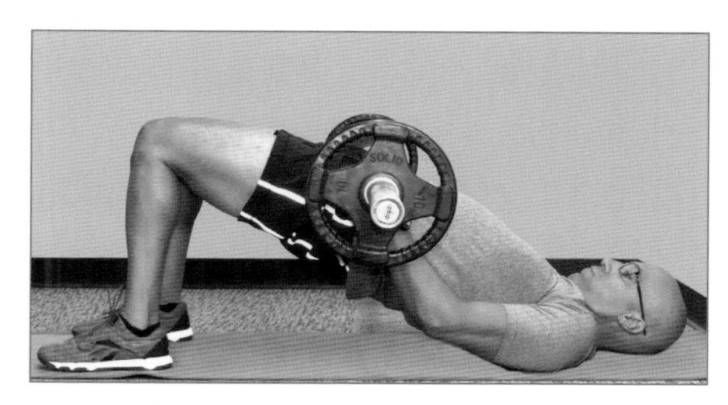

图 7.12　负重臀推

种过度激活主要是由于臀推中负重过高和训练提示方法中使用了“尽可能收缩臀肌”所致。这会导致臀肌和髋复合体后侧张力过高和髋关节过度挤压，最终致使无法执行髋关节的分离运动（存在活动受限或相邻关节一起运动）。

2. 股骨头前移。这是由于之前提到的髋复合体后部过度激活或收缩引起。随着时间的推移，髋关节过度前置，髋关节后侧绷紧也会在下蹲、硬拉和类似的髋关节运动过程中持续存在，这通常会引起髋关节撞击问题（见附录中股骨头髋臼撞击症）、髋关节盂唇撕裂和其他髋关节退行性病变的病理变化。

3. 骨盆后倾和继发性腰椎屈曲。这也与臀肌和髋复合体后侧的过度激活相关，并有可能导致腰椎间盘和其他脊柱及骨盆的病变。

像大多数的练习一样，如果个体能够运用理想的力学机制进行的话，臀推本身是没有问题的。对大多数普通人和患者，进行前文提到的进阶版——单腿髋铰链桥已经足够达到训练臀肌和躯体后侧动力链的目的了。

为了达到臀推练习中的最佳力学机制，需要确保个体能保持 TPC 对齐良好，且不是通过髋后侧肌肉结构过度收缩完成的，因为这样会使骨盆后倾从而使腰椎屈曲和（或）股骨头在髋臼内过度前移。

## 鸟犬式

鸟犬式模式是另外一种常用的改善核心稳定性和伸髋的康复和纠正性训练。尽管这个练习被认为简单易行，但技术上要做得正确颇具挑战性。做这个练习时，练习者常会过多关注手臂和腿部的运动，忽略了核心区域各部分间的协调整合及髋关节活动是否理想。因此，这个练习不仅没有带来益处，反而常导致核心稳定和伸髋处于非最佳状态。

为了使练习者在这个练习中获益且代偿动作最小化，确保动作正确至关重要。下面描述的内容仅讨论腿部的活动，因为在作者的经验中，即使是身体最为强壮的人在执行这个动作时都很难保持对腰椎的控制。

### 腰肌在鸟犬式模式中的作用

在鸟犬式模式中腰肌主要有两个作用。

1. 稳定腰椎和骨盆。

2. 使股骨头在髋臼共轴，从而确保单纯地髋关节伸展。

### 建立鸟犬式模式

- 取四点支撑跪位：
  - 保持 TPC 中立位，头、颈部相对 TPC 要对齐良好；维持脊柱曲度的中立位。
  - 双手平撑在支持面上，可微微朝前保持与肩部成一直线。
  - 双膝置于髋关节正下方，间距比髋部宽度略窄；为了保持骨盆对齐，在固定腿的膝下放一个垫子或支撑物（图 7.13）。
  - 因为这是一个有难度的模式，大多数练习者应选择在膝关节屈曲 90º 时开始练习，这与膝关节伸直训练相比缩短了力臂。
- 在四点支撑跪位，练习者首先从三维呼吸模式开始，训练呼吸和此姿势等长收缩控制之间的协调能力。
- 在这个体位，练习者可以通过想象有一根线连接着脊柱前面和髋关节中心来激活腰肌，这个提示有助于激活腰肌以维持髋关节伸展时腰椎的等长收缩控制和髋关节共轴。
- 开始缓慢抬高下肢，然后缓慢放下，重复适合的次数。在下肢移动的过程中，躯干、脊柱或骨盆应该保持不动或尽可能少的移动。注意：为了提高髋关节和 TPC 的功能，聚焦于对姿态的控制是十分重要的，而不是下肢实际抬高了多少（图 7.14）。
- 如果练习者感觉控制脊柱或骨盆有困难，可以想象有一根线连接着脊柱的前面和髋关节中心。这种提示有助于激活腰肌和其他负责脊柱稳定的深层肌肉，以保证腰椎和骨盆的稳定性和伸髋时髋关节共轴。

练习者可尽可能地抬高下肢，但必须能够保持 TPC 的对齐和控制。随着控制能力和髋前侧延展能力的提高，练习者可以将下肢抬得更高。

一旦练习者对此模式掌控良好，他们就可以通过伸长移动腿和（或）上举支撑腿侧的上

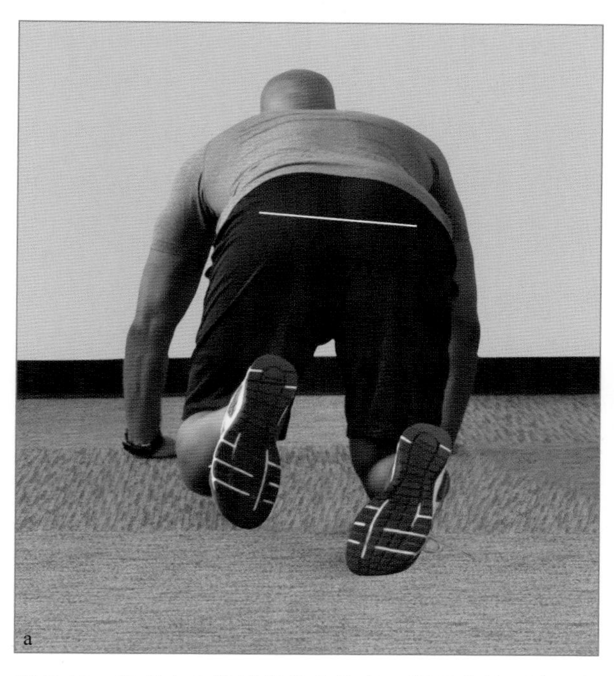
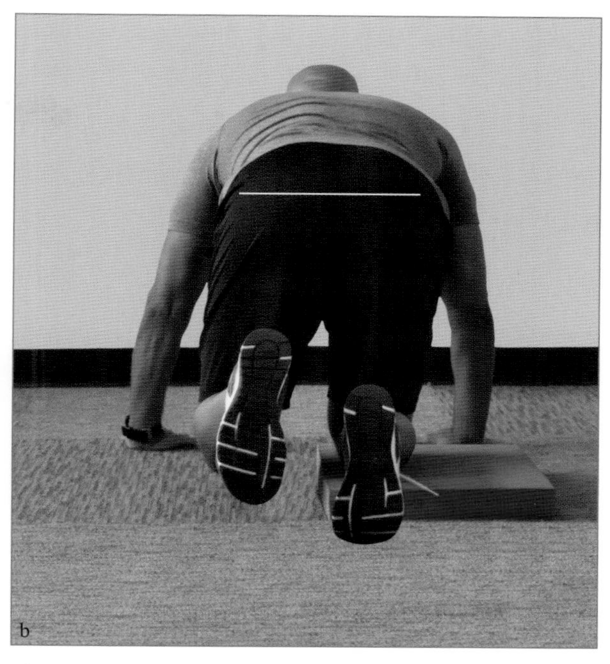

**图 7.13**　很多人会旋转脊柱和抬高一侧骨盆从而使一侧腿的膝部离开支撑面（a）。因此，在固定腿膝下放置一个支撑物有助于保持脊柱中立位和骨盆对齐（b）

肢来进一步提升 TPC 稳定控制能力和髋关节伸展能力。

观看四点支撑跪位运动模式视频，请访问网址 www.IIHFE.com/the-psoas-solution。

### 在鸟犬式模式中功能障碍的常见表现

在做鸟犬式练习中有 3 种表现表明腰肌参与非最佳。

1. 在开始时 TPC 对齐不良。很多人在开始练习时表现出脊柱胸腰段伸展和胸椎对齐不良（过于后凸或前凸）。将此类练习者恢复到 TPC 中立位，并提示："想象有一条线将你的头后部轻柔地向前方拉，另一条线将你的尾骨轻柔地向后方拉。"跟随提示练习时，需保持三维呼吸模式。在开始移动下肢前，确保练习者能够在几组呼吸循环中维持良好姿势。

2. 开始抬高下肢时，腰椎失去中立位控制。请重点关注练习者抬高下肢时会发生怎样的变化。当练习者将身体重心转移到支撑腿时，经常会观察到腰椎发生微小移动或旋转——这就是

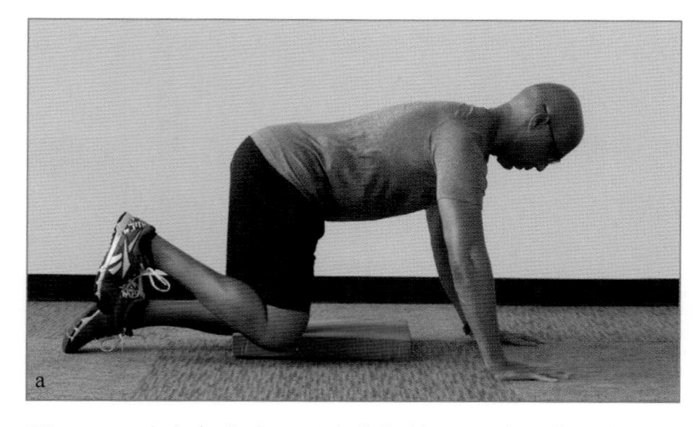
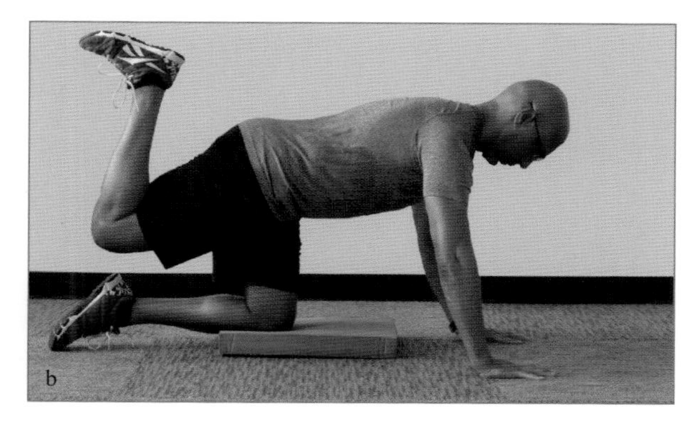

**图 7.14**　改良鸟犬式：只在能保持 TPC 中立位对齐的范围内伸腿

非最佳控制的典型表现。提示练习者使用腰肌，开始抬高下肢时想象："有一根线连接着脊柱前面和髋部前面。"在抬高腿部时一定要能够在将身体重心转移至双上肢和支撑腿时保持脊柱位置不变。

3. 骨盆前倾过度和（或）脊柱胸腰段伸展，而非单纯地伸髋（图 7.15）。如上所述，此类问题通常与腰椎控制不足和（或）无法完成髋关节分离运动相关。对于存在腰椎控制问题的练习者，在将要抬高腿前，需先提示其激活腰肌和（或）盆底肌。很多人无法完成髋关节的最佳分离运动，或无法完成相对骨盆的股骨头单独移动。在这种情况下，当抬高腿时，无法完成髋关节分离运动会引起整个骨盆或腰椎的移动。对于一些练习者而言，这个问题仅仅是由于髋周围肌筋膜的限制造成的，因此，松解筋膜后可重新执行该运动模式。对由于运动控制不良而引起该问题的练习者而言，他们往往对在控制骨盆和脊柱的情况下如何同时移动下肢理解不够。在这种情况下，侧卧单侧髋伸展运动模式就是一种训练髋关节伸展同时控制 TPC 的很棒的方法。它可以为之后的鸟犬式模式做准备。

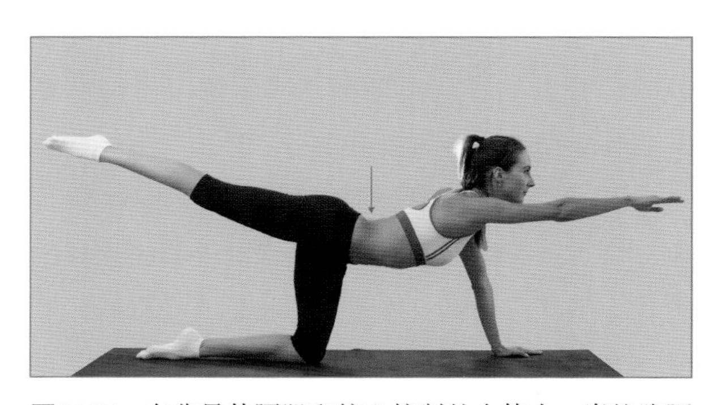

**图 7.15** 在非最佳腰肌和核心控制的个体中，脊柱胸腰段过度伸展

## 侧卧单侧髋伸展

尽管这并非传统的腰肌练习，侧卧单侧髋伸展（side lying iso hip extenston, SLIHE）可视为臀肌复合体训练的最佳方式之一，同时也可安全有效地拉伸髋和大腿的前侧。

该模式设计的初衷是为单腿站立不稳的人群寻找另外一种训练臀中肌的方式。尽管在髋关节早期康复阶段，训练髋关节分离运动已存在一些良好方法，但在执行传统的蚌式开合运动和侧卧髋外展时尚存在若干局限性（图 7.16）。

1. 蚌式开合运动和侧卧髋外展运动的目的在于改善臀中肌力量。但是，多数练习者均未能在肌肉测试或单腿站立试验中表现出力量的增强，即使在进行此练习数周后也是如此。

2. 大多数练习者在执行该训练时并未用心感受；也就是说，他们可以完成 30 次、40 次、50 次，甚至更多次的蚌式开合运动和侧卧髋外展，但并未关注练习本身的质量。诸如此类的练习者经常通过如旋转或侧向弯曲脊柱和骨盆进行代偿，而不是真正的髋关节运动。

3. 练习者并未将练习转化到直立位和单腿站立时的功能性动作。

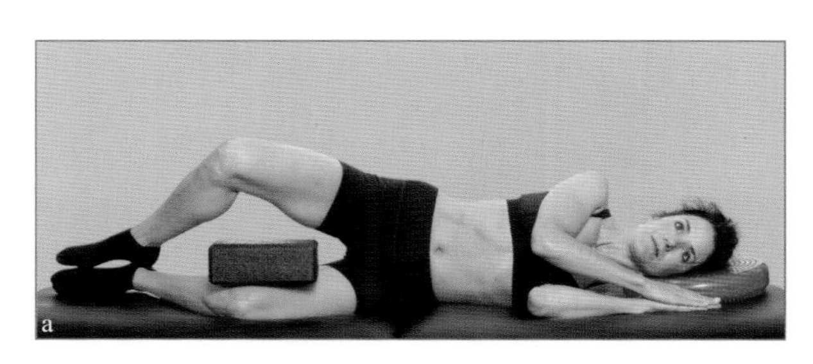


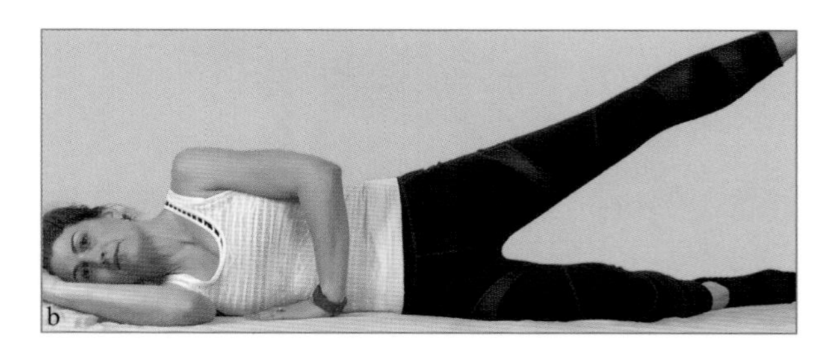


**图 7.16** 蚌式开合运动（a）；侧卧髋外展（b）

SLIHE 模式的设计就是在考虑到这些传统康复训练的不足后开始的。自从我们在诊所中开始教授这个模式后，练习者在执行此模式后髋关节的感觉反馈均为正性。而且他们表现出一些积极客观的改善，如髋关节力量和活动范围的增加。更令我们惊叹的是，这些改变几乎都是立刻出现的，而且这些变化似乎进一步增加了单腿站立的稳定性。

SLIHE 模式主要包括如下 3 方面的优点。

1. 该模式亦可训练腰肌和整个臀肌复合体等长协同收缩的能力，而不仅是加强髋外展肌群和（或）旋转肌群的训练。

2. 该模式可延长表浅髋屈肌群和髋及大腿的筋膜，而不会抑制腰肌；但在传统的髋前侧拉伸运动中，腰肌常受到抑制。

3. 该模式是对整个躯体的训练，包括单侧（同侧）肩部和 TPC 的稳定能力，以及支撑侧（侧卧一侧）髋复合体的稳定能力。

就改善髋部功能而言，上述优势支持 SLIHE 模式成为本诊所中一种最为有效的纠正性训练。该练习的最大难点在模式的建立阶段，因此多花几分钟确保练习者建立该模式能使运动本身发挥出最大优势。

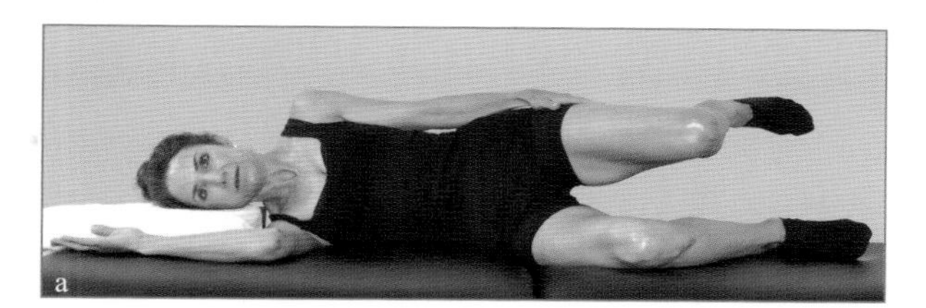

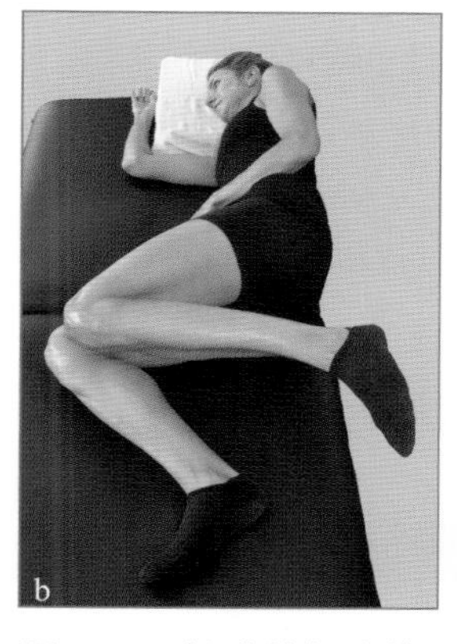

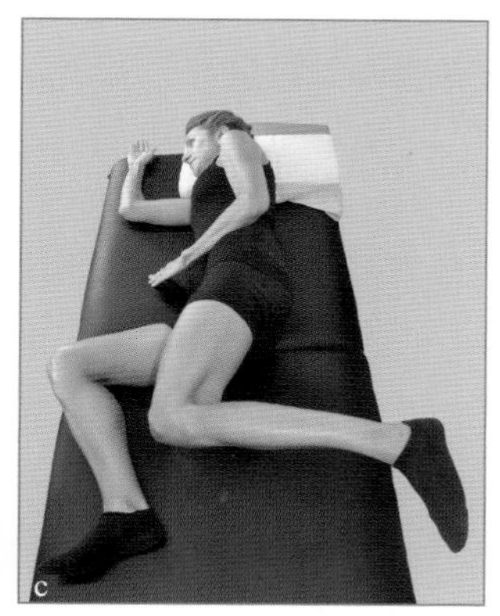

图 7.17 侧卧单侧髋伸展模式（a 为前面观）；基础建立（b）；进阶，移动身体远离墙（c）

### 建立 SLIHE 模式

- 侧卧于支撑面上，保持脊柱和骨盆平贴于墙壁，头下垫支撑物从而保持其与躯体对齐良好。肩部和腿部应堆叠放置，保持肩和肘关节屈曲 90º，髋关节屈曲 60º，膝关节屈曲 90º。当摆放好体位后躯干应保持中立位对齐（图 7.17）。
- 首先用支撑侧肘部和膝部轻柔地推支撑面——仅需约 10% 的力量。通过等长收缩推支撑面，可激活肩与髋的稳定肌及同侧的 TPC 肌肉。该动作应该能够促进脊柱的延长，胸廓应稍微离开支撑面。
- 然后，可抬高上方腿，使其与躯干呈一线，将足平放于墙上。赤脚通常比穿袜子更容易顶住墙面。保持脚与墙之间形成对抗力，使用低于 25% 的最大力静态推墙。其目的在于激活上方腿髋外展肌和后伸肌的同时不会影响整体体位。可以保持该体位 5 ~ 10 秒后休息，然后再重复。一般而言，每次执行 5 ~ 10 秒，每组重复 5 次，每侧 3 组。

观看 SLIHE 视频，请访问 www.IIHFE.com/the-psoas-solution 。

对于该模式的进阶方法，可选择不靠墙，但需确保类似于靠墙的姿势——肩部和下肢仍上下堆叠，保持躯体对齐。离墙越远，练习者越能主动延长髋部的浅层屈肌群及髋和大腿前侧的筋膜。请继续使用之前介绍的提示腰肌的方法以保持躯体对齐和对整个运动模式的控制。

### SLIHE 模式功能障碍的常见表现

在执行 SLIHE 模式时，有两种功能障碍表

## 临床考量：活跃人群中髋屈肌群紧张和髂胫束综合征

根据紧张和牵伸的讨论，许多读者可能会对他们的客户或患者为何表现出腰肌慢性紧张而好奇。这是比较常见的，活跃的个体，特别是跑步者，常会自我诊断——腰肌紧张和臀肌薄弱。个体自我评估的腰肌紧张很少是准确的。

事实上，每一个表现出慢性髋部紧张的个体都将问题指向他们大腿的前部，更具体地说，指向他们的阔筋膜张肌（TFL；髋部区域的前侧、外侧）或股直肌（大腿部位的前侧、上部）的附着点（图 7.18）。

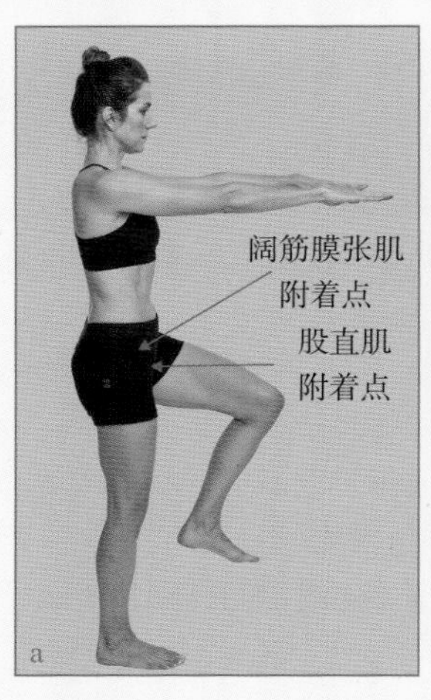


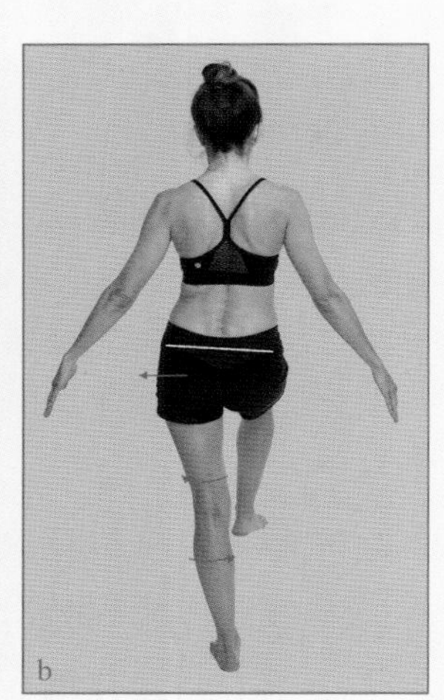


**图 7.18** 阔筋膜张肌和股直肌的附着点（a）。非最佳控制的单腿站立可能导致在步行和单腿运动训练中阔筋膜张肌和股四头肌过度使用，从而造成髋屈肌群紧绷的感觉。注意股骨内旋和胫骨外旋发生在骨盆和下肢的非最佳对齐和控制情况下（b），下肢的这种弯曲是引起髂胫束综合征的常见原因

有 3 种情况会导致髋前侧的紧张感。

1. 臀大肌浅层和腘绳肌的长度缩短，导致骨盆后倾，从而使髋关节的浅层屈肌被过度牵伸。这就引发了大腿前外侧区域的紧绷感，因此，髋屈肌群就出现了紧张。为了检查这种感觉，只需站起来，把手指放在 TFL 和股四头肌上。感受一下这些肌肉的张力。然后收紧臀大肌和腘绳肌，将骨盆向后倾斜。注意观察 TFL 和股四头肌的张力升高和紧绷感。这些肌肉现在有牵伸过度和紧张了。许多人存在骨盆后倾，因此会长期感到髋屈肌群紧张，而实际上，他们的髋屈肌和腰肌被功能性过度延长了。

2. 腰肌受到抑制并通过过度使用阔筋膜张肌或股直肌来屈髋。回想一下 TFL 和股直肌在屈髋方面都比腰肌具有更好的生物力学优势（见第 1 章功能解剖内容）；然而，当过度使用时，它们会变成高张并形成触发点。一般来说，当进行卧位屈髋运动（如快乐宝贝并落踵）时，在屈髋（向心阶段）或从屈髋位置足跟下降（离心阶段）会过度激活，甚至发生痉挛。类似地，在卷腹模式中，当练习者的骨盆向前旋转时，他们可能感到 TFL 和（或）股直肌紧张或痉挛。

3. 在行走或跑步时，个体存在非最佳控制，过度使用了阔筋膜张肌和股四头肌（股直肌、股外侧肌、股内侧肌和股中间肌）来保持单腿稳定。这也是导致髂胫束综合征的最常见原因，其次是 TPC 对齐不佳，股骨内旋与胫骨外旋过度。

评估骨盆稳定和 TFL 与臀肌激活的一个快速简单方法是：站立并将手指放在 TFL 上，拇指放在大转子后面的臀中肌（GMd）上（图 7.19 中的星星）。然后抬起另一侧腿，感受手指下方骨盆的位置和 TFL 与 GMd 的收缩状况。在 TPC 和髋关节稳定肌最佳协同激活的情况下，TFL 和 GMd 的贡献相对而言应该是相等的，骨盆保持相对水平、侧倾或旋转最小。在非最佳 TPC 或髋关节控制和（或）慢性髋屈肌群紧张的个体中，通常会观察到 TFL 过度激活（会感到 TFL 相对于 GMd 有明显的收缩），骨盆会过度侧倾或旋转。

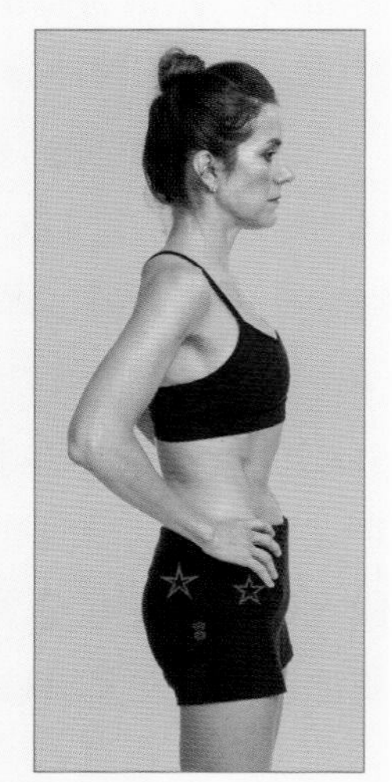

**图 7.19** 评估骨盆稳定和 TFL 与臀肌激活的方法

本书中所给出的策略，特别是在改善 TPC 和髋关节的对齐和控制，同时释放臀大肌和髋后侧肌肉的过度收缩方面，已成功地帮助练习者缓解了慢性髋关节紧张，恢复了核心的有效性和髋关节功能。有关此主题的更多信息见附录 I：腰肌评估。

现表示腰肌参与非最佳。

1. 在开始时，TPC 对齐不良。一些练习者在运动开始时并未保持躯体的中立位。最常见的问题是练习者没有保持肩部或骨盆的上下堆叠——基底或支撑面、肩部和（或）髋部经常是前移了，使躯干斜靠在墙上而非堆叠于支撑面上。这时应让练习者坐起再重新调整体位，确保肩部和骨盆呈上下堆叠，后背平靠于墙面。

2. 骨盆过度前倾或脊柱的胸腰段后伸，而非单纯地伸髋。特别是当练习者将身体离开墙面时，腰肌和 DMS 并未相互结合，在这种情况下收缩臀部肌肉就会失去 TPC 的对齐。当练习者收缩臀部肌肉时，可以在动员臀肌时提示其结合腰肌，比如“想象有一条线从脊柱前方连接至髋部前方”。

练习者也可能试图通过用力将脚推向墙上而过度强化了这种模式。让他们使用较小的力，并提示他们用脚接触墙壁，而不是试图推动墙壁。

## 牵伸腰肌

虽然有大量的文献、书籍和录像探讨了腰肌的牵伸，但若作者不提及这个话题，就未免有些疏忽了。如果你已经通过牵伸腰肌成功地改善了身体的姿态、增强了腰肌和臀肌的力量、减轻了腰部和髋部的疼痛等不适，那就请继续做对你有用的吧！

在芝加哥运动专家协会，牵伸很少被纳入针对腰部和（或）臀部有问题个体的康复或训练计划中。有以下几个关键原因。

- 髋前侧紧张几乎很少与腰肌短缩、紧张或过度激活有关。同时，若存在腰肌过度激活和（或）短缩，通常是某种代偿以保护腰椎。此时牵伸腰肌并不是最佳的干预措施。
- 应用传统牵伸方法会导致腰肌过度拉伸和抑制的风险增大。你所执行训练的效果应该具有客观性。临床上，治疗师会在患者做他们平时牵伸髋部动作的前后，常规地进行腰肌和臀肌的肌肉测试，基本上都会显示牵伸训练减弱（抑制）腰肌和臀肌。一般来说，任何干预，如牵伸、力量训练、手法治疗等，均不应对某块肌肉产生减弱或抑制作用。若牵伸训练后测试显示肌力减弱，如果不能使受抑制的协同肌群重获正常稳定的功能，则很可能使躯体出现各种代偿。
- 大多数人并未对他们实际缩短、紧张和（或）张力增高的组织进行牵伸。当人们抱怨髋部过紧时，绝大多数人认为是阔筋膜张肌或股直肌的问题。试想，阔筋膜张肌或股直肌才是产生髋关节屈曲动作的主要肌肉，而并非腰肌。因此，这两块肌肉作为骨盆稳定肌而被过度使用时，就会变得过度激活而紧张。

当人们试图牵伸过紧的髋屈肌群时，他们常常在牵伸腰肌，而不是在牵伸股直肌和阔筋膜张肌。一般来说，像我们正在谈论的股直肌和阔筋膜张肌这些表浅肌肉，对牵伸会产生较大的阻抗；而像腰肌这样的深层肌肉却较易被拉伸。这就是我常对患者解释，为什么牵伸运动一般不能对目标肌肉产生针对性的拉伸效果。

图 7.20 展示了两根弹性阻力管——阻力较高的管（黄色阻力管）代表股直肌和阔筋膜张肌；阻力较低的管（紫色阻力管）代表腰肌。当你分别牵拉这两根管（肌肉）时，哪根先被拉动并变长？随后呢？自然是代表着腰肌的阻力较低的管被首先拉动并继续被拉长。这就是牵伸髋屈肌群时通常会有的效果；当腰肌被过度牵拉时，髋前侧的浅层屈肌并没有被拉长。

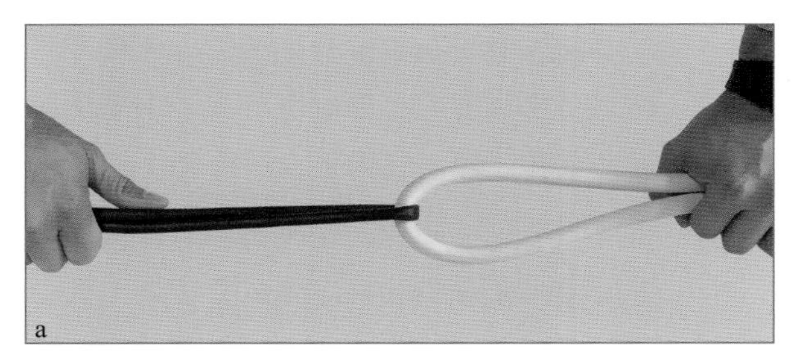

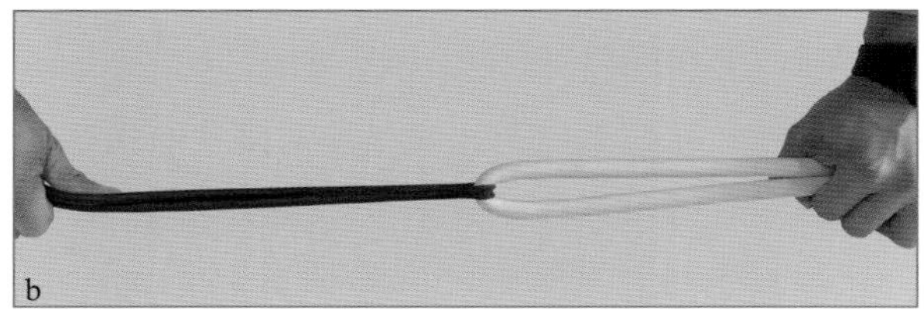

图 7.20 不同阻力的管子被拉伸时的表现

为抵消上述影响，许多教练和从业者会鼓励他们的客户，在进行髋屈肌拉伸时，收紧腹部和臀大肌，以稳定脊柱和骨盆。由于许多练习者已经发展为骨盆后倾和腰椎屈曲，使用这种策略并不利于这些客户，因为容易导致过度拉伸，使其进一步陷于这种不希望有的姿势。

手法治疗、意念放松术（Mindful Release™）和（或）自我肌筋膜松解皆对舒缓浅层髋屈肌群的高张力有明显效果。但在任何手法放松或自我肌筋膜松解后均应进行后续的稳定性训练。髋铰链桥模式和侧卧单侧髋伸展模式皆是很棒的训练方法，可延长髋和大腿前部的肌肉及其筋膜，同时协调腰肌和臀肌的激活。

另一个有效的肌肉牵伸方法是单腿跪位髋部牵伸。技术上虽类似于传统方法，但该模式设计的初衷是用来牵伸浅层髋屈肌群和前侧筋膜，而非单纯地用来拉伸过紧的肌肉。重要的理念是，在执行运动时应该从意念上专注于正在发生的变化，同时抵抗希望尽快获得或感觉到髋屈肌被较强拉伸的诱惑。不要认为拉伸感觉等同于牵伸效果，这点很重要；事实上，体验感受较小的牵伸和更好的整体共轴，比试图获得更强的拉伸感觉更有益。

**单腿跪位髋部牵伸**

- 保持 TPC 对齐，单腿跪立于泡沫垫或毛巾上，前腿侧（非跪侧）的髋、膝关节屈曲 90°。

  由于很多练习者在单膝跪位时无法维持骨盆中立位，因此抬高后侧腿（跪侧腿）一般就能使骨盆恢复水平和中立位（图 7.21）。保持骨盆水平是执行此练习和确保腰肌最佳参与的先决条件。

- 随后，将手呈持杯状放于跪侧髋部，感知股骨头的位置。在自我练习时，能做到监控股骨头的位置很重要。拇指放在股骨大转子后侧，其余四指放于髂前上棘内侧。
- 提示个体要结合腰肌。最一致有效的提示方式是：“想象有一根线连接着脊柱前侧和髋前侧，在整个练习过程中维持线

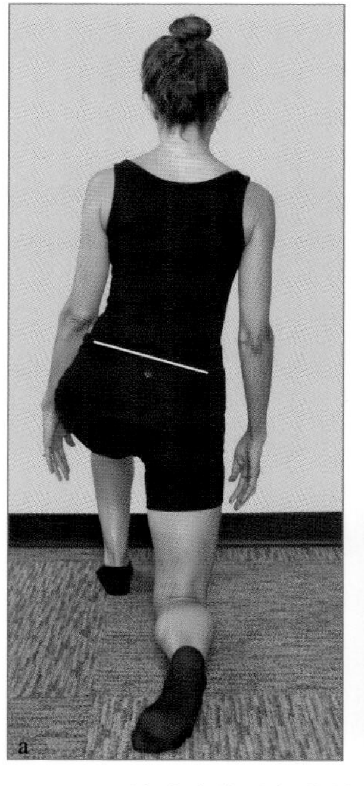

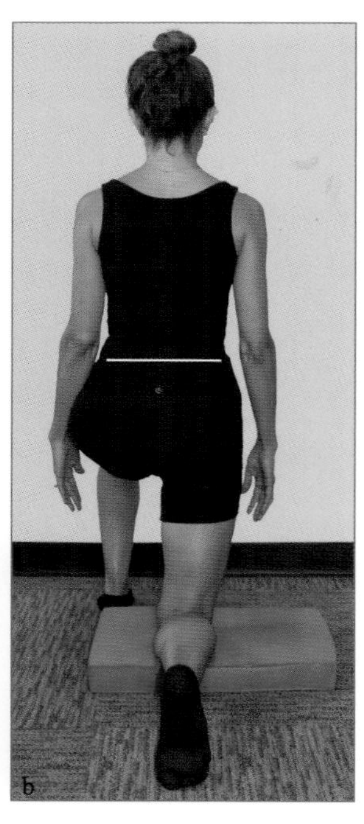

图 7.21 单膝跪位髋部牵伸：很多练习者在单膝跪下且膝下无支撑物时，无法维持骨盆水平（a），因此需要在膝下放置支撑物使骨盆恢复水平（b）

的长度。”

- 接着开始将重心移向前腿（图 7.22）。请注意在该过程中手是否被撑开，或确保拇指下股骨大转子无向前移位。如此可确保股骨头在髋臼内共轴良好。在三维呼吸的同时保持关节共轴，其对于改善髋关节稳定性和延长软组织有着难以置信的效果。

观看单膝跪位髋部牵伸视频，请访问网址 www.IIHFE.com/the-psoas-solution。

### 单腿跪位髋部牵伸功能障碍的常见表现

单膝跪位髋部牵伸过程中，有如下 3 个常见表现表明腰肌参与非最佳。

1. 开始时 TPC 对齐不良。一些个体在开始时就脱离了中立位。最常见的问题是练习者没有很好地保持骨盆对齐和（或）胸腔堆叠于骨盆上。这时，可让练习者站立并重新摆放体位，确保 TPC 对齐和骨盆水平，然后重新单膝跪于垫子上。

一些人由于灵活性差而无法屈曲前侧腿的髋关节，因此很难保持骨盆中立位对齐。手法放松和（或）自我肌筋膜松解能减少软组织对髋后侧的限制，从而促进髋关节前屈动作。如上所示，在膝下放置支撑物也有助于骨盆良好对齐。

2. 股骨头向前移位。如上所述，当拉伸髋屈肌群时，常出现股骨头在髋臼内向前移位（过度向前滑动）。若控制不佳，髋关节就会失去共轴，从而抑制腰肌。在这种情况下，让练习者重新摆放体位，确保其能够感知股骨头是否向前移位。提示练习者在伸展髋前侧时，让腰肌参与运动；监测股骨头的位置，一旦手指下感觉到股骨头向前移位就应停止运动。

3. TLJ 的过度后伸。这通常是由于练习者试图过度牵拉肌肉所引起的。提示练习者在运动时控制 TPC，保持 TPC 的对齐。让练习者通过将拇指放于胸廓前缘下部，其他手指放于髂前上棘，重复该模式，从而实现对 TPC 对齐的监测。

单膝跪位髋部牵伸也可变换为在前后分腿

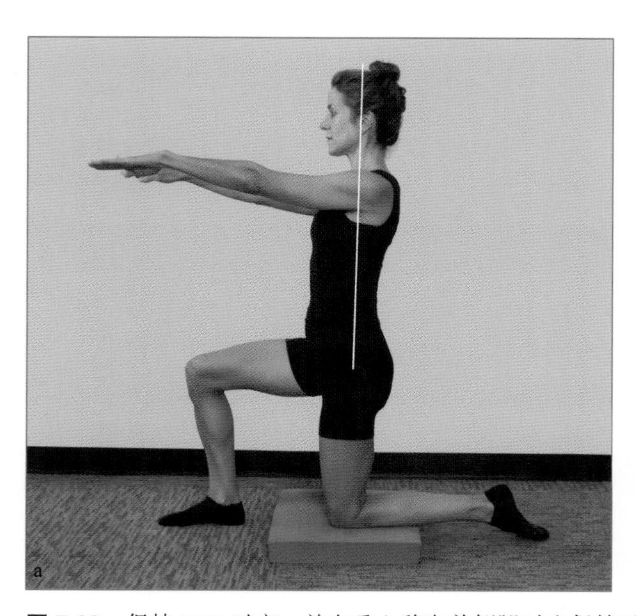


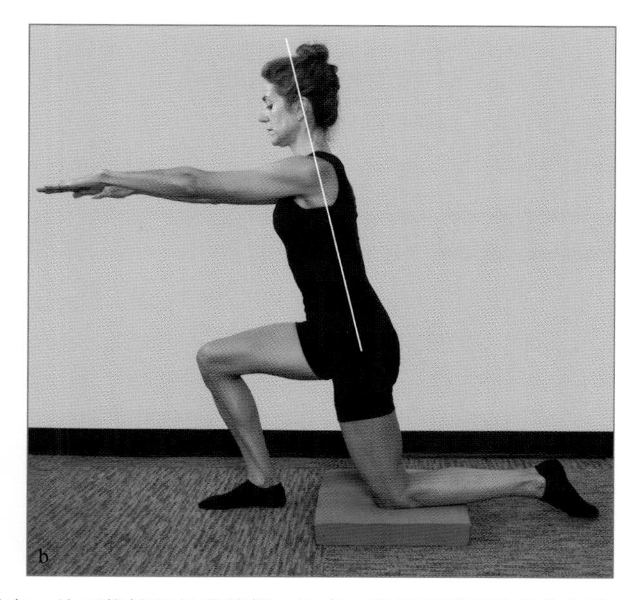


**图 7.22** 保持 TPC 对齐，并在重心移向前侧腿时也保持对齐，从而能够延长髋前侧。注意，举起双臂可使骨盆和髋的位置更直观

站立体位下完成对髋和大腿前侧的牵伸。该模式下对脊柱、骨盆和髋部良好地控制是完成许多瑜伽体式的先决条件，如战士Ⅰ式。请确保在执行整个拉伸运动时保持良好的TPC对齐，并监测股骨头位置。站立体位（图7.23）。

- 开始时应在双足底在三点支撑的基础之上保持TPC和髋对齐。
- 激活腰肌，然后把一侧髋关节尽可能地向后移动，但须避免股骨头的前移（监测后侧腿的髋关节）。
- 如前述，当练习者不再能控制股骨头时，就可执行几次三维呼吸模式，并想象髋和大腿的前侧正在被延长。获得延长后，可逐渐将后侧腿向后进一步移动直至到达新的软组织屏障。

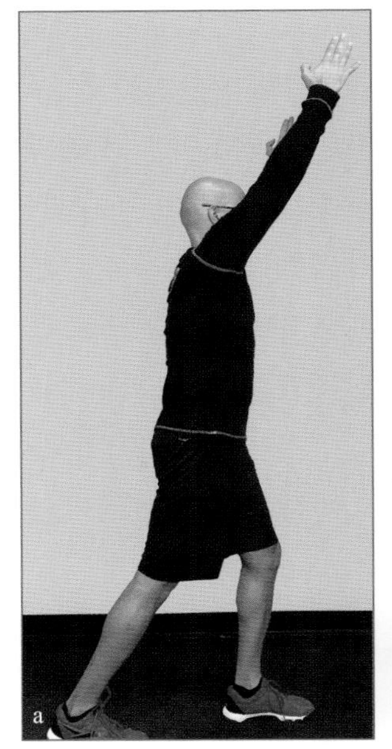

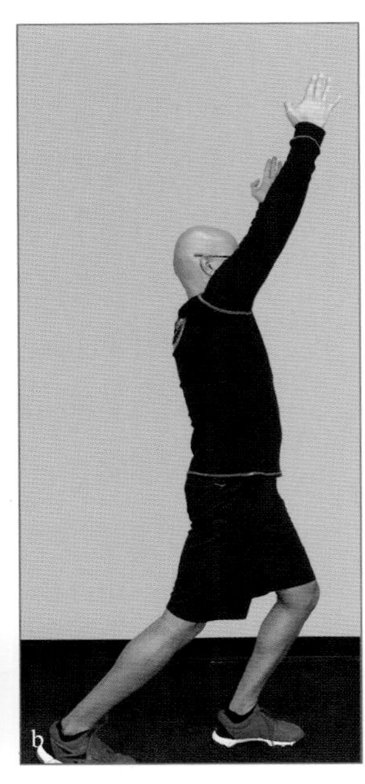


图7.23 站立位，在良好TPC控制下进行髋屈肌牵伸（a）和在无良好TPC控制下进行髋屈肌牵伸（b）。注意，双臂可上举过头，以便增强躯体前侧屈曲链的牵伸效果

## 伸展模式中腰肌功能的总结

**在躯干、脊柱和骨盆**

- 稳定脊柱胸腰段、腰椎和骨盆，有助于向后弯曲时延长脊柱。
- 在髋关节伸展时，保持腰椎和骨盆中立位对齐。
- 在向后弯曲和行走时，离心控制脊柱和骨盆的对齐。

**在髋部**

- 在髋关节伸展动作中，作为功能性协同肌与臀大肌一起保持股骨头在髋臼内共轴。
- 在常见的动作中，如下蹲、弓步和硬拉中，有助于控制髋过伸。
- 在步行中，腰肌的离心延长收缩可较好地控制髋过伸。

## 总结：脊柱和髋部的伸展

1. 在脊柱伸展（向后弯曲）过程中，腰肌起到稳定脊柱和骨盆的作用，从而避免了对关节和软组织的过度挤压。特别是腰肌连接稳定着脊柱胸腰段、腰椎和骨盆，这使得脊柱在后伸过程中得以延长。

2. 在脊柱向后弯曲时，腰肌有助于骨盆的良好控制，从而促进骨盆在股骨头之上的旋后动作顺畅及协调。

3. 在髋关节伸展时，腰肌与臀大肌下束纤维共同维持了股骨头在髋臼内共轴。其维持了髋关节共轴，其亦在伸髋运动（下蹲、弓步和硬拉）中，直接有助于维持骨盆的中立位（骨盆略前倾）和水平位。

**在髋关节伸展模式中，腰肌功能非最优化的表现：**

- 在需要髋部伸展参与的运动或训练中，股骨头过度向前移位和（或）骨盆过度旋前。
- 当站立和（或）髋关节伸展时，可观察或触摸到由于股骨头向前移位引起的臀部外侧凹陷现象。
- 脊柱胸腰段过度后伸或腰椎铰链现象，和（或）在腰部后伸时无法延长脊柱。

# 结论

“我们学得越多，越会发现自己知之甚少。”

R. Buckminster Fuller

在本书中，我试图从如下视角多聊些内容，包括关于腰肌我们知道些什么（或者说现存的但有可能不正确的），以及还有很多我们并不真正知道的事情。

这是目前我们对腰肌所知（或者更确切地说，有可能不正确）的事情：

- 腰肌广泛地附着于下胸椎、腰椎、骨盆和髋部。它通过筋膜与膈肌、腹横肌、腰方肌、髂肌和盆底肌相融合。这些广泛的连接表明，腰肌发挥着比单纯髋屈肌和躯干屈肌更大的作用。
- 腰肌在单侧髋关节屈曲的动作中发挥着作用，即在执行髋关节屈曲动作时作为髋关节的稳定肌（帮助股骨头在髋臼内共轴），以及在髋关节屈曲时作为对侧躯干和脊柱的稳定肌。
- 腰肌是最贴近下胸椎和腰椎前表面的肌肉，是这些脊柱区域的重要稳定肌。腰肌与多裂肌一起对脊柱起到稳定作用，从而防止在身体负重、弯曲和旋转过程中腰椎过度的向前移动。腰肌离心收缩以控制脊柱和髋部的过度后伸及骨盆的前旋。
- 由于腰肌附着于骨盆和盆底，这使得腰肌无法使骨盆向前倾斜。但是当腰肌缩短时，却会加重腰椎前凸。
- 久坐，特别在腰椎保持屈曲和骨盆后倾的坐位时，会抑制腰肌的激活，并降低其稳定脊柱和骨盆的能力。
- 人体躯干的过度屈曲（就像人们在做一些偏好的运动和过度绷紧腹壁的运动时）将会缩短腹肌，使腰椎屈曲，并会使骨盆向后旋转；这些姿态的连锁效应会额外地影响腰肌最佳地参与运动的能力。
- 脊柱胸腰段过度伸展——胸腰连结处的过度伸展——会抑制呼吸时胸廓向后方的良好扩张，这最终会影响腰肌发挥功能。这种姿势，在姿势稳定中过度使用胸腰椎区的竖脊肌和运动过程中过度牵拉延长腰肌和腹肌，就会抑制腰肌、腹肌、膈肌和盆底肌发挥其最佳功能。

还有更多的问题需要回答吗？当然，这个设问的答案明显是肯定的。本书仅触及了我们将来某一天将会理解的事物的表面，以及我们将会采用的强化姿势和提高运动的策略。

正如前文所说，由于腰肌在运动中还发挥

着很多我们并不知道的作用，因此我在书中以开放的思维探讨了在一些运动模式中腰肌的功能。我们越深入研究一个领域，似乎越会发现更多的问题。有些尚未完全探讨的问题包括：

- 在髋关节屈曲的过程中腰肌是髋屈肌，还是只扮演了髋关节稳定肌的角色？
- 在呼吸过程中腰肌发挥什么作用呢？腰肌固定腰椎处是为了防止因膈肌和盆底运动而使脊柱过伸，还是在呼吸过程中发挥着更广泛的作用？
- 腰肌是否参与了脊柱的旋转运动，还是在大肌肉执行躯干和脊柱旋转时单纯起到了稳定脊柱和保持脊柱在中轴位的作用？
- 腰肌跨过骶骨和骨盆的前表面，那么它在多大程度上参与了保持骶髂关节的稳定和运动？
- 在步行周期中髋关节屈曲阶段，腰肌似乎是主动参与了髋关节共轴并协助髋关节屈曲；在步行周期中髋关节伸展阶段，腰肌也会执行离心收缩以稳定躯干、脊柱和伸髋运动，同时防止骨盆的过度前倾。在步行周期中相同的时间点上，支撑腿对侧的腰肌（摆动腿侧的腰肌）发挥着什么作用呢？腰肌只是对同侧躯干、脊柱和骨盆－髋复合体起到稳定作用吗？虽然答案似乎是肯定的，但关于腰肌在步态中的作用还需要做更多的研究来证实。

实践的时间越长，看到越多的练习者，我就会越来越对自己曾经认为是对的事情反而不那么自信了。我相信这种不自信推动着我学习更多的知识和积累更多的临床经验。因为你知道得越多，会有更多的临床经验和可以参考的方法，你就可以帮助更多的人。然而在这个过程中，你也会变得不那么自信，并且质疑为什么一些方法有的时候起作用，而在另外时候不起作用。

未来的研究和临床经验可能会驳倒我在本书中提出的一些观点，就像我每天见到许多事情与曾经学到的不尽相同。因此，我们决不能把自我看得过于强大或者对当下认为正确的知识过分相信，这会让我们无法全面地认识事物。我们也不应该试图把我们看到的每一位患者或客户都锁定在一个刻板印象中，否则我们就会设计一个千篇一律、简单的治疗或训练方案。是的，我们在工作中面对的许多个体都存在着共同性。但每位个体都有自己的病史和他们的一套习惯（如由于损伤、创伤和手术相关的身体代偿，或者由已习得的事物，再或者由关于最佳姿势和动作的概念发展而来的习惯，等等）。个体也有他们自己的信念，认为一切都会达到更好的水平或最终会实现他们的目标。作为提供健康指导的专业人员，我们的工作（也是我们的责任）就是在不预加判断的情况下面对每位个体，并使用我们所知道的最佳策略帮助他们来制定最合适的计划。

请自信地、带有整体观和谦虚谨慎的态度为客户提供治疗服务。永远不要停止学习。

祝你们健康！

Evan Osar

# 腰肌评估

## 主题

- 腰肌在腰椎和骨盆对齐中的作用。
- 改良托马斯（Thomas）试验评估腰肌和髋部表浅屈肌的长度。
- 对腰肌的徒手肌力评定。

本附录的内容改编自由 Evan Osar 和 Marylee Bussard 在 2016 年编写的《普拉提核心功能解剖》(*Functional Anatomy of the Pilates Core*)一书，并得到了相应的授权许可。

如果不讨论伴有骨盆前倾和腰椎过度前凸姿态个体执行动作时腰肌是如何发挥作用的话，那么对腰肌的讨论就是不完整的。正如在探讨解剖学的章节（第 1 章）中所提到的，腰肌在能使骨盆前倾的位置没有附着点。虽然腰肌可以将腰椎拉向前凸的位置，但如果没有发生因姿势对齐不佳而出现身体代偿性变化时，腰肌对腰椎的这种拉动情况很少发生。

那么，是什么让许多人的外观表现为骨盆过度前倾和腰椎前凸呢？有两种保持姿态的策略会导致这些特征的出现。

1. 在胸腰连结处过度向后伸展（图 I .1a）。这是在核心稳定性不良时常见的代偿策略。这也是一个让姿势看起来似乎更好的策略，在执行这个策略时经常有一些关于姿势的提示语，如“抬起胸部，并且向下、向后拉动肩胛骨”。这种姿势策略使得练习者处于骨盆前倾位，然而胸腰交界处的过度后伸实际上与由胸和腰部的竖脊肌过度激活，以及腰肌和腹壁相对过度牵伸变长导致胸部向后移位相关。通常当胸部恰当地堆叠（对齐）在骨盆上方时，骨盆位置才是理想的。

2. 脊柱前凸姿势（图 I.1b）。这是另一种经常被误认为腰椎前凸和骨盆前倾的姿势。在这种姿势下，骨盆前移，从而被置于相对躯干在前方的位置。在这种情况下，骨盆往往是向后倾斜的，然而，相对于躯干，骨盆位于其前方使得骨盆看起来像处于前倾位，并且腰椎也似乎处于过度前凸的状态。

图 I.2 为常见的姿势：(a) 平背姿势；(b) 胸椎后凸 – 腰椎前凸姿势；(c) 摇摆背姿势；(d) 胸椎后凸姿势；(e) 中立位姿势。

准确地评估身体姿势和肌肉长度是评估腰肌功能的关键。有关中立位对齐和姿势评估的更多细节见附录Ⅱ。

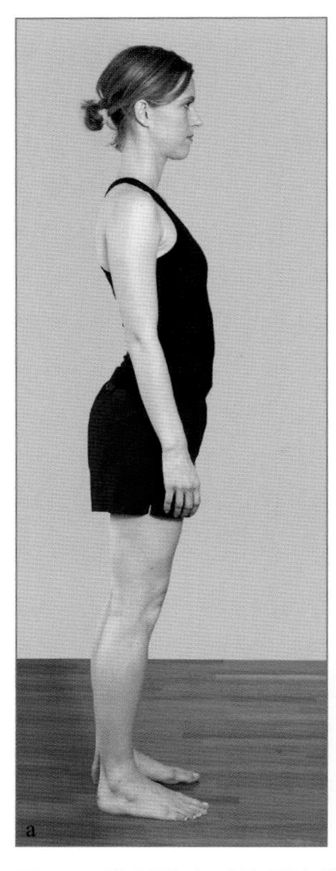

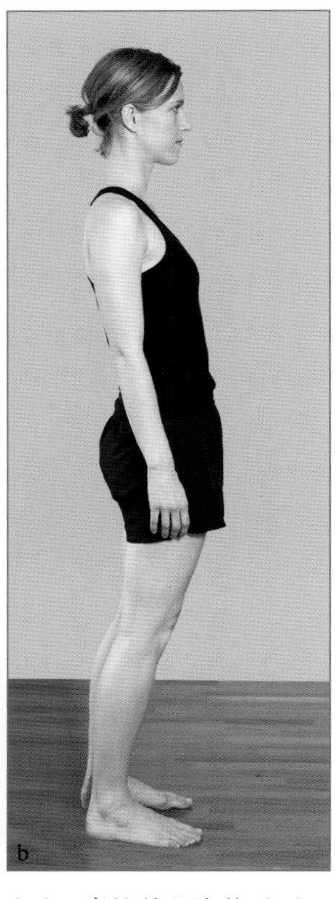

图 I.1 胸腰椎向后伸展姿势（a）；脊柱前凸姿势（b）

## 腰肌长度评估

改良托马斯试验是评估髋屈肌群长度的金标准，包括股直肌、阔筋膜张肌和腰肌。测试时，让受试者坐在治疗床的末端，将一侧大腿尽可能拉向胸前，然后躺下，再评估悬着的腿。

托马斯试验的阳性结果如下。

- 如果大腿高于床面水平，则是腰肌紧张。
- 如果膝关节屈曲小于 90°，则股直肌紧张。
- 如果大腿外展并且胫骨外旋，则是阔筋膜张肌和髂胫束紧张。

然而，作者曾发现大腿前部的肌筋膜紧张会在测试（Integrative Movement System™，整合运动系统）过程中造成腰肌紧张的假阳性结果（图Ⅰ.3）。因此，如果受试者的大腿是在床面水平以上，并且能够恰好在腹股沟韧带上方内侧（腰肌沿着脊柱的附着角度）触及腰肌的肌腹有高张

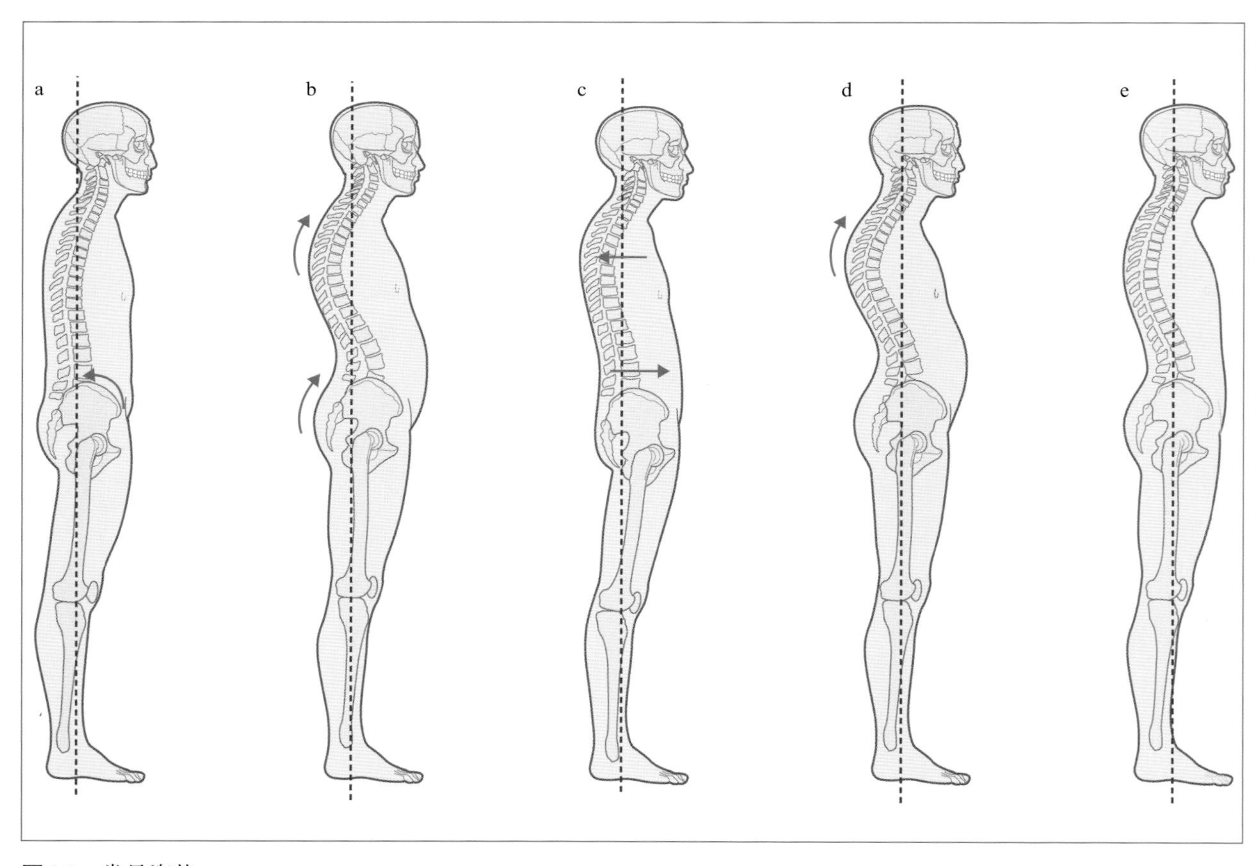


图 I.2 常见姿势

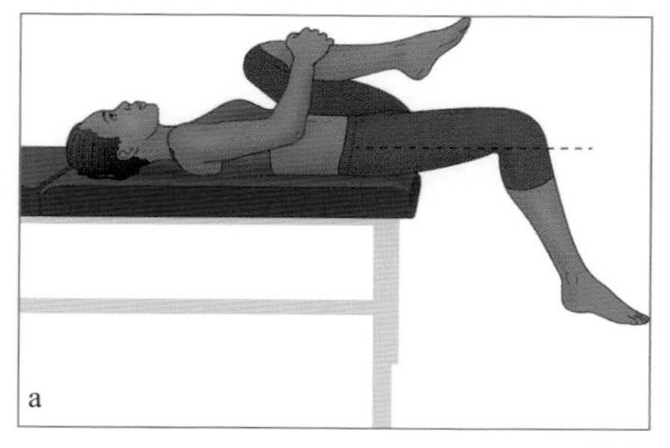

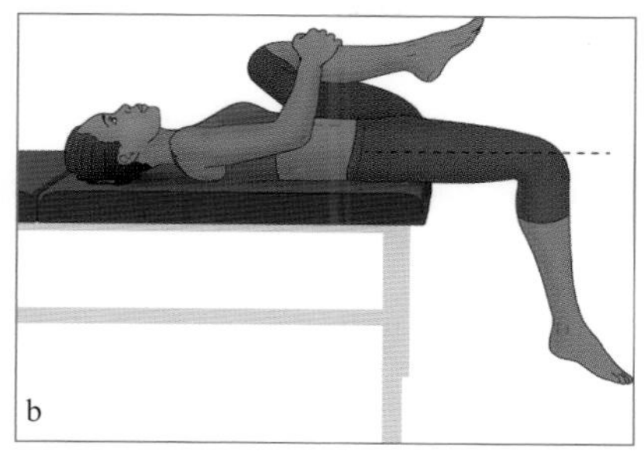

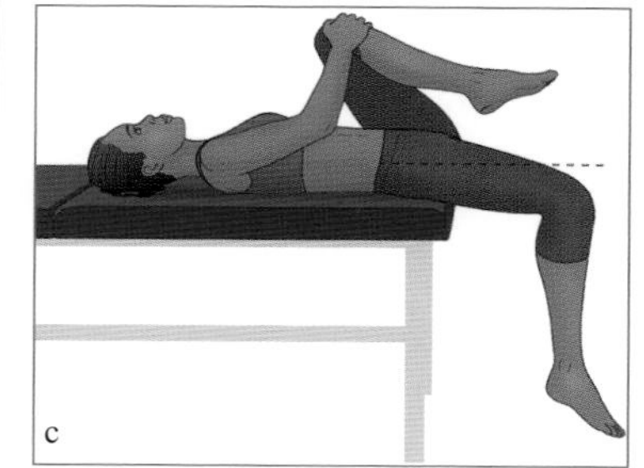


**图 I.3** 改良托马斯试验。腰肌测试阳性：腰肌缩短（a）；腰肌测试阴性（b）；腰肌过度延长（c）

力（紧张），只有在这种情况下才会认为腰肌真正地参与到这个使大腿抬高的动作中了。这种高张力的表现表明肌肉确实缩短了。另一方面，如果大腿在床面水平以上，但并未触摸到腰肌有高张力，则大腿抬高是由于大腿前侧的肌筋膜高张力拉高的，而不是因为腰肌缩短引起的（图 I.4）。

这名患者主诉腰部不适和“核心弱”，而她的治疗师把腰肌牵伸作为其康复计划的一部分，因为她处于骨盆前倾和腰椎过度前凸的姿势。她被告知这是导致腰痛的原因。

你可以从该患者的改良托马斯试验中看到，她的腰肌实际上是过长的，她的大腿应该与身体在同一直线上，但实际上是更低的。那么是什么原因使她出现骨盆前倾和腰椎过度前凸呢？实际上，她站立时胸腰段处于后伸位，而不是腰椎前凸增加。对于有髋关节和腰背痛的个人来说，这是一个普遍的现象。这个问题也与她拥有发达的臀大肌，以及她裤子的线条夸大了视觉外观有关。她的腰肌在徒手肌力评定中也表现出减弱（被抑制）。患者站立时脊柱胸腰段伸展，使其看起来像是骨盆前倾（图 I.5a）；在托马斯试验中，显示出腰肌和髋屈肌过长（图 I.5b）。

## 腰肌肌肉测试

本部分内容引自 Evan Osar（2012）编写的图书《髋和肩关节功能障碍纠正性训练》（*Corrective Exercise Solutions to Common Hip and Shoulder Dysfunction*），获得授权改编使用。

徒手肌力评定（manual muscle testing, MMT）在制订纠正性训练、训练或治疗策略中可作为重要的评估工具（Osar 2012、2015）。尽管讨论 MMT 所有的细微差别或多种方法已经超出了本书的范围，但它作为评估工具的使用是无与伦比的。有些人质疑肌力检查的有效性、准确性和实用性，但是如果执行得当，精确 MMT 可以

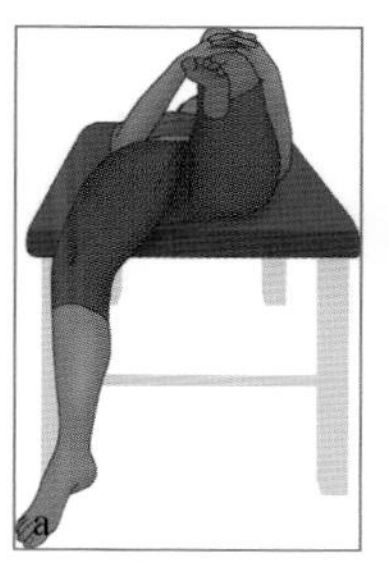

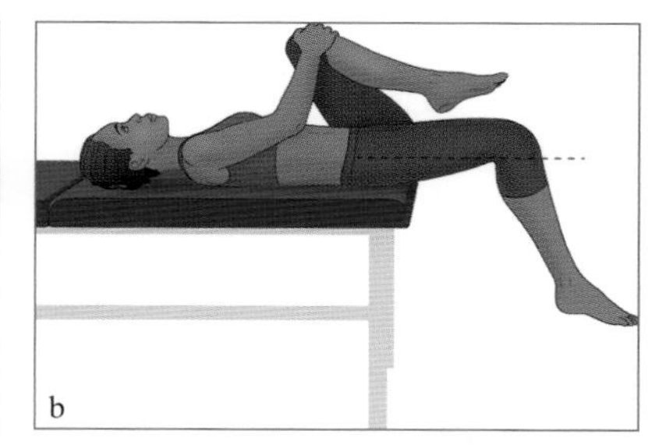


**图 I.4** 阔筋膜张肌和髂胫束缩短：大腿应该与身体对齐而不是外展（a）；股直肌短缩：在最佳长度时膝关节应屈曲成直角（b）

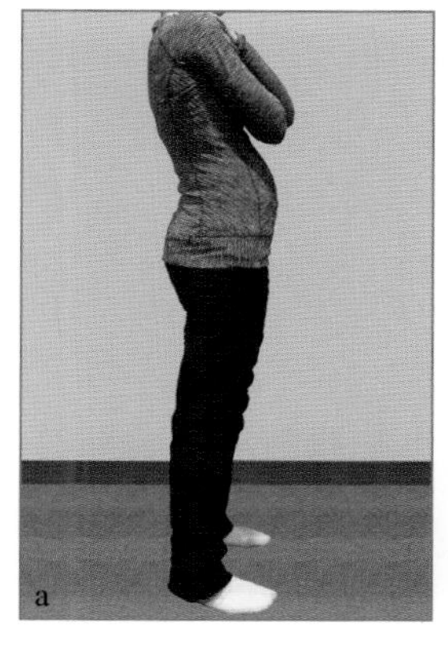

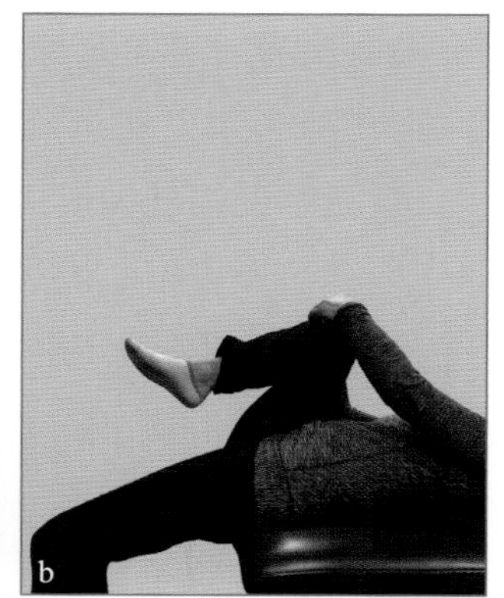


**图 I.5** 站立时脊柱胸腰段过伸（a）；托马斯试验显示腰肌和髋屈肌过长（b）

为测试者提供关于神经系统功能和稳定系统完整性的宝贵信息。

许多读者都熟悉在医疗、脊骨神经学和物理治疗学校所教授的传统 MMT。作为功能评估的一部分，在 Peterson Kendall 等（2005）的著作《肌肉功能与测试：姿势与疼痛》(*Muscles:Testing and Function with Posture and Pain*）一书中详细论述了 MMT。此书中提到传统 MMT 是肌肉对抗阻力能力的大小。力量增加的水平通常会使肌肉超负荷并判断其最大力量；然后用 0（完全没有肌肉收缩）到 5（在对抗较大阻力时保持肌肉收缩和测试位置的能力）进行评分。

随后，George Goodheart（DC）在应用肌动学中扩展了 MMT。Goodheart 博士并没有测试肌肉的总体力量，而是使用了后来被称为肌肉测试，即功能神经学（ functional neurology ）（Walther 2000）的评估神经系统控制肌肉系统效率的方法。此肌肉测试程序不是检查肌力的强弱，而是检查肌肉对外力的反应。基本上，由 Goodheart 博士执行的 MMT 评估了神经系统如何控制肌筋膜系统，对测试的反应可以表明是否存在明显的神经肌肉潜在病理学问题。

后来 Alan Beardall（Goodheart 的学生）对 MMT 的使用进行了进一步的研究；他是第一个演示了 300 多种肌肉测试的人，每种测试针对某一特定部位的肌肉（Beardall 1982）。Alan Beardall 认为，肌肉是身体的展示单元（Buhler 2004），他表示，如果对每一部分分别进行测试，最初测试强壮的肌肉可能在再次测试时变弱。他继而开发了一套评估和纠正这种肌肉抑制的系统，最终形成了临床运动机能学的基础。

此外，Beardall 倡导在每个肌肉组织的缩短位置或在最接近起点和止点的位置评估。他认为肌肉的机械感受器在延长的位置最敏感，在缩短的位置最不敏感（Buhler 2004）。因此，他创造了一系列在肌肉组织缩短的位置检查肌肉的特定肌肉测试方法。

Goodheart 和 Beardall 的若干肌肉测试概念可以在以下关于测试腰肌的讨论中找到。具体地说，在肌肉缩短的位置，对肌肉施加 2 秒的恒定阻力（而不是稳定增加的阻力），将肌肉测试解释为神经功能学正常（强）或神经功能学抑制（弱），与 5/5 分级的肌肉测试不同。

使用 MMT 的一个独特变化是对个体稳定策略的全面评估（Osar 2015）。当进行 MMT 时，我们不太关心肌肉的实际力量，更关心的是在测试过程中个体用来稳定他们 TPC 的策略。换句话说，我们研究的是在进行肌肉测试过程中，个体稳定他们的躯干、脊柱和骨盆所使用的策略。进行适当的纠正性训练干预后，TPC 稳定性的改善是常见的。

由于腰肌所在的深度和其他髋屈肌的存在，真正地将腰肌分离出来测试几乎不可能。作者曾使用 Kendall 等描述的传统肌肉测试（2005）测试过腰肌被手术离断者的腰肌，这些个体的测试结果是强的。即使在没有完整腰肌的情况下，在测试位置这些个体也能够利用其浅层髋屈肌和内收肌保持姿势。

显然，所有的肌肉测试方案都有局限性，但作者发现，最敏感和最可靠的测试腰肌的位置是将骨盆后倾并将大腿向中线内收。在这个位置上，其他髋屈肌和内收肌处于劣势，因此可以更准确地评估腰肌在维持测试位置方面的功能（图Ⅰ.5）。

以下是进行 MMT 的禁忌证。

- 急性腰痛、髋关节或骨盆疼痛。
- 髋关节上盂唇撕裂。
- 疑似腰肌、股直肌或内收肌撕裂
- 髋关节置换术。
- 癌症、血管疾病或其他全身系统性疾病。

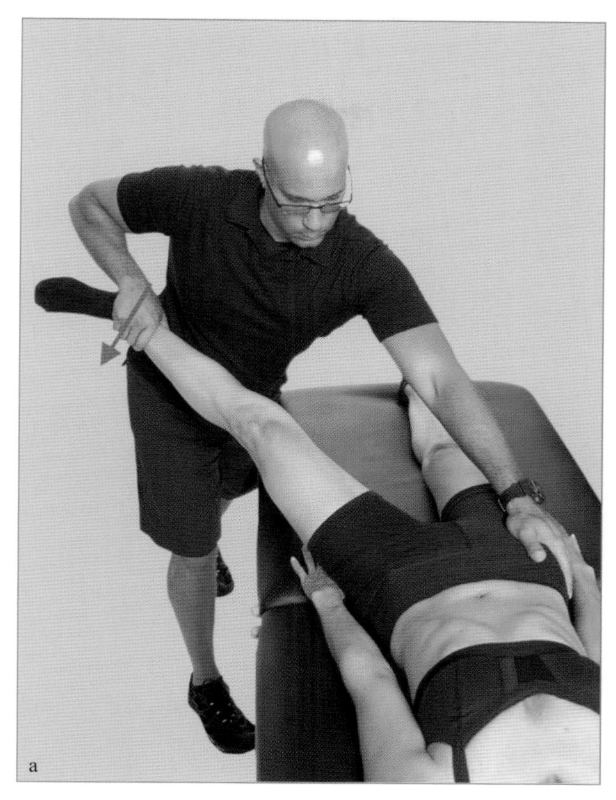


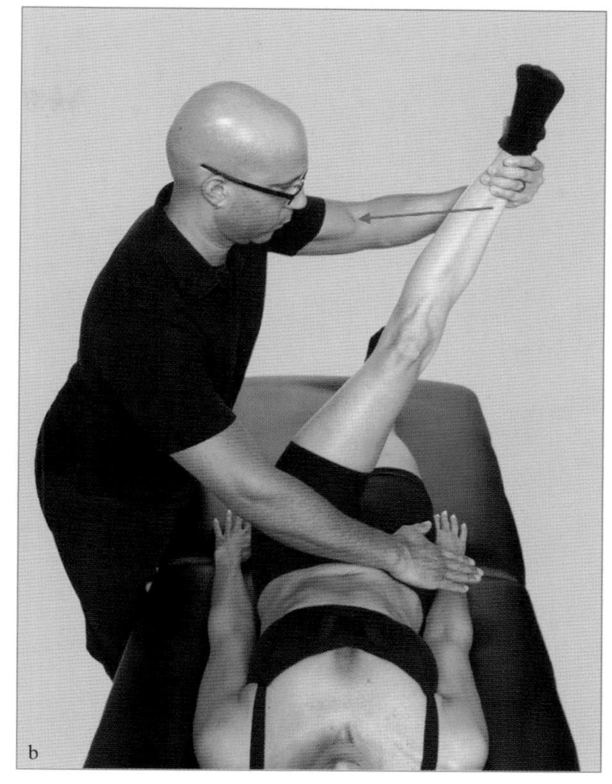


**图Ⅰ.5**　腰肌徒手肌力评定：传统腰肌肌肉测试（a），在临床中检查真正的腰肌受抑制时，此方法往往比传统方法更敏感

**腰肌 MMT 步骤**

- 处于仰卧位，头部平直，双臂放于侧，双腿伸直。
- 在膝关节伸直的情况下，受试者将患者髋关节完全外旋并屈曲（膝关节保持伸直），直至骨盆开始向后旋转的位置，然后将大腿内收过中线。
- 测试者身体靠近并保持在受试者的大腿侧。请记住，此种肌肉测试的目标是检查受试者保持检查位置的能力，而不是测试肌力。
- 测试者尝试将受试者的大腿，而后是骨盆拉出检查位置 2 秒。
- 当受试者不能保持检查位置时检查结果为阳性，检查侧腿的内收肌发生痉挛，或腰痛或腹股沟区发生疼痛。

躯干、骨盆和髋关节周围的肌筋膜受限被松解后，可以重新检查腰肌的长度和力量，恢复更理想的 TPC 对齐，使用纠正性训练策略改善深层肌筋膜系统的激活。

一般来说，随着 TPC 稳定策略的改善，肌肉长度和力量以及保持检查位置的整体能力将会提高，可以跟进纠正性训练策略，指导个体如何将腰肌最佳地运用到适当的功能训练和活动中去。本书介绍了几种整合使用腰肌的策略。

有关使用 MMT 的更多信息，读者请阅读参考书目中关于“徒手肌力评定”的内容。

# 中立位对齐和姿势评估

## 主题

- 中立位对齐。
- 使用姿势评估进行评估。
- 进行准确姿势评估的三个关键因素。

在本书中一直在使用“中立位对齐”一词。中立位对齐是一个相对的位置，其中关节处于最佳共轴的位置（对齐和可控），并且关节表面处于最佳加载负荷的位置。从理论上讲，中立位对齐时维持这个位置所需的用力相对较小。因此，不需要在中立位对齐时增加力量和能量。身体的姿势越接近对齐（即中立位或更优化），所需的能量和力量就越少，身体软组织和骨骼结构的潜在磨损和撕裂就越少。

同样重要的是，中立位对齐并不意味着它应该是一个静态或者不动的位置状态。在现实中，神经系统会不断地微调自己的位置。正是这样的微调整能力能打破原位置并回到一个相对中立的位置。这是系统健康、适应性强或强健的标志。

健康或强健的姿势策略应有 3 个主要特征。

1. 姿势策略应相对容易维持——在生活的大多数活动中，不需要花费太大的力量来维持静息姿势。

2. 姿势策略应具有适应性——个体可以在期望活动所需要的各种各样的姿势中选择和放弃。

3. 姿势策略是可持续的——个体可以长时间（几年）保持习惯姿势而不会将较大的应力施加在软组织和（或）骨骼结构上。

一般来说，最佳或强健的姿势策略能支持更佳的运动策略，而这个运动策略又会加强姿势。相反，一个人的姿势或动作策略越不佳，他就越容易形成不佳的习惯。这些非最佳的习惯最终会影响姿势、动作及功能。非最佳姿势策略的 3 个特征包括：

1. 个体过度用肌力去维持姿势，就会造成肌肉系统僵硬；随着时间的推移，这往往会导致慢性肌筋膜的张力升高和关节过度压缩，导致关节早期退行性改变。

2. 策略适应性差，这意味着个体倾向于使用类似的策略来应对各种各样身体姿势和活动。这些姿势策略低效的个体倾向于保持在相对静态位置，并且基本上被“锁定”在特定的姿势中，然后重复使用这种姿势策略来应对许多日常生活活动。这也可能使这些非最佳运动习惯保持并延续，导致关节早期退行性改变。

3. 个体的策略导致不适和（或）对软组织和（或）骨骼结构造成不必要的压力；其次，可能会导致早期退行性关节病症。

进行姿势评估的目标不是为了“改正”“修正”或“创造”完美的姿势，执行姿势策略的首要目标是确定个体当前保持姿势的策略，然后判断它是否已影响和（或）正在影响他们的动作策略。只有当他们目前的策略造成不适或被认为已影响或正在影响他们的动作策略时，其自身姿势才需要调整。

## 姿势评估

姿势评估是评估程序的重要部分，因为它是评估关节初始的对齐和姿势控制的最准确方法。

虽然它不应是唯一评估，但作为全面评估过程的一部分，评估姿态有 3 个主要好处。

1. 它为评估动作提供了一个起点。姿势是动作的开始和结束的位置。在诊所，作者经常说姿势是个人运动策略的虚拟快照。当身体处于静息状态时，基本上展现了神经系统是如何协调肌肉活动来稳定身体的。虽然不是每个人都适用，但个体的姿势对齐普遍能反映其运动策略。

姿势分析的另一个重要组成部分是将个体的静态对齐与动态运动联系起来，然后判断你所观察到的姿势是否值得关注或值得处理。例如，客户表现为腰部紧张和髋屈曲无力。在姿势评估中，你观察到骨盆后倾和腰椎弯曲。虽然这可能不是最佳的静态对齐，但要判断此发现是否导致或引发了主要问题。

决定这个问题是否应该被处理就是让客户做一个动态的运动，如下蹲或单腿站立。如果他的对齐改善（即他在下蹲或单腿站立时，移动到更加中立位骨盆对齐，TPC 对齐适当，并且能够无代偿屈髋），那么姿势问题可能不是需要最先解决的事情。在这种情况下，他很可能只是习得了一种非最佳姿势策略；然而并没有将其贯彻到他的运动策略中。另一方面，如果他从骨盆后倾开始，当下蹲或单腿站立时，骨盆后倾持续存在，或者变得更加严重了，骨盆区域就可能是一个值得注意的区域。

相反，如果站立时客户的关节位置相对对齐良好，当移动时却失去了最佳对齐，这可能需要你进一步评估该区域。其中一些人只是需要学习更优化的运动策略，而其他人可能需要物理治疗干预来帮助他们建立更优化的策略。总之要将姿势评估中发现的情况与运动策略结合起来，不要单纯在姿势的基础上提出假设或建议。

2. 当评估动作时，决定将注意力集中在哪里常常是一个挑战，因为可能有很多运动部分。姿势评估中可以进行如下尝试。

- 评估中立位对齐和关节共轴。
- 确定出现问题最多的区域（失去中立位对齐、非最佳关节共轴的区域、不适区域、肌张力过高或过低的区域），在个体开始运动时将关注点放在这些区域上。
- 在再评估之后，与目标相比较建立一个姿势的基线。

3. 静态单腿站立时身体的姿势位置与步态站立中期相似。因此在观察单腿站立和步态中个体的基础支撑能力时，这是一个有用的起始点。

然而，将姿势评估作为有效的评估工具有一些挑战。

1. 在评估过程中只采用姿势评估。姿势评估作为一种有效的评估工具，其最大缺点是诊断或建议，以及随后的治疗或纠正性训练计划通常是在姿势评估的基础上就确定的。如前所述，姿势评估应该只是综合评估的一个组成部分。姿势评估应与运动评估同时进行，不应单独用于诊断或建立患者的程序计划。

2. 随机观察和个体姿势的刻板化。拉尔夫·沃尔多·爱默生（Ralph Waldo Emerson）写到："人们只看到他们准备看到的东西。"当涉及姿势评估时，这是一个真实的现象。专业人员（医师、治疗师、健身专业人士）通常会接受某种评估和（或）治疗方法的培训。这些方法更倾向于采用菜单式方法，通常会把每个人都归入某一特定的姿势类型。这些方法通常会声称，比如由于使用电脑和智能手机的原因，每个人都有骨盆前倾，每个人都会因坐得太久使腰椎前凸和胸椎后凸增加。因此，在随机观察中专业人员看到的正是他们在被培训中所要看到的。

重要的是要意识到，眼睛常常只会看到训练要求观察到的东西。换句话说就是存在着教育和临床的偏见；而在进行实际姿势评估时，这些信息会欺骗眼睛。此外，由于偏见和人体测量学（尺寸和形状）差异的原因，在姿势评估中眼睛是一个非常不准确的工具。触诊是一种更准确的评估方法，因为它能让你感觉到骨骼的位置。提供姿势观察能力的一种方法是首先对个体进行全面的观察；接下来，临床医师闭上眼睛，触诊这个区域，以了解骨的位置；然后重新睁开眼睛，看看感觉是否与看到的相符。

如果你的执业范围不允许你把手放在客户身上，那么你只能依赖眼睛来检查姿势问题并且会变得非常熟练。要意识到你将仅能够发现一些比较大的问题，但是可能会错过关节层面发生的一些具体变化。在某些情况下，将客户转介给姿势评估技术更全面的执业人员是有益的，这样你就可以找到潜在的或真正的原因，而不是依靠表面观察。

3. 检查者间的可信度。每个从业人员都具有评估、手法治疗、提示、康复和训练方面的独特技能组合。同样，根据接受的培训和经验，一些从业人员比其他人更擅长姿势评估。因此，检查者间的可信度往往很差，这就是为什么姿势评估经常被认为是一个有用的评估工具却不可信的原因。像大多数事情一样，姿态评估是通过观察和触诊（触摸）许多不同个体后磨炼出来的技能。除非你的同事在评估方面也受过同等的训练和拥有相同技能，否则如果遵循了合理的评估过程，临床医师不应该允许其他人否定他们的发现结果。

为了使姿势评估成为评估过程中可信的组成部分，进行全面、准确和一致的评估有 3 个关键因素。

1. 从先入为主的观念中跳出来。建立一种不带偏见的姿势评估方法将使你更好地认识到存在什么问题，而不是认为存在什么问题。

2. 评估姿势时，重要的是评估骨骼的位置，而不是整个身体的位置。评估者的感觉和视觉评估的准确性会因个体体型有所改变。例如肌肉有或无过度肥大、女性乳房组织的大小、脂肪组织的数量、骨骼结构过大或过小、肩膀或头部的位置、足踝的类型（中立位、旋后、旋前或其他组合），以及人们的整体身高。即便是你自己的身体姿势和位置也会影响你在客户身上看到的东西。一定要尽可能地放松自己的身体，再评估他们。经过大概观察整体的身体对齐后，触诊是确定个体实际姿势策略的最准确方法。

3. 不要只根据姿势评估结果就提出假设或制订康复方案。虽然姿势评估很重要，但只是客户整体评估的一部分。结合姿势观察的结果，看看它与其他评估的结果是否符合，或判断姿势在个体的整体运动策略及其主要问题中是否是一个相关因素。

## 中立位对齐

是否存在“最佳”或“理想”姿势？尽管很多研究试图去确定姿势的正常参考标准，但不幸的是，鉴于每个个体的经历以及临床医生 / 治疗师用来评估“最佳”或“理想”姿势的参数都呈现出多样化，因此这是一项极具有挑战性的工作。虽然要考虑到这些限制，这并不意味着姿势评估应被完全忽视，或者是没有一个“最佳”或“理想”的姿势策略。这一理念在《临床康复》（Clinical Rehabilitation, p. 37, Kolar et al. 2013）一书中得到了很好的阐述。

“如果要界定理想姿势”，我们必须用我们自己的方法，在运动或形态发育的背景下去验证生物力学、解剖学和神经生理功能以及这些功能之间的相互联系。

本书根据当前对解剖学、生物力学、运动控制以及儿童发育的理解定义了最佳姿势。此外，由于跟随琳达 Linda-Joy Lee 博士、Diane Lee、Paul Hodges 博士、Shirley Sahrmann、Pavel Kolar 和已故的 Vladimir Janda 等研究人员和实践者学习，因此也受到了他们极大的影响。

在本书中提到头部、颈部、TPC 和下肢的相对关节中立位对齐的评估体位描述如下。在姿势评估过程中，最好让客户站在空白墙前，这样背景就不会扰乱你的视线。让他们在原地踏步数次，然后自然站立，这样他们就处于典型的日常姿势中了。

注意：下面描述的标志是相对的参考点，而不是绝对精确的位置（图Ⅱ.1）。

- 头部在颈部上，颈部在胸腔上。
  - 从眼眶前方至下颌前方经过的直线应垂直于地面。
- 胸廓被支撑并悬吊于骨盆上方。
  - 肋骨应该对齐，因此它们在后侧比前侧略高一些，肋骨之间应该有空间。
- 颈椎曲线略微前凸、胸椎曲线略微后凸和腰椎曲线略微前凸。
  - 这些生理曲度应该存在并且是渐变的，在任何方向上都没有过度异常的区域（曲度太大或太小）。
- 骨盆稍微向前倾斜。
  - 髂前上棘（ASIS）略微位于耻骨联合前方［在有椎管狭窄的患者中这个位置可能会发生改变——它们倾向于骨盆更多地后倾并有腰椎弯曲（腰椎曲线）后凸的姿势］。
- 双肩前方打开（开肩），肩胛骨紧贴于胸廓上，轻微向上旋转且向后倾斜。
  - 肱骨头在肩峰前方略微靠前的位置。
  - 站立时双臂垂直，掌心朝向身体。
  - 肘窝向前。
- 髋关节、膝关节和踝关节相对直线对齐排列。重要的是要使用下面的相关参考点观察：

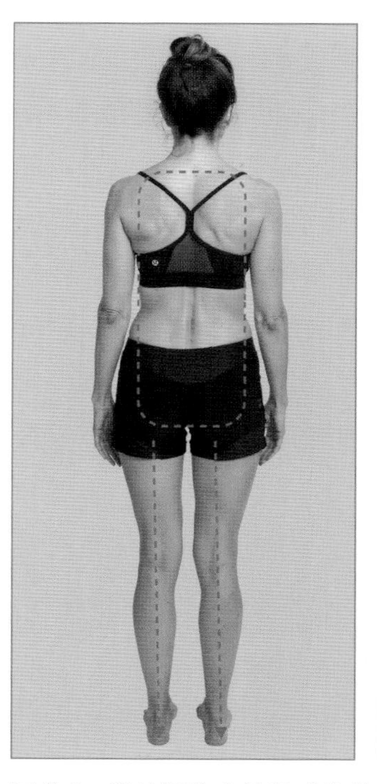
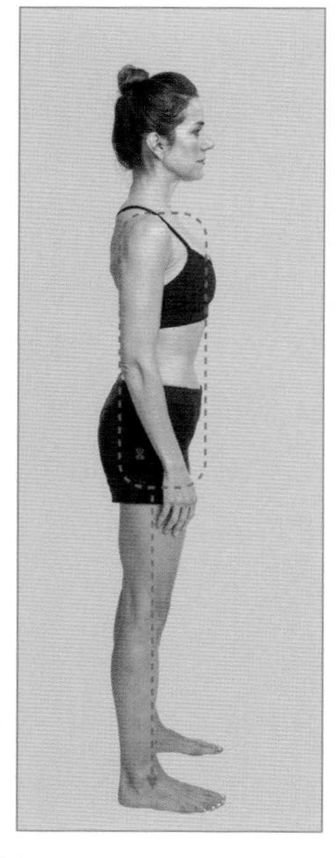

图Ⅱ.1　姿势评估中的相对参考点

- 从侧面观，身体的垂线应稍稍落在大转子后面、膝关节外侧略微前面、外踝略微靠前。
- 从前面观，直线自髋关节稍微倾斜，经过髌骨中心，然后到达足第二跖骨。
- 从后面观，直线与髋关节成一定角度，经过腘窝的中心、跟腱，然后到跟骨中心。

- 膝关节平齐。
  - 从前面观，髌骨朝向正前方。
  - 从后面观，腘窝朝向正后方。
- 两足分开站立与髋同宽，足趾伸直，体重主要落在五个跖趾关节和跟骨上。
  - 足的横弓、内侧和外侧纵弓保持良好，大部分的体重落于足三点力学支撑上：第一跖趾关节（踇趾侧）、第五跖趾关节（小趾侧）和跟骨（足跟）。
  - 跟腱与支撑面相对垂直。

继续姿势评估，根据你的执业实践范围（关节活动度、肌肉测试、组织触诊、骨科或神经学检查等）进行全面的评估，将这些发现结果与姿势观察相关联。

在纠正性干预结束时重新评估姿势，看看是否有明显的变化。如果你刚好解决了导致个体非最佳运动策略的主要原因，那么你应该观察到干预后有姿势对齐的改善。对比个体姿势看起来是否更好，更重要的是他们有运动策略的改进，以帮助他们更容易和更有效地完成功能目标。一般来说，当你帮助个体建立了一种更佳的运动策略时，他们的姿势策略也会得到改善，会呈现更佳的对齐。

# 悬吊

## 主题

- 悬吊的概念。
- 腰肌在实现悬吊中的作用。
- 建立悬吊策略并识别非最佳悬吊策略的表现。

## 悬吊的概念

站立、行走和运动的能力需要一种更协调的方法，而不是简单地收缩肌肉来保持我们在一个固定的位置或做一个特定的动作。当神经肌筋膜系统按照设计工作时，身体基本上从头部悬吊起来，由内部压力调节支撑，整体平衡来自自下而上的吊索或足弓。这种悬吊的能力使肌肉能够协调稳定和运动。悬吊使一个人的身体能够有效地、相对不费力地移动，就像漂浮在水面上一样。健康的儿童无忧无虑地玩耍，训练有素的舞者表演舞蹈，运动员进行需要高度协调的体育活动，看起来很容易，所有这些都是使用悬吊后创造了高效和相对轻松运动的例证（图Ⅲ.1）。

抗阻训练会在身体上产生额外的压力。悬吊的能力使身体能够在重力、体重和外部负荷的作用下自我减压，分散压力。

基本上有三个部分参与帮助实现了这种程度的悬吊：

1. 本体感觉和神经肌肉控制。神经系统必须协调整个身体的活动，以便中枢神经系统从/向肌筋膜系统接收/发送适当的信息。

2. 肌筋膜系统。本质上筋膜系统使得身体实现悬吊和运动，而不需要肌肉过度收缩来保持稳定。筋膜位于肌肉、肌腱、韧带和关节囊中，提供了张拉整体结构——此词来源于张力（tension）和整体性（integrality），可以被认为是漂浮压缩。在稳定的张拉整体模型中，骨骼是相对漂浮的，并包裹在身体的肌筋膜结构中。身体的这种固有设计对悬吊的概念有重要的贡献，因为肌肉之间、韧带、关节囊和骨骼通过筋膜相连接，并提供身体延长和保持稳定的能力（请参阅《解剖列车》）。

此外，人体还必须具备将深层和浅层肌筋膜系统无缝结合应用的能力，以便用最有效的策略来完成任务，同时满足稳定和运动的需求。神经肌肉控制和深层与浅层肌筋膜系统之间的平衡，使身体在纷繁的运动和需求中始终保持相对对齐和关节共轴。

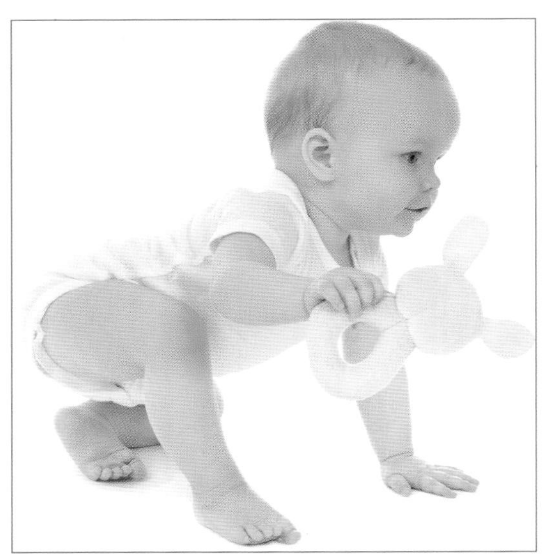
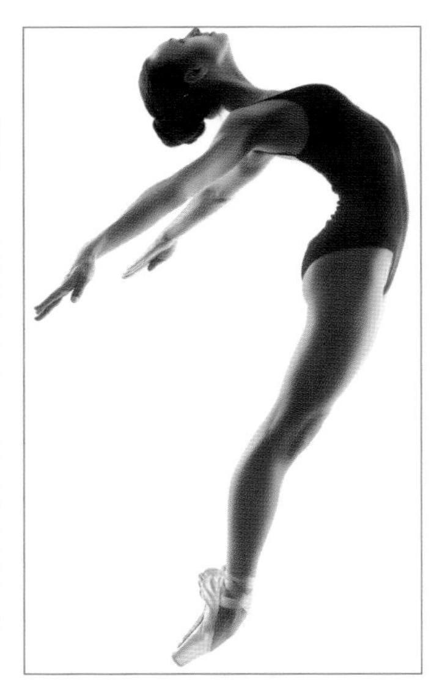
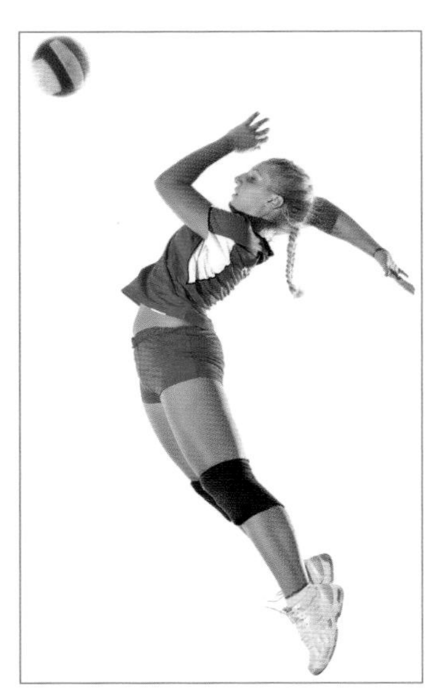

**图Ⅲ.1** 健康的幼儿以一种灵活、无忧无虑的方式玩耍，训练有素的舞者表演舞蹈，运动员进行高度协调的体育活动似乎看起来很容易，所有这些其实都是使用悬吊创造高效和相对轻松运动的例证

3. 三维呼吸。三维呼吸是人体固有的减压（分散压力）策略。三维呼吸调节胸腔、腹腔和盆腔内的压力，并提供内部支撑，以抵抗外部负荷和这些区域周围肌肉的收缩。如果没有最佳的三维呼吸策略，躯干、脊柱和（或）骨盆将会出现过度的压缩（过度的压力），并会发生代偿。

## 腰肌在实现悬吊中的作用

腰肌在实现躯干和脊柱的悬吊能力中起着关键的作用。正如本书所讨论的那样，腰肌会稳定胸腰段和腰椎。腰肌在脊柱附着处稳定了膈肌和盆底肌，因此在呼吸中可以支持呼吸肌，调节胸腔、腹腔和盆腔的压力。

## 识别非最佳悬吊的表现

无法实现良好悬吊的一个常见原因是肌筋膜紧张。腹直肌和（或）腹斜肌过紧（过度收缩）或慢性活动过度导致躯干和脊柱屈曲。同样，背阔肌和（或）浅表竖脊肌过紧或长期过度激活常常导致躯干和脊柱的后侧过度压缩。腹部和背部紧张都限制了三维呼吸，并最终导致躯干、脊柱和骨盆过度压缩。

此外还有三种常见现象表明存在非最佳的悬吊策略。

1. 呼吸策略改变和慢性胸廓、腰部和（或）髋关节紧张。客户经常抱怨躯干、脊柱和（或）髋部长期紧绷、僵硬和（或）坚硬，其身体悬吊或减压（分散压力）的能力往往较差。他们的躯干、脊柱、骨盆和（或）髋部往往是紧张的；很多时候，他们还表现出因糟糕的或缺乏有效的三维呼吸策略而改变呼吸方式。

2. 严重受限与“肌肉”型运动。许多客户使用太多的肌力来执行非常简单的任务，例如坐着或站立。这通常是为什么有些人在长时间坐或站立后抱怨出现僵硬、不适和（或）疲劳的原因——实际上是在坐位或站立时使用了太多的肌力。

此外，许多人在相对简单的运动中过度使用肌肉，例如步行、负重下蹲或类似的运动。这种过度使用通常与先前提到的继发于创伤损伤和手术的习惯性代偿有关。然而，肌肉过度激活也可能与在练习过程中积极地尝试感觉肌肉在工作有关，从而鼓励个体使用比执行该模式所需还要多的力量。随着时间的推移，这种肌肉过度激活就成了个人姿势和运动习惯的一部分。

腰痛和髋部疼痛，影响了下蹲和硬拉的能力。请注意在做自重下蹲（图Ⅲ.2a）与自重支持式下蹲（图Ⅲ.2b）时竖脊肌的肌肉张力。虽然竖脊肌在下蹲时需要支撑躯干和骨盆，但在起始时所使用策略需要的肌肉远远超过完成下蹲所需的肌肉。支持式下蹲使练习者可以专注于对齐、呼吸和控制（悬吊），同时减少对如此多的肌肉激活的需要。然后，当在没有支撑的情况下完成这个动作时，他将致力于复制这种降低肌肉激活的运动。

3. 腹部膨出和下腹部静息肌张力增加。当个体无法完成悬吊时，在用力运动时往往会有一个向下的力。此类人群用力时会出现这种瓦尔萨尔瓦动作（下沉动作），例如举起一个孩子、仰卧起坐或进行运动时。由于这种非最佳策略，胸腹部器官往往会向下移位，从而形成下腹部的扩张外观。这种表现往往归咎于“软弱”的下腹部。然而，触诊下腹区域通常发现肌张力是高的，因为它习惯性地维持在过长状态。这种策略通常会导致腹肌拉伤和撕裂、腹股沟被拉开和腹直肌分离或腹直肌纵向分离。

存在慢性左腹、腹股沟和髋关节疼痛的个体中（图Ⅲ.3），出现下腹部膨出和腹斜肌过度激活（箭头）；已排除疝气和腹部 / 盆腔器官病变等。腹直肌分离（图Ⅲ.4）。这些是常见的临床症状，特别是在非常活跃的个体中，由于非最佳的内部压力调节和过度使用表层肌肉来保持躯干和脊柱（核心）的稳定性从而产生了不佳的悬吊策略。

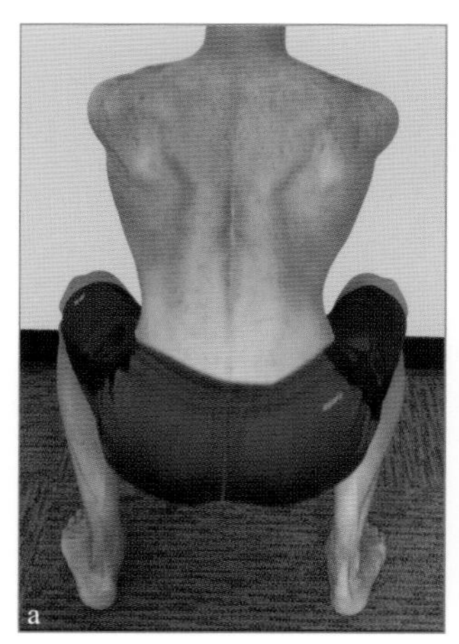

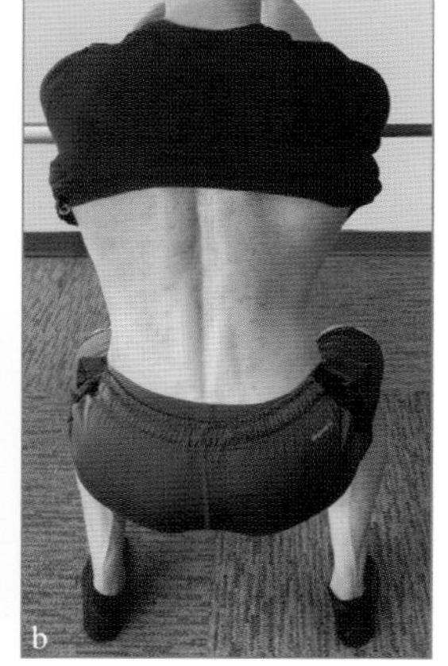


图Ⅲ.2　自重下蹲和支持式下蹲

## 实现悬吊

对于许多经历慢性紧张、僵硬和不适的个体而言，改变这些长期的习惯，最重要的策略就是教给他们更加优化的悬吊策略。本书所介绍的许多实现悬吊的策略可以总结如下。

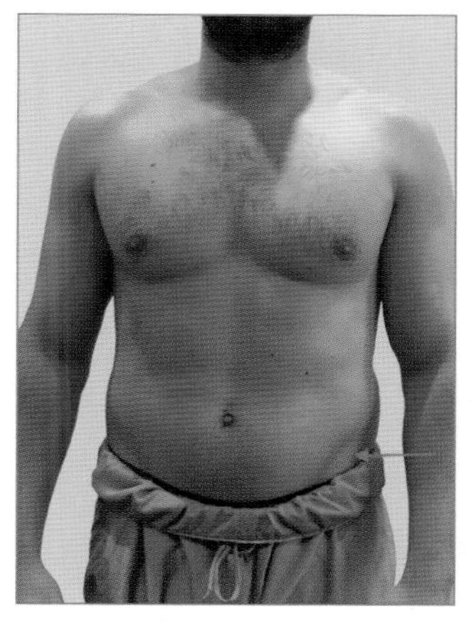
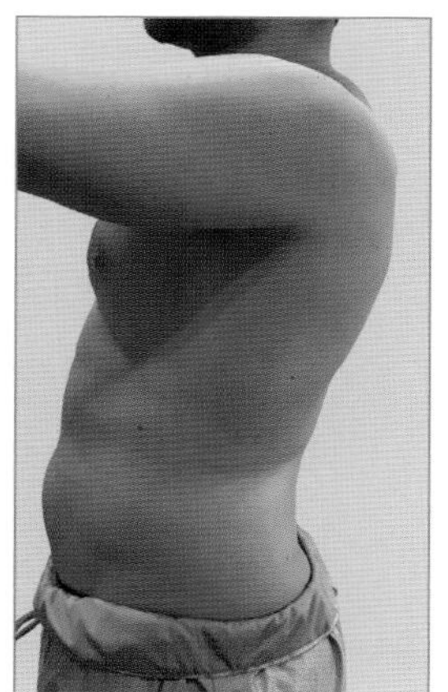

图Ⅲ.3　下腹部膨出

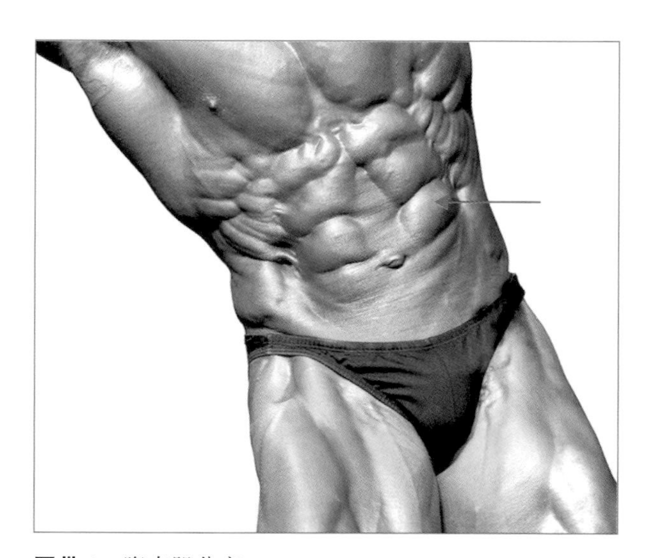

图Ⅲ.4　腹直肌分离

- 想象在直立位悬吊，可以想象用线连接头后部和肋骨而后轻柔地向天花板方向提升。当以这种方式支持身体时，整个躯干和脊柱应该有一种轻盈的感觉。
- 利用语言和视觉提示，如“从脊柱的背部伸长或延长，同时保持胸廓前面柔软。”避免使用“握紧”“挤压”“收紧”或“卷起”等提示，因为这些提示往往会导致 TPC 产生更多的压缩。
- 鼓励客户进行自我评估或“身体检查”，并放松身体正紧张的区域。检查以下区域，这是本书前面没有讨论过的常见紧张区域：
  - 软化和放松腹肌以降低腹部张力。
  - 放松并在手臂下方创造空间，以减少背阔肌紧张，这是颈部、肩部和上背部紧张的常见原因。
  - 放松并伸展脚趾，使脚趾长期抓地的问题得以缓解。
- 保持最适合的视觉提示，然后进行一些三维呼吸，想象一个球或气球在 TPC 内部膨胀。用这样的方式将胸腔和盆腔扩大，延长脊柱，而不会使中立位对齐产生变化。
- 继续使悬吊直观化和三维呼吸重复 3~5 次。应该全天多重复此方式，以鼓励使用悬吊策略和减少慢性紧张。这也是在练习期间、甚至练习前后鼓励使用悬吊的有效策略。

促进悬吊的有效策略是让个体将拇指放在腋下（腋窝）并将气吸满该区域（图Ⅲ.5）。想象脊柱被拉长并呼吸扩充 TPC，然后在坐位、站位和（或）运动时保持悬吊的感觉。

观察悬吊演示视频，请访问网址 www.IIHFE.com/the-psoas-solution。

一定要把这些概念整合到各种不同的身体姿势和动作任务中。自然而然地，在加载外部负荷的活动中，例如下蹲或举重模式，保持悬吊的能力比身体未加载负荷时小。然而，实现悬吊的最终目的是避免躯干和脊柱在运动过程中被过度压缩。

存在严重系统性压缩的个体也可以受益于肌筋膜松解［肌筋膜自我松解和（或）手法治疗］、呼吸训练、姿势教育（鼓励脊柱伸长和用较少的力来保持整体中立位对齐），用练习提示来鼓励个体在练习时减少压缩、用力或过度用力。虽然改变长期习惯通常需要时间，但使用特定的和一致的方法会产生积极的结果。

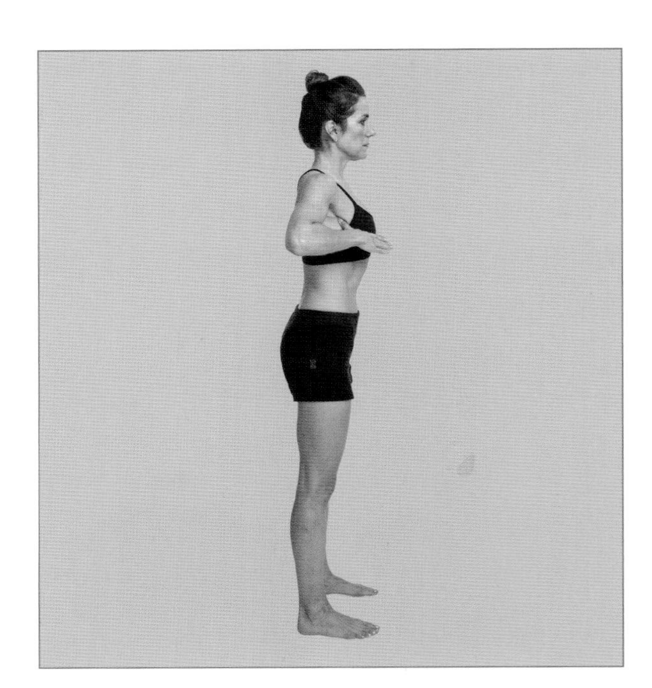

**图Ⅲ.5** 将拇指放在腋下并吸气

# 盆底与腰肌的关系

## 主题

- 盆底的功能解剖学。
- 腰肌和盆底在骨盆和髋稳定中的作用。
- 识别在骨盆和髋稳定中盆底非最佳使用的表现。

盆底在稳定TPC，以及在肠道、膀胱和性功能方面是一个重要的肌筋膜结构。以往，人们对盆底的关注较少，相当多人群默默忍受着尿失禁和性功能障碍，同时TPC和髋的稳定也会出现问题。现在盆底已经获得了应有的重视，盆底专科医师的出现解决了这些骨盆相关的问题。虽然深入讨论这个问题已经超出了本书的范围，但值得注意的是，盆底是如何在稳定和姿势中与腰肌共同发挥作用的。

## 盆底的功能解剖

盆底分为三层：①盆内筋膜；②盆腔隔膜；③泌尿生殖膈（Carriere 2002）。

- 第一层被称为盆内筋膜包括支撑骨盆内器官的平滑肌、筋膜和韧带。
- 第二层被称为盆腔隔膜。Carriere认为这层的主要肌肉肛提肌，是该区最重要的肌肉。该层内的其他肌肉是耻骨尾骨肌、耻骨直肠肌、耻尾肌（女性）、前列腺提肌（男性）、髂尾肌、尾骨肌和膀胱及直肠的内括约肌(图Ⅳ.1)。该层由大约70%的慢肌纤维和30%的快肌纤维组成。它们主要负责大小便自控（控制尿液和粪便）和支持肛门、阴道和前列腺，以及骶髂关节的稳定性。
- 第三层称为泌尿生殖膈，由以下肌肉构成，会阴深横肌、会阴浅横肌、球海绵体肌、坐骨海绵体静脉和肛门括约肌。这些肌肉为提肛、控尿和性功能提供了支持。

## 盆底的作用

盆底有三个主要功能。

1. 支撑盆腔脏器。为在吸气过程中能控制盆腔脏器的下降，盆底肌必须足够强大并可以离心收缩，然后在呼气过程中使脏器上升。在举起重物、咳嗽、打喷嚏和（或）大笑时，这些肌肉必须迅速收缩以控制直肠和膀胱。

2. 控制括约肌。盆底肌可协助控制膀胱

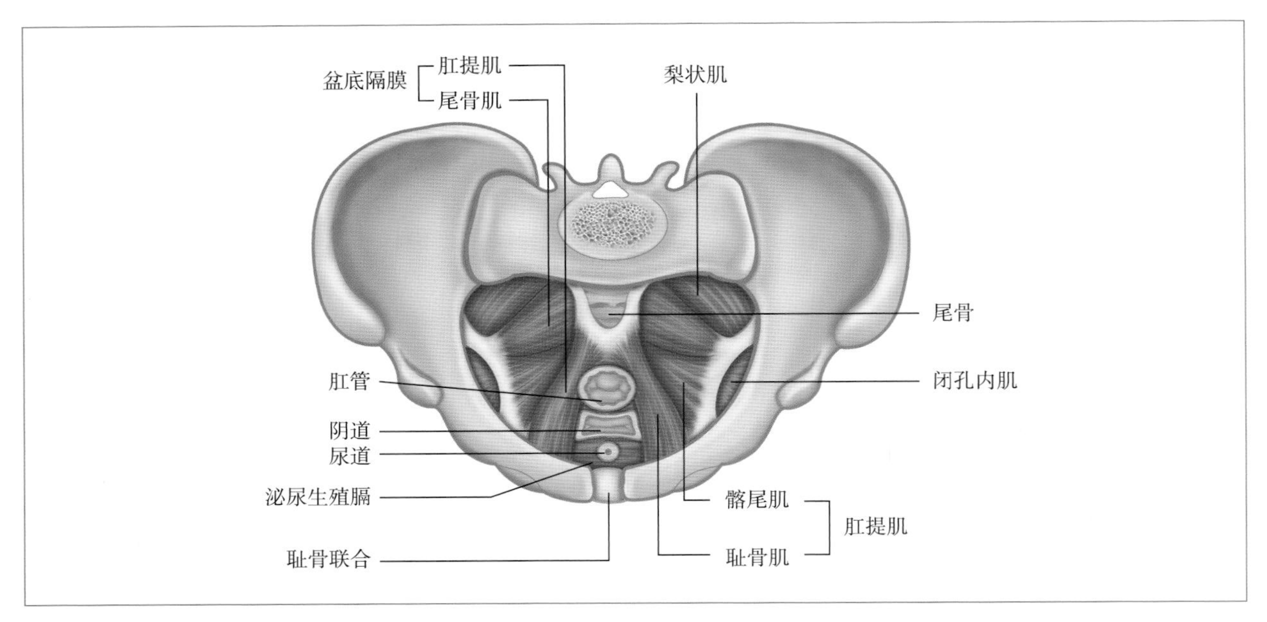


图Ⅵ.1　盆底

和肛门括约肌，以确保控便能力；放松时可以排尿和排便。这些肌肉也确保了性器官的功能健康。

3. 稳定骨盆和髋。盆底肌与呼吸隔膜、腰肌和腹肌协同调节内部压力，这有助于稳定骨盆和髋。在呼吸章节（第 2 章）讨论了膈肌和盆底肌是如何协助工作的——它们在吸气时下降，呼气时上升。另外，在无盆底功能障碍的个体中，盆底肌和腹横肌共同激活以稳定腰骶－髋关节复合体（Sapsford et al. 2001）。

在第 1 章功能解剖学章节讨论过，腰肌筋膜融入盆底中。虽然目前还没有评估腰肌与盆底肌协同工作的研究，但我们可以假设腰肌有助于稳定腰椎和骨盆，使膈肌和盆底肌协调有效地收缩（Osar 2015）。

## 盆底非最佳工作的表现

表明盆底的功能非最佳有 3 个主要的表现：

1. 尿失禁。尿液漏出是盆底功能障碍最常见的表现。人们通常认为，大小便失禁问题只有在分娩后和随着年龄的增长才会影响女性。然而，有研究显示，未生育（从未生育过）女性精英运动员也常常出现尿失禁，报告发生率为 28%~45%（Poswiata et al.2014, Thysse et al.2002, Nygaardet al.994）。已经显示盆底训练能够改善大多数人群的盆底功能和控制能力，已经有针对这些特定的肌肉进行的具体练习。

2. 髋部绷紧和骨盆后倾。如附录Ⅵ（坐姿）所讨论的那样，坍塌坐姿，即骨盆后倾和腰椎屈曲后凸很常见。髋后侧紧张［臀大肌浅层、髋旋转肌和（或）腘绳肌）和浅表腹肌紧张（腹内外斜肌和腹直肌］分别拉动骨盆向后倾并使腰椎弯曲后凸。这两种情况都会使保持直立姿势时出现代偿性胸椎过度伸展。这一不适当的坐姿使肌肉失衡持久化，也抑制了腰肌和盆底肌，随后导致非最佳 TPC 稳定和呼吸功能障碍。有趣的是，站立时，腰椎曲线过平（通常与骨盆后倾相关）的人表现出较高的盆底静态张力，这表明这些肌肉的过度激活，比中立位站立或前倾姿势的人高（Capson et al. 2011）。

各种姿势的中立位对齐控制的再训练不仅可以改善盆底的功能，还可以改善腰肌的功能。

据 Sapsford 等（2008）报道，无论是失禁和非失禁的女性，坐姿更为直立的人（即假定姿势接近腰椎中立位和骨盆对齐位）与那些坍塌坐姿的人相比，盆底激活更好。在本书中，已经讨论了几种策略来改善腰椎、骨盆和髋的对齐和控制，以及恢复 DMS 的功能（例如腰肌、腹横肌和盆底肌）。

3. 骨盆疼痛综合征。骨盆疼痛综合征（pelvic pain syndrome，PPS）包括源于关节、肌筋膜或骨盆内器官的疼痛。PPS 能影响盆底的最佳募集能力，也可以影响呼吸和 DMS 的激活。PPS 患者需要接受盆底专家治疗，以解决疼痛并确定起因。盆底肌（整个 DMS）的特定再训练，重建三维呼吸，并将相应的策略整合到日常生活活动和练习中可以帮助患者改善功能和减轻症状。

作为整体核心稳定策略的一部分，改善盆底的激活在呼吸章节（第 2 章）中进行了讨论。想了解更多关于这一主题的详细信息，请参考 Lee（2012）、Hodgeset 等（2013）、Richardson 等（2004）、Sapsford 等（2008，2001）和 Carriere（2002）的文章。

# 腰肌在股骨髋臼撞击症和髋关节上盂唇病理学改变中的作用

## 主题

- 股骨髋臼撞击症和上盂唇病变。
- 腰肌在髋关节共轴中的作用。
- 识别腰肌非最佳使用和髋关节不共轴的表现。

许多有髋关节关节活动度减小、肌力减退、疼痛和（或）有退化表现的个体，都存在髋关节内部紊乱。这些问题的两个常见原因是盂唇撕裂和股骨髋臼撞击症（femoroacetabular impingemenf；FAI）。本节将简要讨论腰肌与这两个问题的关系。

髋关节由股骨头与髋臼或髋臼关节连接形成图V.1。髋关节的盂唇是一个纤维软骨结构，包绕着髋臼，加深了臼窝；它在股骨头周围产生吸盘效应，这可能起到稳定关节的作用（Osar 2015）。当深层和浅层肌筋膜系统之间平衡时股骨头保持在髋臼内共轴；这确保了最佳关节活动度和肌力，并降低了软组织损伤的风险（图V.2）。

髋关节问题的一个常见原因，特别是当髋关节屈曲、内收和（或）内旋时髋前部出现疼

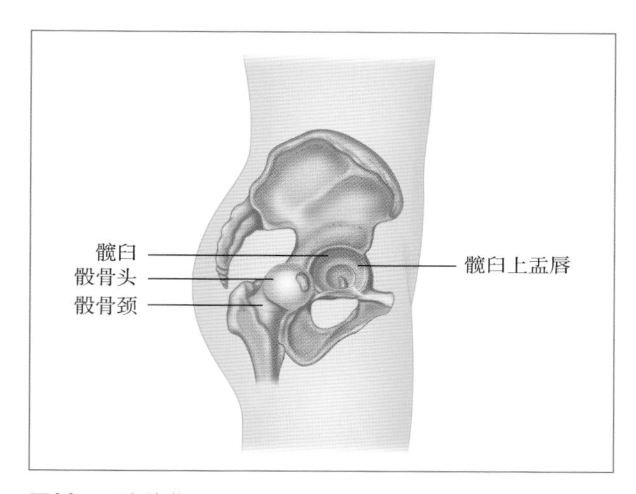

图V.1 髋关节

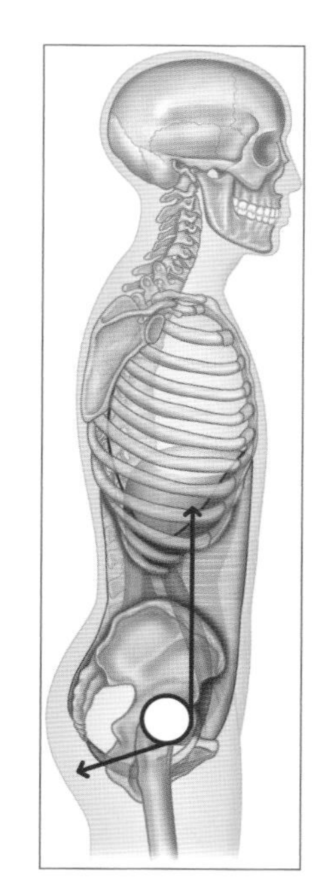
图V.2 腰肌向上向更深处拉动股骨头，臀大肌下束纤维向后拉动股骨头以帮助控制髋臼内的股骨头

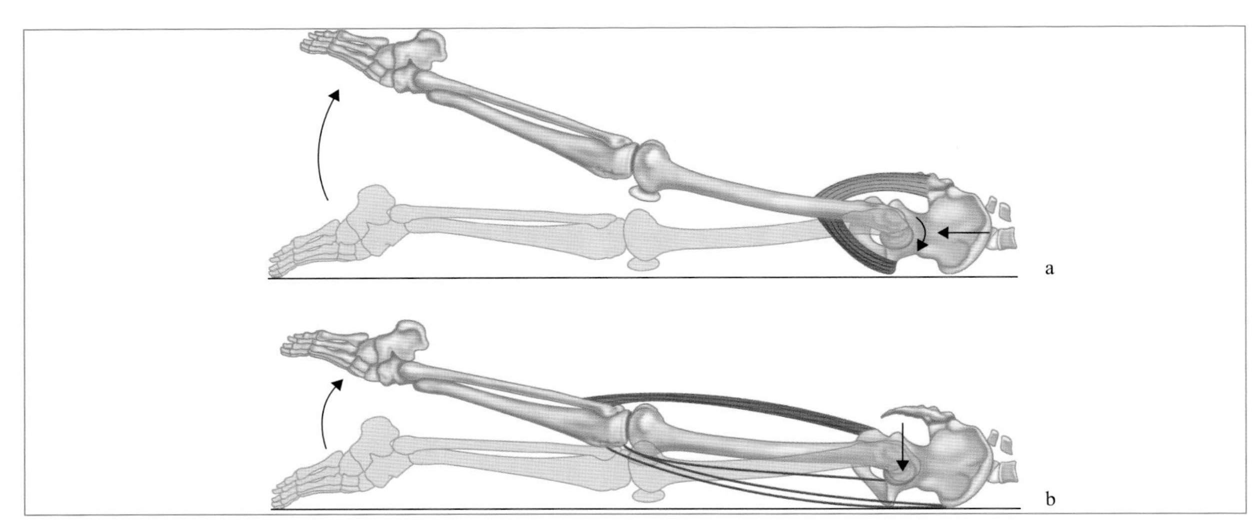


**图 V.3** 深层和浅层肌筋膜系统的最佳协同激活确保了髋关节共轴，因此伸展动作直接围绕髋关节发生，允许股骨头在髋臼内旋转 (a)。由于腰肌、臀肌或其他髋部深层肌肉受到抑制，腘绳肌在髋伸展中发挥主要作用，并在髋伸展时带动股骨头向前运动 (b)。这是患有慢性腘绳肌问题，上盂唇撕裂和 FAI 患者的常见表现

痛和不适，是由关节内软组织和（或）骨结构撞击所致图 V.3。虽然可能挤压盂唇、腰肌肌腱、关节囊等软组织，但从技术上讲，FAI 是股骨头与髋臼发生骨性撞击时发生的。

FAI 有三种类型：钳式、凸轮式和混合式。

- 钳式病变是髋臼覆盖股骨头部位的增生，并在髋关节进行某些活动时造成挤压（图 V.4a）。
- 凸轮式病变是指股骨头和（或）股骨颈部周围发生的增生，在髋关节进行某些运动时产生撞击（图 V.4b）。
- 当髋臼和股骨头 / 股骨颈部都存在增生时，就会出现钳式和凸轮式病变的混合（图 V.4c）。

另外，骨的增生会夹击腰肌肌腱、关节囊和（或）盂唇，导致明显的不适和功能下降。通常患者会抱怨在特定的活动范围内出现深的、非特异性的髋关节疼痛或在一定关节活动范围内的

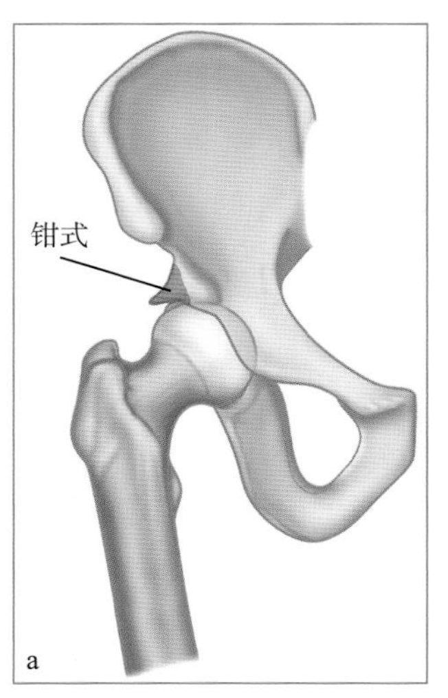


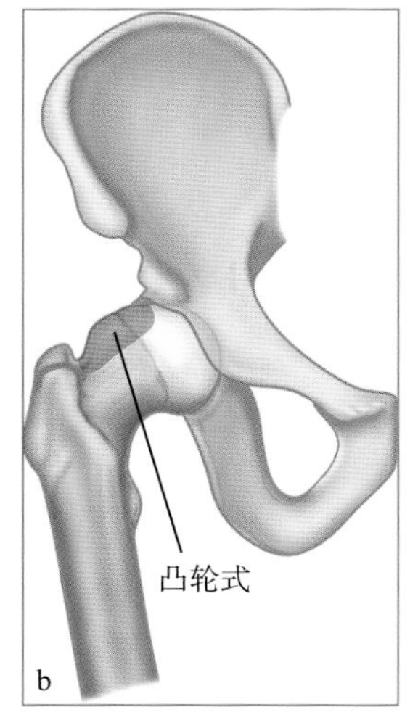


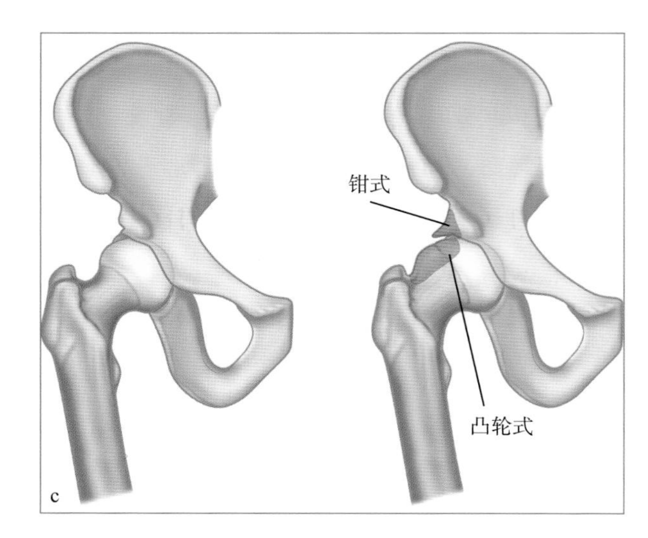


**图 V.4** FAI 的三种类型。a. 钳式；b. 凸轮式；c. 混合式

挤压感；他们也可能习惯在骨盆和大腿外侧将手握成字母 C 形（被称为“C 表现”）。久坐会加重疼痛，而且往往是渐进性的。FAI 的常规治疗是抗炎药物、休息、物理治疗和（或）关节镜手术（Kuhlman and Domb 2009, Dooley 2008）。

髋关节功能障碍和疼痛的另一个常见原因是软组织夹击和盂唇撕裂（图Ⅴ.5）。撞击症和盂唇撕裂经常被归咎于腰肌（Blankenbaker et al，2012，Hwang et al，2015，Nelson and Keene 2014，Dobbs et al，2002，Taylor 和 Clarke1995）。因此，关节镜下松解髂腰肌肌腱正越来越多地成为推荐治疗方法，用来治疗髋臼撞击症，也是“髋关节弹响”综合征，即腰肌肌腱与骨盆或在腹股沟区域发生“撞击”的情况（Hwang et al. 2015, Nelson and Keene 2014，Dobbs et al. 2002, Taylor and Clarke 1995）。

不幸的是，还没有后续的研究证明这些类型的手术对髋和（或）脊柱功能的长期影响（如果有的话，大多数研究只涉及手术后 2~3 年，很少有涉及术后超过 5 年）。然而，在对接受关节镜下髂腰肌松解术患者的术后 3 年内随访调查中发现髋屈肌萎缩（体积缩小 25%）和肌力下降（Brandenburg et al. 2016）。

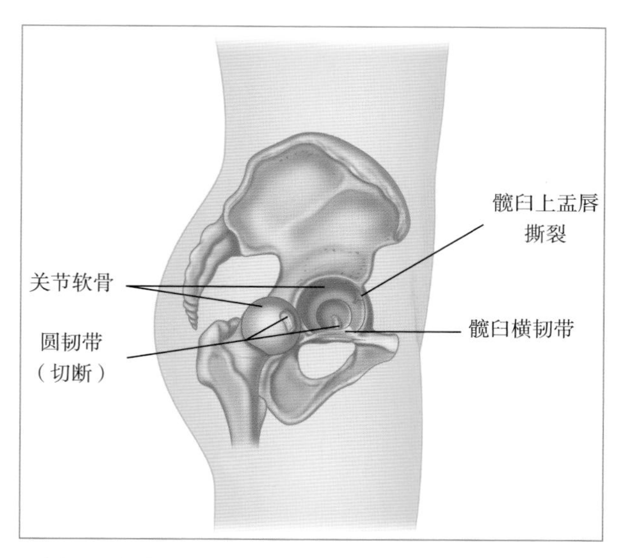


图Ⅴ.5 髋关节

这些侵入性手术操作有几种潜在的风险：

1. 驱使最初问题出现的潜在原因可能不单是腰肌的问题；因此，松解腰肌肌腱并不会改变这个问题的驱动原因。正如腰肌从来都不是参与正常髋关节功能的唯一肌肉，它也很少（如果有的话）是唯一该为此功能障碍负责的肌肉。

2. 在许多患者中，非最佳髋关节共轴和 TPC 对齐导致了髋关节的问题。松解腰肌肌腱不但不能解决这些患者的问题，还会使他们无法建立最佳髋关节功能。本书所描述的策略已经成功地治疗了无数被诊断为有腰肌问题、盂唇撕裂和弹响髋的患者。

3. 虽然需要更多的研究和长期的随访，但有证据表明，手术干预有可能加速髋关节的退化。显然，在某些情况下，解决当前问题（疼痛、无力、功能障碍）的重要性超过了手术后的潜在风险。

有些人确实需要手术来解决他们的问题；然而，他们中的许多人在没有正确地判断清楚问题的根本原因之前就被建议进行手术。如同任何外科手术一样，听取不同的建议并在进行手术之前遵循适当的保守治疗程序非常重要。请记住，一旦肌肉被切断（松解），就无法重新连接，并且无论肌肉负责什么功能，它的作用都将被削弱，这就需要其他肌肉的补偿。

## 撞击症评估

撞击或 FADIR［屈曲（flexion）、内收（adduction）、内旋（internal rotation）］测试有助于检查是否有腰肌肌腱、关节囊和（或）盂唇夹击，或是否有 FAI 存在。

### 步骤

- 仰卧，手臂与腿伸直。
- 检查者将患者的髋关节和膝关节屈曲

至大约 90°（灵活的患者屈曲至 90° 以上），把股骨向内移过中线，并把髋关节内旋（图Ⅴ.6）。

- 测试阳性为在髋关节前部或腹股沟区域出现疼痛或“夹痛”感。

撞击试验不能区分是由髋关节的软组织或是骨结构引起的问题。研究显示，有 95% 以上盂唇撕裂的患者 FAI 测试结果为阳性（Yazbek et al. 2011）此外，已发现髋关节盂唇的前上部区域是最常见的撕裂部位（Yazbek et al. 2011）。有趣的是，髋关节后侧和（或）外侧明显地紧张会导致股骨头向前和向上平移。几乎我评估过的每个髋关节疼痛的患者，他们都表现出撞击试验阳性，而我怀疑的一个同时患有盂唇撕裂的患者，其股骨头向前和向上移动。大多数这些个体在撞击试验中表现为阳性，即使在 X 线片或 MRI 上没有 FAI 的迹象。

这些人中的许多人可以保守地治疗，不需要手术。改善功能并减少痛苦，需要制定一个更佳的髋关节策略，有以下三个关键因素：

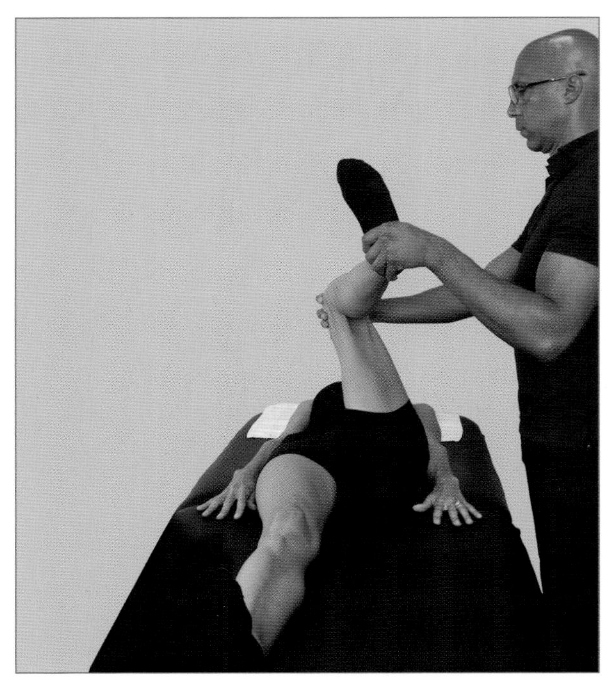

图Ⅴ.6 撞击试验

1. 停止绷紧。在许多有髋关节问题的人中，停止非最佳习惯通常比增加力量和灵活性更重要。如上所述，许多遭受上盂唇撕裂和股骨髋臼撞击症的人存在臀后部肌肉（臀大肌浅层、髋旋转肌、臀中肌后束纤维、腘绳肌）过度紧绷（长期过度收缩），并且存在股骨头向前和（或）上移。这抑制了腰肌和臀大肌深层纤维，从而破坏最佳的髋关节共轴。

肌筋膜紧绷往往是一个无意识的过程，后续发展成自发性反射代偿或有意识地训练习惯［在练习模式（向心）阶段，过度关注“挤压”或过度收紧肌肉］。绷紧也可以是一种姿势策略，用于使自己处于更好的姿势对齐和（或）用于使腹部或臀部看起来更小。换句话说，这是试图使身体某区域看起来更美观（图Ⅴ.7）。

如果没有意识到要停止绷紧模式，再多的牵伸或强化训练也不能持续改善个体的表现或症状。必须让这些人意识到他们正在绷紧，然后教导如何有意识地放松有问题的肌肉。自我评估以确定是否有臀部绷紧和如何自我放松的。

- 站立，将双手放在骨盆两侧，用手轻按着臀大肌和髋部肌肉，感受它们的肌张力：在静息时，它们应该柔软和放松。
- 双手在髋外侧向下滑进，放松和发育良好的臀部肌肉应该是圆形和饱满的，没有收缩和凹陷。如果你发现髋外侧或臀后部有任何凹陷，这可能是有髋部肌肉绷紧（过度绷紧髋部）。
- 为了放松紧绷状态，深吸一口气，收缩臀大肌。真正地绷紧它们，然后，放松地呼气，想象你正在打开坐骨结节（坐骨）。
- 重新评估臀部，现在应该感觉到更放松和柔软。这就是它们在一天中安静的站位和坐位及不被主动使用时应该有的感觉。

- 为了防止慢性髋部绷紧，这种放松技巧必须成为一种有意识的习惯，并坚持练习，直到髋部在静息时更加放松。自重下蹲时，着重关注呼吸和髋部的放松——着重于放松髋前侧和打开髋后侧——这是保持髋部放松的有效策略。

观看下蹲视频，请访问 www.IIHFE.com/psoas。

2. 应用基础知识 ABC。在本书中讨论了身体姿势的对齐（alignment）、呼吸（breathing）和控制（control），以建立和恢复最佳腰肌功能和髋关节共轴。为了确保个人能够成功地采取和保持更优化的姿势和运动策略，最佳髋关节共轴必须介入到训练及日常习惯中。

3. 适当的训练。许多患有慢性髋关节问题的人锻炼得过于频繁和（或）过于剧烈；他们的运动水平可能过高，超出了他们目前控制躯干、脊柱、骨盆和（或）髋的能力。此外，这些人中的许多人在进行渐进式练习时没有充分注意 ABC 基础知识，可能还使用了不恰当的提示来激活臀大肌、腹肌和其他核心 / 髋部肌肉。如上所述，这将抑制腰肌和影响髋关节的共轴。

让个体关注维护他们的 ABC，并使用最合适的运动模式和进阶。通过应用适当的频率和强度，以及适当的提示，确保患者安全进阶。在整个纠正和功能训练计划中保持最佳的 ABC，同时使用最合适的运动模式和提示，将会使患者和客户获得成功结果的最佳机会。

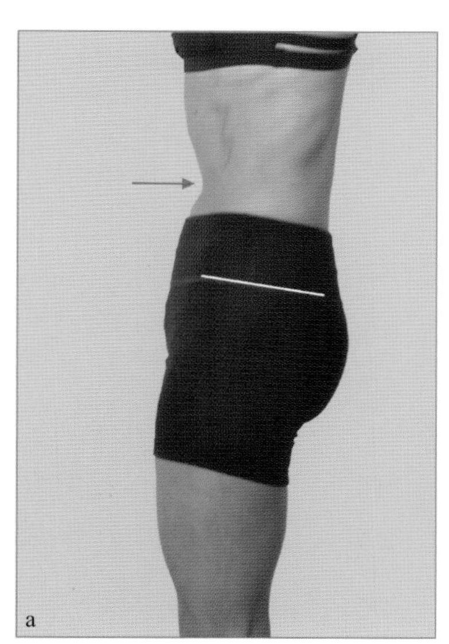

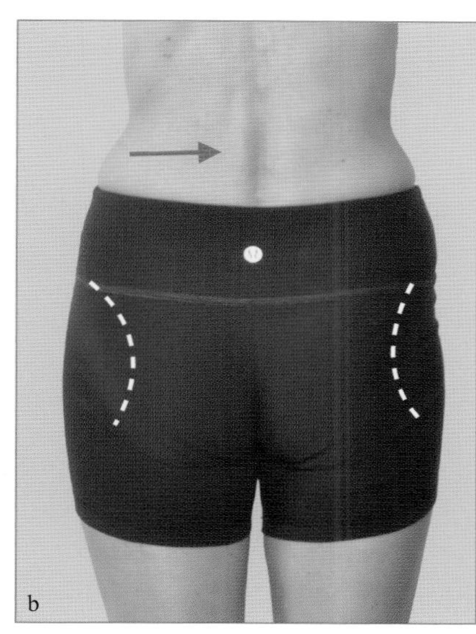

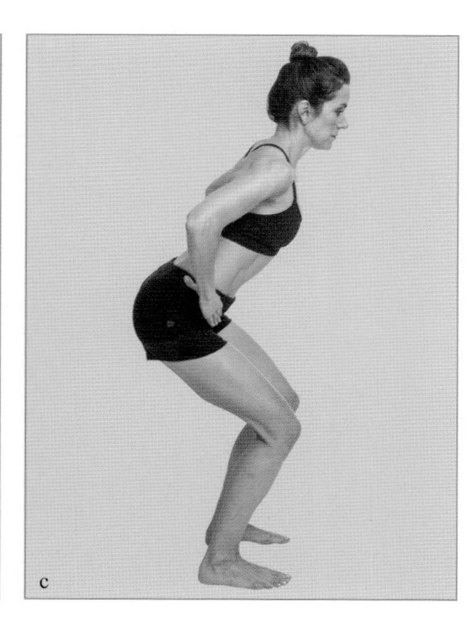


图V.7 腹部绷紧（a）；臀肌绷紧（b）；这两种策略都倾向于向后旋转骨盆，弯曲腰椎，向前推动股骨头（c）。长期维持这一模式是髋部软组织夹击和 FAI 的常见原因

# 坐姿

## 主题

- 腰肌在维持坐姿中的作用。
- 教授最佳的坐姿模式。
- 识别非最佳坐姿模式的表现。

现在全球在电脑或智能设备上工作的人非常多，所以讨论“坐”的问题是必要的。尽管大多数人都能从站立式工作台的使用或坐与间断站立结合的工作方式中获益，但实际上几乎每个现代人都会花大量时间在坐着。

虽然坐姿对健康有许多不利之处，但许多肌肉骨骼问题更多地与坐的方式有关，而不是坐这个动作本身。本部分将讨论腰肌在坐姿中的作用，以及制订更佳的坐姿模式，指出一些非最佳坐姿的常见表现。

## 腰肌在维持坐姿中的作用

腰肌在维持坐姿中有 3 个主要作用。

1．腰肌稳定胸腰连结（TLJ）和腰椎；这有助于保持躯干和脊柱在骨盆上的最佳对齐。

2．腰肌帮助骨盆保持中立对位（骨盆前倾），这有助于脊柱在骨盆上的对齐和支撑。

3．由于其与膈肌和盆底肌之间有筋膜连接，腰肌支持坐姿时的最佳三维呼吸策略，允许个体调节内部压力并保持悬吊。

以下是最佳坐姿策略的 3 个关键因素。这种策略应用于坐在可调节高度的办公椅时效果最好，坐在汽车、沙发或餐厅里时也应该使用。

1．TPC 对齐

- 站立时，个体应保持胸腔和骨盆对齐。想象一条线头后部轻轻地拉向天花板，感受到脊柱在伸展，肋骨之间空间在增大，而不只是抬起胸部。有关此姿位的更多信息，请参阅附录Ⅲ悬吊。

2．髋铰链

- 在保持 TPC 中立位对齐的同时，髋部保持铰链或屈曲状态。
- 继续屈曲髋、膝和踝关节，将骨盆向后推，直到坐下；本质上是下蹲至椅子上。提示是想象通过“放松髋后侧”或“伸张坐骨”完成坐的动作。关于这个姿位和相关提示的更多信息，请参阅关于蹲的内容（第 4 章）。
- 最终停留在骨盆上，这有助于保持骨

盆中立位，而不是把背部一直靠在椅背上。应该有效地依靠坐骨（坐骨结节）保持坐姿，而不是骶骨。只有能够保持这种姿势时，才允许靠在椅背上（图Ⅵ.1）。腿较短的人可能需要足部支撑来帮助他们在这个位置上保持对齐。

3. 伸张坐骨（坐骨结节）

- 这种技术（作者从物理治疗师 Diane Lee 和 Linda-Joy Lee 博士学习并修改过的版本）可以有效帮助客户将骨盆和髋良好摆位。一旦坐下，将手放在一侧大腿的下面，轻轻地向上、向外、向后拉，然后在另一侧腿上重复。这是一个非常有效的策略，以调整和保持骨盆中立位和前倾位，同时髋关节共轴。有关该技术视频演示，请访问 www.IIHFE.com/ the psoas-solution。

最佳的坐姿策略将躯干支撑于骨盆上，促进脊柱中立位对齐。注意图Ⅵ.2 头部和胸腔在骨盆上方的大致位置，以及中脊柱相对前凸的位置。体重应主要由坐骨结节（坐骨）支撑。

## 非最佳坐姿模式的表现

非最佳坐姿的 3 个常见表现：

1. 胸腔位于骨盆的后方。

2. 骨盆位于后倾的位置。

3. 腰椎屈曲，胸腰连结过度屈曲或胸椎前凸增加。

有几个因素可能导致这种非最佳坐姿。

1. 大多数椅子被设计成椅背但对于骨盆处于靠后的位置。此外，很多椅子和大多数沙发都设计成膝关节位置高于髋部，所以更容易造成盆骨后倾和腰椎屈曲。

2. 许多人髋关节活动性差，骨盆后倾。再加上对中立位对齐普遍缺乏认识，因此，他们一生中大部分时间都持续坐于骨盆后倾位。骨盆后倾使腰椎屈曲，从而使腰椎自然前凸曲线减少。

3. 为了适应这些变化并保持直立，个体通常会在 TLJ 或整个上胸段过度伸展（Ⅵ.3）。

非最佳坐姿将使（并延续使得）TPC 和髋发生以下变化（图Ⅵ.4）。

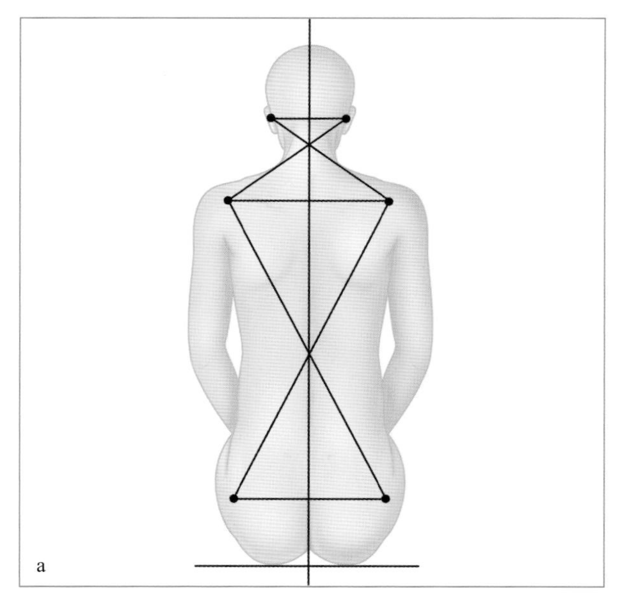


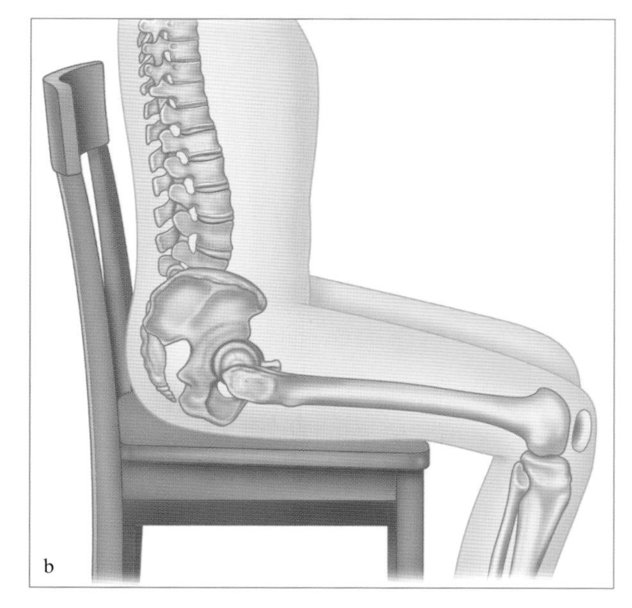


图Ⅵ.1 头和脊柱支撑于坐骨结节（坐骨）上有助于提高姿势效率。骨盆中立位对齐支持腰椎最佳前凸曲线（b）

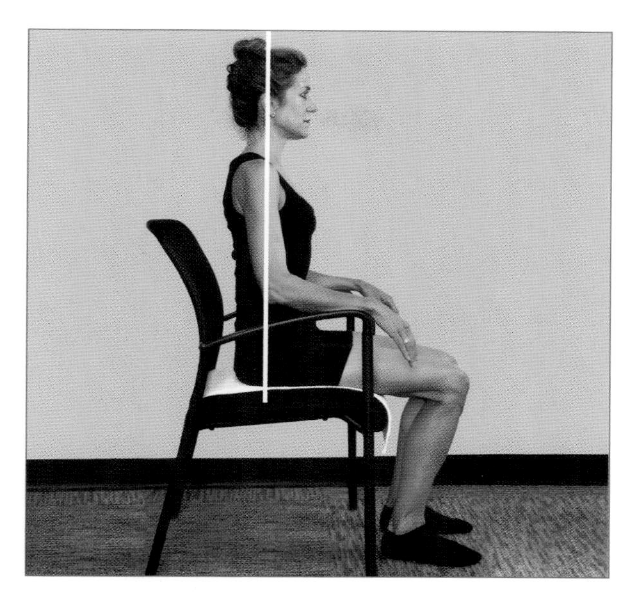

图Ⅵ.2

- 臀大肌的浅层纤维、腘绳肌、腹直肌和斜腹肌变短和紧张，这使得身体处于骨盆后倾和腰椎屈曲后凸位。
- 胸腰段和（或）上胸段竖脊肌变短和紧张，这些区域持续伸展和坚硬。
- 无法实现最佳的三维呼吸，因为胸腔没有正确地处于骨盆上，而胸腰椎和（或）胸部过多伸展阻碍了膈肌后部的正常使用。
- 由于非最佳 TPC 对齐和呼吸习惯改变，导致对腰椎、骨盆和髋部非最佳对齐控制，抑制了腰肌和深层肌筋膜系统。
- 髋屈肌群被过度牵拉[1]，结合缩短的腘绳肌和臀肌浅层，使骨盆后倾斜和腰椎持续屈曲后凸。

随着时间的推移，这种姿势会使椎间盘承受过大的负荷，过度牵拉腰椎和骶髂关节后韧带和关节囊及神经结构（硬脊膜和腰椎神经根）。这些会逐渐导致腰椎和盆腔疼痛、椎间盘源性病变（膨出和突出）、坐骨神经痛（刺激坐骨神经）和其他神经性疼痛；它们还使躯干、骨盆和下肢周围的许多肌肉长期处于失衡的状态。

虽然椅子的设计不是很容易改变，但自我纠正非最佳坐姿模式的最佳方法如下：

- 如上所述，站起来重置 TPC 的位置。保持从头后侧及脊柱后侧和胸腔保持悬吊的感觉。

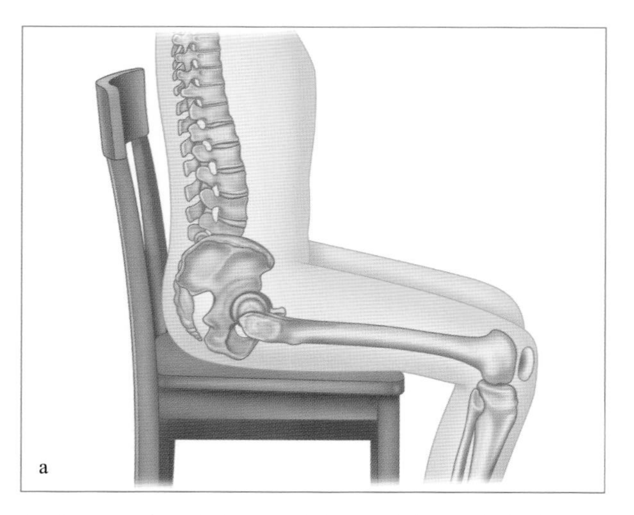


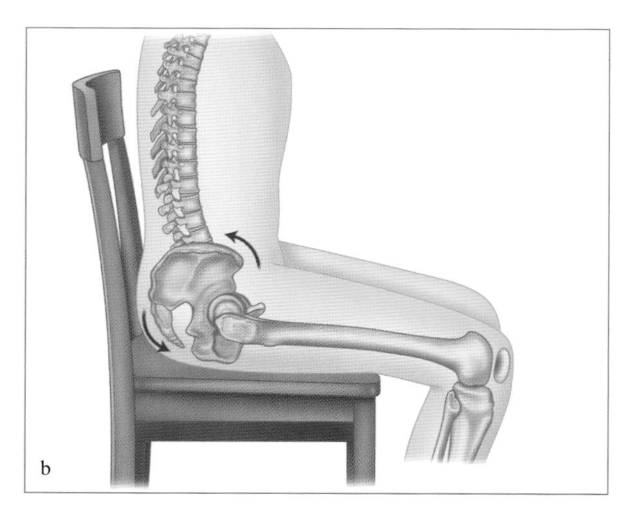


图Ⅵ.3 注意更中立的坐姿（a）：骨盆中立和腰椎前凸，身体重量主要分布于骨盆的坐骨结节上。b 图中是典型的常见坐姿：骨盆后旋和腰椎屈曲后凸为主，身体重量压在坐骨结节后面

1 过度伸展的肌肉经常是过度活跃的（高张力），因为它们试图对抗功能性拮抗肌；在这种情况下，髋屈肌抵消了浅层臀肌和腘绳肌的拉力。这会使患者感到髋屈肌过紧。它们被过度拉伸并感觉紧张，而不是实际上变短。

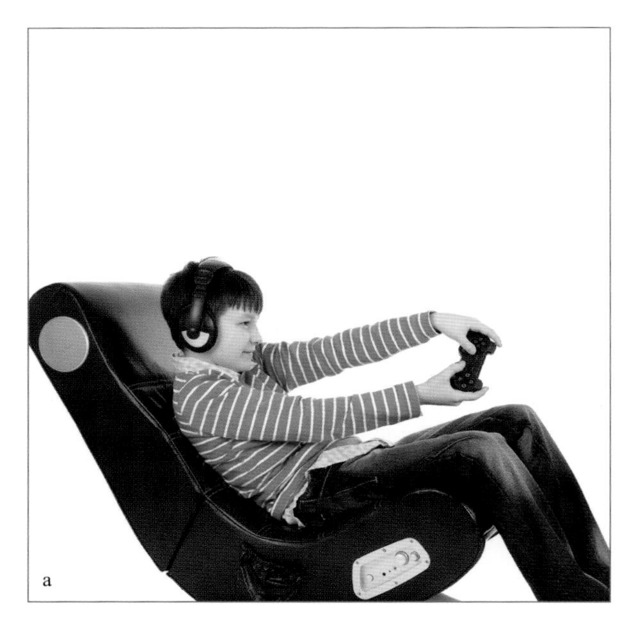


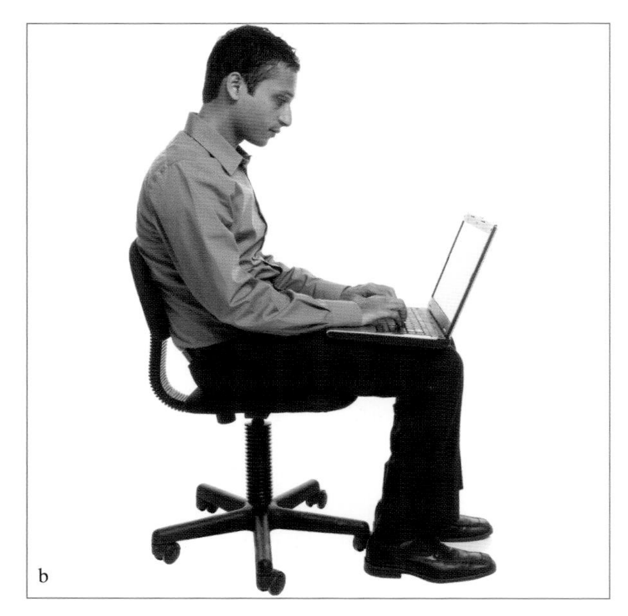


**图Ⅵ.4** 请注意，在两种常见坐姿的示例中，在玩视频游戏（a）和在笔记本电脑（b）上工作时，胸廓相对骨盆后移，脊柱屈曲；骨盆向后倾斜。

- 练习5个三维呼吸，注重于将气吸到胸腔后部。
- 使用桌子或桌子的边缘以获得支撑，进行5次重复的支持式下蹲模式练习。专注于放松和向后坐至臀部。
- 使用上述策略重新坐回椅子上调整姿位。
- 经常小憩一下，调整身体的位置，把久坐带来的风险降到最低。对于大多数一天中大部分时间都坐着的人来说，这通常是上述所有方式中最重要的一个。

有关如何制订最佳坐姿模式的视频演示，请访问 www.IIHFE.com/the-psoas-solution。

# 纠正性训练

## 主题

- 纠正性训练的定义。
- 习惯性模式（习惯）在非最佳姿势和动作形成中的作用。
- 纠正性训练在建立最佳功能中的作用。
- 提示在纠正性训练结合内外部关注技术中的作用。
- 纠正性训练与基本的动作模式的整合。

“纠正性训练”是一个近十年很常见的术语。根据对话交流对象的不同，人们必然会对它是什么及如何将其应用到训练计划中产生许多不同的意见。与以前的核心训练和功能训练一样，纠正性训练的定义也不明确。它通常与自我肌筋膜释放技术（如泡沫轴滚压、拉伸或灵活性训练）和受康复影响的运动疗法（如呼吸、鸟犬式、桥式）有关。虽然纠正性训练可能包括这些模式，但在《整合运动系统纠正性训练策略》（*The Intergrative Movement System Corrective Exercise Strategy*™）一书中介绍的练习需要一种非常具体的方法，将纠正性训练整合到客户和患者的训练项目中去。

为什么需要纠正性训练？这可以归结为一个关键的原因：习惯。什么是习惯？习惯是一种行为或模式，通过频繁的重复或生理暴露而习得，表现出规律性或执行表现增多（来源：http：//www.merriam-webster.com/dictionary/habit）。

我们的姿势和动作习惯受各种因素影响而根深蒂固，包括如下。

- 父母、老师、健康从业者和（或）教练所教授的知识。
- 在受伤、创伤或手术后产生的有意识或无意识的代偿。
- 观察父母、老师、教练等人时习得的行为模式，特别是在生长发育初期。
- 练习的类型。
- 长期缺乏运动。
- 因职业和重复动作模式发展的结果。
- 情绪：自信的人与长期抑郁或遭受身体性别歧视、言语虐待的人相比，会有截然不同的身体姿势。
- 疼痛：特别是慢性疼痛，将长期影响姿势和运动（动作）模式。
- 低能量水平和疲劳：这些经常会使正确地利用肌肉来保持姿势和运动变得困难。

作为保健和健身专业人员，我们最重要的职责之一是帮助患者识别导致他们目前功能障碍和（或）退化的非最佳习惯。然后，帮助他们形成更多的最佳习惯，并帮助客户向实现健康和健身目标迈进。

## 整合运动系统纠正性训练策略 TM

顾名思义，整合运动系统纠正性训练策略是一种方法（而不是一系列练习），目的在于确定导致个体目前非最佳姿势和运动习惯的关键因素。它包含了评估和之后经过深思熟虑实施具体释放和（或）激活技术，以解决正在导致患者长期问题或功能下降的主要问题［这些是直接导致姿势和运动功能障碍、力量减退和（或）运动表现下降的因素］。我们使用的具体纠正性训练融合整合运动系统 TM 的原则，即对齐，呼吸和控制，以改善姿势和动作习惯。

在这种方法中，纠正性训练并不是要修正或纠正个人的姿势或动作，也不是要取代基本完整的训练或健身计划。整合运动系统纠正性训练策略 TM 一个同样重要的部分不仅是识别和解决造成个体非最佳姿势和（或）运动习惯的因素，而且还将这些变化纳入基本运动（动作）模式中——下蹲、弓步、弯曲、旋转、推、拉、平衡和步态——这样个人可以有效地完成他们的健康和健身目标。因此，纠正性训练并不是要取代精心设计的力量和健身计划（方案）。然而，这是增加计划成功性的重要组成部分。

整合运动系统纠正性训练策略 TM 有 3 个不同的组成部分，即释放、激活和整合（图Ⅶ.1）。

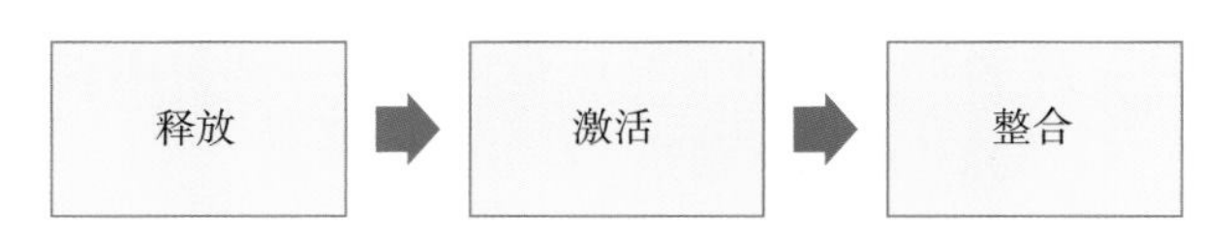


图Ⅶ.1　整合运动系统纠正性训练策略 TM（Integrative Movement System Corrective Exercise Strategy TM）（Osar 2015）

### 释放

该策略的第一个组成部分是释放策略是释放身体受限的区域，那些受限会阻止他们采用正确的肌肉和（或）动作模式。肌筋膜受限，创伤后粘连，以及继发于手术的瘢痕组织可导致筋膜受限，丧失了最佳的组织滑动，肌肉抑制和关节活动受限现象，这些因素单独或多个出现，可能导致非最佳姿势和动作习惯。

释放包括自我肌筋膜松解（使用肌筋膜工具）、手法治疗和呼吸。在临床实践中，可有效帮助正念释放（Mindful Release TM）患者“摆脱”长期紧张。就像无法拉伸自动收缩的肌肉一样，你也无法拉伸在某区域为了稳定而紧张的肌肉。例如，很多人存在腘绳肌和浅层臀肌绷紧，当他们试图拉伸这些肌肉时，他们只能拉伸更灵活的组织结构，即腰部竖脊肌。正念释放是将个人的注意力集中于因为紧张而过度收缩的结构（通常他们并没有意识到）；通过正确的呼吸模式，首先会轻微地等长收缩，然后慢慢“释放”“松开”和“拉长”肌肉。

有关正念释放的演示，访问网站 www.IIHFE.com/the-psoas-solution。

对于许多感到紧张或不适的人来说，教会他们如何缓解紧张比教会他们如何激活特定的肌肉或运动更重要。

### 激活

肌肉抑制是神经系统无法以其完全正常的生理能力完成肌肉收缩时发生的减弱。它们可能源自以下因素。

相互抑制：由拮抗肌过度激活引起的抑制。

- 损伤（急性或反复性）：损伤可导致局部和肌肉整体抑制。
- 关节抑制：抑制是由于关节位置和（或）

运动改变而导致本体感觉改变，从而导致肌肉收缩改变。

- 触发点：收缩肌肉的超敏感束带，可以降低肌肉收缩的整体力量并且经常在活动期间导致肌肉过早疲劳。（Page et al.2010）
- 假性麻痹：如 Janda 所述，一种与神经反射模式相关的肌肉抑制，导致肌肉的整体肌张力减退，徒手肌力评定的肌力减弱，同时肌肉激活延迟，导致协同肌占优势（Page et al.2010）。
- 传入神经阻滞：从周围神经肌肉受体（本体感受器）接收的感觉信息减少，导致局部甚至远端肌力减弱（Page et al. 2010）。
- 疲劳：包括因缺乏充足睡眠而导致的整体疲劳，在日常生活、工作、特别是运动中过度使用肌肉，导致出现暂时的，甚至长期的肌肉抑制问题。
- 伸展无力：继发出现的肌肉抑制，由于肌肉长期（慢性）处于过伸的状态。
- 收缩无力：继发出现的肌肉抑制，由于肌肉长期（慢性）处于短缩的状态。
- 手术：临床经验表明，大多数手术，包括微创手术，都会造成一定程度的肌肉抑制，手术既可以直接影响局部肌肉，也可以影响与腹壁、盆底、脊柱或关节相关的肌肉。手术会导致假性麻痹和传入神经阻滞，进而导致肌肉抑制。

肌肉是否被抑制不应仅仅由姿势评估和（或）先入为主的观念来确定。检查肌肉抑制的主要方法包括：徒手肌力评定；肌肉触诊[组织质地、张力等）和肌肉激活时序（肌肉首先激活和（或）激活最多]。在确定肌肉抑制时，应综合考虑结果每种评估方法的累积输出。

易化技术（改善肌肉激活的策略）——如运动想象（正念和有意识的关注）、等长收缩、触诊和呼吸——是整合运动系统纠正性训练策略在肌肉抑制的情况下能够更好地恢复肌肉激活的重要组成部分。本书已经介绍了许多这样的方法。

### 整合

一旦解决了肌筋膜受限和（或）紧张问题，就必须学会如何将新获得的活动范围、对齐、呼吸和（或）控制策略整合到基本运动模式中（下蹲、弓步、弯曲、旋转、推、拉和步态）。这一步对于改变长期的姿势和运动习惯至关重要；如果忽视这一点，神经系统往往又会恢复到原来的非最佳习惯状态。

当临床医师或健身专家没有将纠正性训练方式所带来的变化纳入基本的运动模式时，纠正性训练方法往往无法达到预期效果。因此，当在进行一段时间的纠正性训练后没有改进或没有表现出具体的目标性提高时，纠正性训练就会因为无效而被放弃。纠正性训练没有失败；更有可能的是方法的失败。

了解什么是纠正性训练很重要，了解什么不是纠正性训练也很重要。纠正性训练并非如下。

- 修复的姿势功能障碍、肌肉失衡和（或）疼痛方法。
- 达到以“完美”姿势站立或坐，或以“完美”方式进行训练的方法。
- 进行一组纠正性训练，就能消除执行不当练习所产生的影响（即进行的练习不能保持对齐、呼吸和控制）。
- 由有资质的医疗保健专业人员进行的诊断或全面的评估。
- 代替精心设计的综合力量训练计划。

合理进行纠正性训练是整体训练策略的重

要组成部分，旨在为患者进行个体评估，并为他们提供有价值的选择以成功解决问题，同时努力实现他们的功能目标。因此，纠正性训练应该能辅助提高力量、活动性、速度、耐力及获得其他客观结果。从本质上讲，纠正性训练有助于消除妨碍个人实现目标的障碍。纠正性训练应该很好地融入综合力量训练计划中，以便有效地帮助患者［一直在努力解决长期姿势和（或）运动问题］安全有效地实现个人健康和健身目标。

本书包含了许多临床使用的纠正性训练策略，以帮助那些正在处理长期姿势和运动问题的患者。这些问题正在阻碍他们达到理想的运动表现水平。

有关将纠正性训练纳入当前训练计划中的更多信息，请参阅Osar的相关文章（2012）并查看整合运动系统纠正性训练策略™的网站（http：// integrativecorrectiveexercisespecialist.com）。

# 词汇

**主动肌（agonists）**

肌肉协同作用会产生一个预期的结果。在通常情况下，所涉及的肌肉在特定关节上具有相似的功能。例如，腰肌和股直肌是主动肌，因为此两块肌肉都能够使髋关节屈曲；臀大肌和腘绳肌是主动肌，因为它们都能使髋关节伸展。

**拮抗肌（antagonists）**

与主动肌活动相反的肌肉。例如，因为髋屈肌群屈曲髋关节，而髋伸肌群伸展髋关节，这两组肌肉可被视为相互拮抗的肌肉。

**激活（activation）**

促进有意识的肌肉活动。也指促进受抑制的肌肉更优化地活动。

**旋转轴（axis of rotation）**

垂直于运动平面的假想线，关节围绕该假想线旋转。关节共轴有助于保持最佳旋转轴。

**共轴（centration）**

关节最佳对齐和控制的理论假设位置。每一个关节复合体都有一个位置，在该位置，关节面能够很好地对齐以便加载负荷，并且在特定活动期间有最佳肌筋膜控制支持关节。

**闭链运动（closed-chain motion）**

一系列连续排列的关节运动，远端固定到地板或物体上。例如，在下蹲或弓步模式，脚固定在地面上，因此可以对动力链的近端区段施加影响。

**向心收缩（concentric contraction）**

收缩发生时肌肉会缩短，衔接会更加紧密。通常，这种类型的收缩涉及关节运动的产生和（或）加速。

**控制（control）**

也称为运动控制。在预定的活动中保持最理想和期望的关节位置及运动的神经肌肉的能力。最优控制指最理想或最有效的姿势和运动策略，并潜在地降低受伤的风险。非最优控制是指不理想或低效的姿势和运动策略，这增加了关节和软组织过度负荷的可能性，并增加了累积或重复损伤的风险。

**纠正性训练（corrective exercise）**

利用软组织释放（手法或自我肌筋膜松解）和具体练习的特定方法，旨在产生姿势和（或）运动的更佳或理想的结果。恢复和（或）维持最佳对齐，呼吸和控制的策略构成了整合运动系统纠正性训练策略的基础。

**深层肌筋膜系统（deep myofascial system, DMS）**

深层到中层的肌肉及筋膜。深层肌筋膜有助于节段稳定。在姿势和运动过程中提供特定的关节控制。该系统具有前馈激活功能，在运动之前将关节共轴。（另见浅层肌筋膜系统。）

**分离（dissociation）**

能够独立于其相邻的骨骼节段移动一个骨骼节段的能力。例如，一个人必须能够在开链运动中独立于骨盆产生股骨头的分离运动或移动，而且还能够在闭链运动中使骨盆自股骨头产生运动分离。最佳关节分离运动的丧失导致了一个或多个远端关节节段处的代偿运动。

**远端（distal）**

远离身体中心的位置。

**离心收缩（eccentric contraction）**

肌肉拉长并且其起点和止点进一步分开的收缩。通常，这种类型的收缩涉及减慢或停止运动，以防止关节一侧的组织过度拉伸和对侧被过度压缩。

**易化（facilitation）**

有意识地增加肌肉活动，通常用于受抑制肌肉。运动想象、等长收缩、触诊和呼吸是整合运动系统纠正性训练策略™中用于促进所需肌肉激活的方法。

**筋膜（fascia）**

高度专业化的结缔组织，含有感觉和收缩成分。筋膜围绕和（或）连接身体中的大多数组织，包括肌肉、肌腱、韧带和关节囊，从而为这些区域提供支撑。许多肌肉彼此紧密相连，因此它们可以对实际所在的区域之外产生影响。例如，腰肌筋膜连接到横膈膜及盆底，因此可以直接影响呼吸和骨盆的稳定性。

**前反馈（feedforward）**

中枢神经系统介导的控制，其产生深层肌肉的激活或收缩，在运动之前保持关节稳定。与没有疼痛的个体相比，有慢性腰痛、骨盆和颈部疼痛的个体中存在前反馈激活的丧失。

**功能协同肌（functional synergists）**

一起工作以提供关节控制和（或）运动的对侧肌肉。因为这些肌肉彼此具有相反的作用（因此通常被归类为拮抗肌），所以当它们一起工作时，它们被称为功能性协同肌，以将它们与那些一起工作的肌肉区分开来（见协同肌）。例如，腰肌和臀大肌通常被认为是拮抗肌，因为前者是髋屈肌，后者是髋伸肌；然而，它们必须共同起作用，以便在功能活动期间控制髋臼中的股骨头。

**基本运动模式（fundamental movement patterns）**

运动模式对生活、运动和职业至关重要。事实上，所有人体运动都可以分解为基本的运动模式，包括下蹲、弓步、弯曲、旋转、推、拉和平衡/步态。纠正性和功能性训练的目标是提供一个提高个人执行基本运动模式效率的环境。

**紧张（紧绷）（gripping）**

特定肌肉的过度激活或过度收缩，以稳定或控制关节。这种过度活动常常导致关节失去共轴和（或）过度挤压。与脊柱或臀肌相关的常见肌肉紧张包括浅层竖脊肌，浅层腹肌、浅层臀大肌和浅层髋屈肌群（例如股直肌和阔筋膜张肌）。

**抑制（inhibition）**

指（本书中）无法最佳地激活神经完整的肌肉，如姿势支持或运动所需。通常，这种类型的肌肉抑制在缺乏真正潜在的神经病理学的情况下存在。

（关于肌肉抑制的更多信息，请参阅附录Ⅶ关于纠正性训练。）如应用肌动学（George Goodheart，DC）或临床肌动学（Alan Beardall，DC）所述，通过肌肉测试检查肌肉抑制时，当在拉长的位置测试时受抑制的肌肉通常会表现很强，但是当在缩短的位置测试时，受到抑制的肌肉很弱。通过利用肌肉激活策略 [ 例如等长收缩与关节共轴、起点–止点肌肉触诊和（或）呼吸 ]，肌肉力量（按需收缩的能力）可以恢复。

**等长收缩（isometric contraction）**

收缩时肌肉长度没有变化。通常，等长收缩涉及稳定关节。一些双关节肌肉（例如股直肌和腘绳肌）在一端延长同时在一端缩短，肌肉的长度没有变化。有时被称为假性等长收缩。

**动力链（kinetic chain）**

一系列连续排列的关节、躯体和神经连接。例如，下肢动力链包括足、踝、膝和髋部；手、腕、肘部和肩部构成上肢动力链。

**微间歇（micro-breaks）**

在重复姿势或工作时的微（短）间歇和规律中断（有目的的中断），旨在重置个人的姿势、呼吸和（或）运动策略。在微间歇休息期间，重点通常是个人的对齐、呼吸或控制策略，以解决他们问题中最重要的驱动因素。

**正念释放™（mindful Release™）**

一种特殊的释放技术，是纠正性训练策略的一部分，旨在释放慢性肌筋膜紧张（紧绷）模式。正念释放将一个人的意识觉察带到无意识肌筋膜收缩的区域，从而帮助个体释放那些固定模式。这种策略通常将收缩放松与呼吸协调使用，同时提示要释放、延长或松弛肌筋膜收缩区域。

**正念（mindfulness）**

将意识觉察和刻意关注置于一个人的身体区域、姿势或运动中，以创造更佳或理想的结果。正念练习是改变长期姿势和运动习惯，以及采用更佳策略的重要组成部分。

**开链运动（open-chain motion）**

一系列连续排列的关节的运动，其中该段的远端未固定到地面或物体上，并且可以自由移动。例如，一个人坐位伸腿或仰卧位屈腿练习，脚没有固定在地面，因此在技术上不影响动力链的更近端关节处发生的情况。

**骨关节炎（osteoarthritis）**

也称为退行性关节病（degenerative joint disease, DJD）。关节通常是会渐进性磨损和撕裂，导致软骨减少，骨组织生长过度，有时疼痛。一般来说，骨关节炎与个体姿势和运动习惯，以及损伤和手术史有关。这是一个生活方式问题，而不同于其他遗传类型疾病，如自身免疫性关节炎、类风湿关节炎。

**俯卧（prone）**

面朝下躺。

**近端（proximal）**

接近身体的中心。

**四点跪（quadruped）**

用手或前臂和膝关节（四肢）支撑身体。

**释放（release）**

旨在释放肌筋膜收缩的软组织工作（肌筋膜释放或类似策略）。它还包括与神经系统通信以放松或“松解”长期肌筋膜固定（紧张）模式的能力（另见正念释放™）。

**椎管狭窄（spinal stenosis）**

椎管狭窄（狭窄），其中脊髓穿过脊椎，或

在椎间孔位置、神经根从脊髓离开进入周边的区域变窄。椎管狭窄可导致神经根症状（神经型感觉，如麻木、刺痛或电刺痛）和（或）可影响四肢肌肉功能。

**策略（strategy）**

神经肌肉系统的协调，以产生特定的反应。评估的目标是确定个人用于姿势和运动的策略。纠正性训练策略的目标是帮助个体制订更优化和有效的姿势及运动策略，以增强功能并减少受伤的可能性。

**浅层肌筋膜系统（superficial myofascial system, SMS）**

中间到表面的肌肉层和它们相应的筋膜。SMS 的一般作用是产生粗略（非特定）关节稳定和运动（参见深层肌筋膜系统）。

**仰卧（supine）**

面朝上躺。

**综合征（syndromes）**

一系列相关病理体征和症状的集合。例如，髋部撞击试验时髋关节活动范围缩小、髋在活动范围内运动时髋前部疼痛、髋深部疼痛是髋部撞击综合征的症状和体征。

**协同肌（synergists）**

共同协作以提供关节控制和（或）运动的肌肉。（另见功能性协同肌。）

**系统（system）**

一组具有协调活动的结构，共同工作以在体内实现相同的一般功能。例如，神经肌肉骨骼系统由神经、肌肉（包括筋膜、韧带和相关的结缔组织）和骨骼系统组成。神经肌肉筋膜系统共同促进保持姿势、稳定性和运动。

# 参考文献

## 综合


Andersson, E., Oddsson, L., Grundstrom, H., and Thorstensson, A. 1995. The role of the psoas and iliacus muscles for stability and movement of the lumbar spine, pelvis and hip. *Scandanavian Journal of Medicine and Science in Sports* 5, 10–16.

Barker, K.L., Shamley, D.R., and Jackson, D. 2004. Changes in the cross-sectional area of multifidus and psoas in patients with unilateral back pain. *Spine* 29(22), E515–E519.

Benz, A., Winkelman, N., Porter, J., and Nimphius, S. 2016. Coaching instructions and cues for enhancing sprint performance. *Strength & Conditioning Journal* 38(1), 1–11.

Blankenbaker, D.G., Tuite, M.J., Keene, J.S., and Munez del Rio, A. 2012. Labral injuries due to iliopsoas impingement: Can they be diagnosed on MR arthrography? *American Journal of Radiology* 199, 894–900.

Bogduk, N. 2005. *Clinical Anatomy of the Lumbar Spine and Sacrum*, 4th edn. Elsevier: New York.

Bordoni, B. and Marelli, F. 2016. Failed back surgery syndrome: review and new hypotheses. *Journal of Pain Research* 9, 17–22.

Bordoni, B. and Zanier, E. 2013. Anatomic connections of the diaphragm: Influence of respiration on the body system. *Journal of Multidisciplinary Healthcare* 3(6), 281–291.

Brandenburg, J.B., Kapron, A.L., Wylie, J.D., Wilkinson, B.G., Maak, T.G., Gonzalez, C.D., and Aoki, S.K. 2016. The functional and structural outcomes of arthroscopic iliopsoas release. *American Journal of Sports Medicine* 44(5), 1286–1291.

Capson, A.C., Nashed, J., and McClean, L. 2011. The Role of lumbopelvic posture in pelvic floor muscle activation in continent women. *Journal of Electromyographic Kinesiology* 21(1), 166–167.

Carrière, B. 2002. *Fitness for the Pelvic Floor*. Thieme: Stuttgart, Germany.

Casale, M., Sabatino, L., Moffa, A., Capuano, F., Luccarelli, V., Vitali, M., Ribolsi, M., Cicala, M., and Salvinelli, F. 2016. Breathing training on lower esophageal sphincter as a complementary treatment of gastroesophageal reflux disease (GERD): A systematic review. *European Review of Medical and Pharmacological Science* 20(21), 4547–4552.

Chaitow, L., Bradley, D., and Gilbert, C. 2014. *Recognizing and Treating Breathing Disorders*, 2nd edn. Elsevier: New York.

Cleveland Clinic Foundation 2014. What are vital signs? (<https://my.clevelandclinic.org/health/diagnostics/hic_Vital_Signs> Accessed January 23, 2016).

Dangaria, T.R. and Naesh, O. 1998. Changes in cross-sectional area of psoas major muscle in unilateral sciatica caused by disc herniation. *Spine* 23(8), 928–931.

Danneels, L.A., Vanderstraeten, G.G., Cambier, D.C., Witvrouw, E.E., and De Cuyper, H.J. 2000. CT imaging of trunk muscles in chronic low back pain patients and healthy control subjects. *European Spine Journal* 9, 266–272.

di Vico, R., Ardigo, L.C., Salernitano, G., Chamari, K., and Pudulo, J. 2013. The acute effect of the tongue position in the mouth on knee isokinetic test performance: A highly surprising pilot study. *Muscles Ligaments Tendons Journal* 3(4), 318–323.

Dobbs, M.B., Gordon, J.E., Luhmann, S.J., Szymanski, D.A., and Schoenecker, P.L. 2002. Surgical correction of the snapping iliopsoas tendon in adolescents. *American*

*Journal of Bone and Joint Surgery* 84-A(3), 420–424.

Dooley, P.J. 2008. Femoroacetabular impingement syndrome. *Canadian Family Physician* 54, 42–47.

Dostal, W.F., Soderberg, G.L., and Andrews, J.G. 1986. Actions of hip muscles. *Physical Therapy* 66, 351–359.

FitzGordon, J. 2013. *Psoas Release Party!* FitzGordon Method Books: Lexington, KY.

Fortin, M. and Macedo, L.G. 2013. Multifidus and paraspinal muscle group cross-sectional areas of patients with low back pain and control patients: A systematic review with focus on blinding. *Physical Therapy* 93(7), 873–888.

Franklin, E. 1996. *Dynamic Alignment Through Imagery.* Human Kinetics: Champaign, IL.

Franklin, E. 2004. *Conditioning for Dance: Training for Peak Performance in All Dance Forms*. Human Kinetics: Champaign, IL.

Franklin, E. 2011. *The Psoas: Integrating Your Inner Core.* OPTP: Minneapolis, MN.

Garrison, J.C., Osler, M.T., and Singleton, S.B. 2007. Rehabilitation after arthroscopy of an acetabular labral tear. *North American Journal of Sports Physical Therapy* 2(4), 241–250.

Gibbons, S.G.T. 2005a. Integrating the psoas major and deep sacral gluteus maximus muscles into the lumbar cylinder model. *Proceedings of "The Spine": World Congress on Manual Therapy*. 7–9th October, Rome, Italy.

Gibbons, S.G.T. 2005b. *Assessment & Rehabilitation of the Stability Function of the Psoas Major and the Deep Sacral Gluteus Maximus Muscles.* Kinetic Control: Ludlow, UK.

Gibbons, S.G.T. 2007. Assessment and rehabilitation of the stability function of psoas major. *Manuelle Therapie* 11, 177–187.

Gibbons, S.G.T., Comerford, M.J., and Emerson, P.L. 2002. Rehabilitation of the stability function of psoas major. *Orthopaedic Division Review*, Jan/Feb, 9–16.

Gildea, J.E., VanDen, H.W., Hides, J.A., and Hodges, P.W. 2015. Trunk dynamics are impaired in ballet dancers with back pain but improve with imagery. *Medicine and Science in Sports and Exercise* 47(8), 1665–1671.

Gruber, H.E., Rhyne, A.L., Hansen, K.J., Phillips, R.C., Hoelscher, G.L., Ingram, J.A. and Hanley, E.N.Jr. 2015. Deleterious effects of discography radiocontrast solution on human annulus cell in vitro: changes in cell viability, proliferation, and apoptosis in exposed cells. *Spine* 12(4), 329–335.

Hagins, M., Pietrek, M.D., Sheikhzadeh, A., Nordin, M., and Axen, K. 2004. The effects of breath control on intra-abdominal pressure during lifting tasks. *Spine* 29(4), 464–469.

Hall, L., Tsao, H., MacDonald, D., Coppieters, M., and Hodges, P.W. 2009. Immediate effects of co-contraction training on motor control of the trunk muscles in people with recurrent low back pain. *Journal of Electromyographic Kinesiology* 19(5), 763–773.

Hides, J.A. and Stanton, W.R. 2014. Can motor control training lower the risk of injury for professional football players? *Medicine and Science in Sports and Exercise* 46(4), 762–768.

Hides, J.A., Endicott, T., Mendis, M.D., and Stanton, W.R. 2016. The effect of motor control training on abdominal muscle contraction during simulated weight bearing in elite cricketers. *Physical Therapy in Sport* 20, 26–31.

Hides, J., Stanton, W., McMahon, S., Sims, K., and Richardson, C. 2008, Effect of stabilization training on multifidus muscle cross-sectional area among young elite cricketers with low back pain. *Journal of Orthopaedic & Sports Physical Therapy* 38(3), 101–112.

Hides, J.A., Stanton, W.R., Mendis, M.D., Gildea, J., and Sexton, M.J. 2012. Effect of motor control training on muscle size and football games missed from injury. *Medicine and Science in Sports and Exercise* 44(6), 1141–1149.

Hodges, P.W., Cholewicki, J., and van Dieen, J. 2013. *Spinal Control: The Rehabilitation of Back Pain.* Churchill Livingstone Elsevier: Edinburgh, UK.

Hodges, P.W., Sapsford, R., and Pengel, L.H. 2007. Postural and respiratory functions of the pelvic floor muscles. *Neurology Urodynamics* 26(3), 362–371.

Hodges, P.W., Moseley, G.L., Gabrielsson, A., and Gandevia, S.C. 2003. Experimental muscle pain changes feedforward postural responses of the trunk muscles. *Experimental Brain Research* 151(2), 262–271.

Hu, H., Meijer, O.G., van Dieen, J.H., Hodges, P.W., Bruijn, S.M., Strijers, R.L., Nanayakkara, W.B., van Royen, B.J., Wu, W.H., and Xia, C. 2011. Is the psoas a hip flexor in the active straight leg raise? *European Spine Journal* 20, 759–765.

Hwang, D.S., Hwang, J.M., Kim, P.S., Rhee, S.M., Park, S.H., Kang, S.Y., and Ha, Y.C. 2015. Arthroscopic treatment of symptomatic internal snapping hip with combined pathologies. *Clinics in Orthopedic Surgery* 7, 158–163.

Kim, J.W., Kang, M.H., and Oh, J.S. 2014. Patients with low back pain demonstrate increased activity of the posterior oblique sling muscle during prone hip extension. *American Academy of Physical Medicine and Rehabilitation* 6, 400–405.

Kim, W.H., Lee, S.H., and Lee, D.Y. 2011. Changes in the cross-sectional area of multifidus and psoas in unilateral sciatic caused by lumbar disc herniation. *Journal of Korean Neurosurgery Society* 50, 201–204.

Koch, L. 1997. *The Psoas Book*, 2nd edn. Guinea Pig Publications: Felton, CA.

Kolar, P. et al. 2013. *Clinical Rehabilitation.* Alena Kobesova: K. Vapence 16, Praha 5.

Kuhlman, G.S. and Domb, B.G. 2009. Hip impingement: Identifying and treating a common cause of hip pain. *American Family Physician* 80(12), 1429–1434.

Lamoth, C.J.C., Meijer, O.G., Daffertshofer, A., Wuisman, P.I.J.M., and Beek, P.J. 2006. Effects of chronic low back pain on trunk coordination and back muscle activity during walking: Changes in motor control. *European Spine Journal* 15, 23–40.

Lee, D. 2003. *The Thorax: An Integrated Approach*, 2nd edn. Diane G. Lee Physiotherapist Corp: White Rock, BC.

Lee, D. 2012. *The Pelvic Girdle: An Approach to the Examination and Treatment of the Lumbopelvic-hip Region*, 4th edn. Churchill Livingstone: Edinburgh.

Lee, D. and Lee, L.J. 2014. *Treating the Whole Person—The Integrated Systems Model for Pain & Disability*. Course handouts. Vancouver, BC.

Lewis C.A., Sahrmann, S.A., Moran, D.W. 2007. Anterior hip joint forces increases with hip extension, decreased gluteal force, or decreased iliopsoas force. *Journal of Biomechanics* 40, 3725–3731.

Massery, M. 2006. The patient with multi-system impairments affecting breathing mechanics and motor control. In: Frownfelter, D. and Dean, E., eds. *Cardiovascular and Pulmonary Physical Therapy Evidence and Practice*, 4th edn. Mosby & Elsevier Health Sciences: St. Louis, MO.

Mendis, M.D. and Hides, J.A. 2016. Effect of motor control training on hip muscles in elite football players with and without low back pain. *Journal of Science in Medicine and Sport* 19(11), 866–871.

Michaud, T. 2011. *Human Locomotion*. Newton Biomechanics: Newton, MA.

McGill, S. 2004. *Ultimate Back Fitness and Performance*. Wabuno: Waterloo, Ontario.

McGill, S. 2007. *Low Back Disorders: Evidence-based Prevention and Rehabilitation*, 2nd edn. Human Kinetics: Champaign, IL.

Myers, T.W. 2014. *Anatomy Trains*. Churchill Livingstone: Edinburgh.

Nelson, I.R. and Keene, J.S. 2014. Results of labral-level arthroscopic iliopsoas tenotomies for the treatment of labral impingement. *Arthroscopy* 30(6), 688–694.

Neumann, D.A. and Garceau, L.R. 2014. A proposed novel function of the psoas minor revealed through cadaver dissection. *Clinical Anatomy* 28(2), 242–252.

Niemelainen, R., Briand, M.M., and Battie, M.C. 2011. Substantial asymmetry in paraspinal muscle cross-sectional area in healthy adults questions its value as a marker of low back pain and pathology. *Spine* 36(25), 2152–2157.

Nygaard, I.E., Thompson, F.L., Svengalis, S.L., and Albright, J.P. 1994. Urinary incontinence in elite nulliparous athletes. *Obstetrics Gynecology* 84(2), 183–187.

Osar, E. 2012. *Corrective Exercise Solutions to Common Hip and Shoulder Dysfunction*. Lotus Publishing: Chichester, UK.

Osar, E. 2015. *Integrative Movement Systems Mastery Series: The Thoracopelvic Canister*. Course handouts. Chicago, IL.

Osar, E. and Bussard, M. 2016. *Functional Anatomy of the Pilates Core*. Lotus Publishing: Chichester, UK.

Paalanne, N. Niinimaki, J., Karppinen, J., Taimela, S., Mutanen, P., Takatalo, J., Korpelainen, R., and Tervonen, O. 2011. Assessment of association between low back pain and paraspinal muscle atrophy using magnetic resonance imaging: a population-based study among young adults. *Spine* 36(23), 1961–1968.

Page, P., Frank, C.C., and Lardner, R. 2010. *Assessment and Treatment of Muscle Imbalance: the Janda Approach*. Human Kinetics: Champaign, IL.

Penning, L. 2000. Psoas muscle and lumbar spine stability: a concept uniting existing controversies. *European Spine Journal* 9, 577–585.

Penning, L. 2002. Spine stabilization by psoas muscle during walking and running. *European Spine Journal* 11, 89–90.

Ploumis, A., Michailidis, N., Christodoulou, P., Kalaitzoglou, I., Gouvas, G., and Beris, A. Ipsilateral atrophy of paraspinal and psoas muscle in unilateral back pain patients with nonsegmental degenerative disc disease. *British Journal of Radiology* 84(100), 709–713.

Poswiatia, A., Socha, T., and Opara, J. 2014. Prevalence of stress urinary incontinence in elite female endurance athletes. *Journal of Human Kinetics* 44, 91–96.

Retchford, T.H., Crossley, K.M., Grimaldi, A., Kemp, J.L., Cowan, S.M. 2013. Can local muscles augment stability in the hip? A narrative literature review. *Journal of Musculoskeletal Neuronal Interaction* 13(1), 1–12.

Richardson, C., Hides, J., and Hodges, P.W. 2004. *Therapeutic Exercise for Lumbopelvic Stabilization: a Motor Control Approach for the Treatment and Prevention of Low Back Pain*, 2nd edn. Churchill Livingstone: Edinburgh.

Sackett, D.L., Rosenburg, W.M.C., Muir Gray, J.A., Haynes, R. B., and Richardson, W.S. 1996. Evidence-based medicine: What it is and what it isn’ t. *British Medical Journal* 312, 71.

Sahrmann, S. 2002. *Diagnosis and Treatment of Movement Impairment Syndromes*. Mosby: St. Louis, MO.

Sajko, S. and Stuber, K. 2009. Psoas Major: A case report and review of its anatomy, biomechanics, and clinical implications. *Journal of the Canadian Chiropractic Association* 53(4), 311–318.

Salata, M.J., Gibbs, A.E., and Sekiya, J.K. 2010. A systemic reviw of clinical outcomes in patients undergoing meniscectomy. *American Journal of Sports Medicine* 38(9), 1907–1916.

Sapsford, R.R., Richardson, C.A., Maher, C.F., and Hodges, P.W. 2008. Pelvic floor muscle activity in different sitting postures in continent and incontinent women. *Archives of Physical Medicine and Rehabilitation* 89(9), 1741–1747.

Sapsford, R.R., Hodges, P.W., Richardson, C.A., Cooper, D. H., Markwell, S.J., and Jull, G.A. 2001. Co-activation of the abdominal and pelvic floor muscles during voluntary exercises. *Neurologic Urodynamics* 20(1), 31–42.

Saragiotto, B.T., Maher, C.G., Yamato, T.P., Costa, L.O., Menezes Costa, L.C., Ostelo, R.W., and Macedo, L.G. 2016. Motor control exercise for chronic non-specific low-back pain. *Cochrane Database Systemic Review* 41(16), 1284–1291.

Schuster, C., Hilfiker, R., Amft, O., Schneidhauer, A., Andrews, B., Butler, J., Kischka, U., and Ettlin, T. 2011. Best practice for motor imagery: A systematic literature review on motor imagery training elements in five different disciplines. *British Medical Journal* 9(75), 1–35.

Seongho, K., Hyungguen, K., and Jaeyeop, C. 2014. Effects of spinal stabilization exercise on the cross-sectional areas of the lumbar multifidus and psoas major muscles, pain intensity, and lumbar muscle strength of patients with degenerative disc disease. *Journal of Physical Therapy Science* 26(4), 579–582.

Smith, D. 2004. Female pelvic floor health. *Journal of Wound Ostomy and Continence Nursing* 31(3), 137.

Smith, M.D., Coppieters, M.W., and Hodges, P.W. 2008. Is balance different in women with and without stress urinary incontinence? *Neurologic Urodynamics* 27(1), 71–78.

Stecco C. 2015. *Functional Atlas of the Human Fascial System*. Churchill Livingstone, Elsevier: New York.

Steffens, D., Maher, C.G., Pereira, L.S., Stevens, M.L., Oliveira, V.C., Chapple, M., Teixeira-Salmela, L.F., and Hancock, M.J. 2016. Prevention of low back pain: A systematic review and meta-analysis. *Journal of the American Medical Association Internal Medicine* 11, 1–10.

Sullivan, M.S. 1989. Back support mechanisms during manual lifting. *Physical Therapy* 69, 38–45.

Taylor, G.R. and Clarke, N.M.P. 1995. Surgical release of the “snapping hip tendon.” *The Journal of Bone and Joint Surgery* 77-B, 881–883.

Tsao, H. and Hodges, P.W. 2007. Immediate changes in feedforward postural adjustments following voluntary motor training. *Experimental Brain Research* 181(4), 537–546.

Tsao, H. and Hodges, P.W. 2008. Persistence of improvements in postural strategies following motor control training in people with recurrent low back pain. *Journal of Electromyographic Kinesiology* 18(4), 559–567.

Thyssen, H.H., Clevin, L., Olesen, S., and Lose, G. 2002. Urinary incontinence in elite female athletes and dancers. *International Urogynecology Journal* 13(1), 15–17.

Umphred, D.A. 2007. *Neurological Rehabilitation*, 5th edn. Mosby Elsevier: St. Louis, MO.

Vleeming, A. 2012. *Understanding the diagnostics and treatment of the lumbopelvic spine*. Course handouts. Chicago, IL.

Vostatek, P., Novák, D., Rychnovský, T., and Rychnovská, S. 2013. Diaphragm postural function analysis using magnetic resonance imaging. *PLOS ONE* 8(3), 1–13.

Yazbek, P.M., Ovanessian, V., Martin, R.L., and Fukuda, T.Y. 2011. Nonsurgical treatment of acetabular labrum tears: A case series. *Journal of Orthopedic and Sports Physical Therapy* 41(5), 346–353.

Yoon, T.L., Kim, K.S., Cynn, and H.S. 2014. Slow expiration reduces sternocleidomastoid activity and increases transversus abdominis and internal oblique muscle activity during abdominal curl-up. *Journal of Electromyographic Kinesiology* 24(2), 228–232.

## 徒手肌力评定

Beardall, A.G. 1982. *Clinical Kinesiology Instruction Manual*. A.G. Beardall, D.C., Lake: Oswego, OR.

Beardall, A.G. 1983. *Clinical Kinesiology Vol IV: Muscles of the Upper Extremities, Shoulder, Forearm, and Hand.* Lake Oswego, OR.

Beardall, A.G. 1985. *Clinical Kinesiology Vol V: Muscles of the Lower Extremities, Calf, and Foot.* Lake Oswego, OR.

Beardall, A.G. and Beardall C.A. 2006a. *Clinical Kinesiology Vol I: Low Back and Abdomen.* Woodburn, OR.

Beardall, A.G. and Beardall C.A.: 2006b. *Clinical Kinesiology Vol II: Pelvis and Thigh.* Woodburn, OR.

Beardall, A.G. and Beardall C.A.: 2006c. *Clinical Kinesiology Vol III: TMJ, Hyoid, and Other Cervical Muscles and Cranial Manipulation.* Woodburn, OR.

Buhler, C. 2004. *The Evaluation and Treatment of Low Back & Abdomen.* Course handouts. Kaysville, UT.

Frost, R. 2002. *Applied Kinesiology: A Training Manual and Reference Book of Basic Principles and Practice*. North Atlantic: Berkeley, CA.

Kendall, F.P., McCreary, E.K., Provance, P.G., Rodgers, M.M., and Romani, W.A. 2005. *Muscles: Testing and Function with Posture and Pain*, 5th edn. Lippincott Williams & Wilkins: Baltimore, MD.

Walther, D.S. 2000. *Applied Kinesiology: Synopsis*, 2nd edn. Systems DC: Pueblo, CO